肿瘤临床诊疗丛书

B细胞淋巴瘤

抗CD20单抗临床应用分析病例集

主 编 马 军 朱 军 黄晓军 吴德沛

主 审 沈志祥

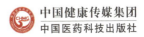

中国健康传媒集团
中国医药科技出版社

图书在版编目（CIP）数据

B细胞淋巴瘤：抗CD20单抗临床应用分析病例集/马军等主编. — 北京：中国医药科技出版社，2023.12
（肿瘤临床诊疗丛书）
ISBN 978-7-5214-4281-6

Ⅰ.①B…　Ⅱ.①马…　Ⅲ.①淋巴瘤—诊疗　Ⅳ.①R733.4

中国国家版本馆CIP数据核字（2023）第216845号

美术编辑　陈君杞
版式设计　也　在

出版	**中国健康传媒集团** | 中国医药科技出版社
地址	北京市海淀区文慧园北路甲22号
邮编	100082
电话	发行：010-62227427　邮购：010-62236938
网址	www.cmstp.com
规格	787×1092mm $^1/_{32}$
印张	16 $^7/_8$
字数	889千字
版次	2023年12月第1版
印次	2023年12月第1次印刷
印刷	三河市万龙印装有限公司
经销	全国各地新华书店
书号	ISBN 978-7-5214-4281-6
定价	**106.00元**

获取新书信息、投稿、为图书纠错，请扫码联系我们。

版权所有　盗版必究
举报电话：010-62228771
本社图书如存在印装质量问题请与本社联系调换

内 容 提 要

本书收集了近 2 年国内 60 余个有代表性和挑战性的 B 细胞淋巴瘤诊疗病例，涵盖了不同类型淋巴瘤患者的治疗难题，详细列举了临床医生在面对这些难题时选择的治疗方案，记录了治疗疗效，还补充了治疗中可能会发生的不良反应及其处理方法。病例作者均为资深主治医师及以上，病例点评专家为资深主任医师，病例诊治过程规范、治疗疗效佳，所应用的方案有普适性，可为全国同道在临床用药时提供可靠的治疗依据。本书不仅对淋巴瘤学科的医生和研究者具有重要的参考价值，对广大临床医生也具有实践意义。

编委会

主　　编　马　军　朱　军　黄晓军　吴德沛

主　　审　沈志祥

编　　委（按姓氏笔画排序）

丁凯阳　王　欣　牛　挺　白　鸥　刘　澎
刘艳艳　纪春岩　苏丽萍　李小秋　李文瑜
李志铭　李建勇　李彩霞　杨　威　杨海燕
邱录贵　佟红艳　邹立群　沈建箴　宋玉琴
宋永平　张　薇　张　曦　张会来　张清媛
金　洁　金正明　周　辉　周道斌　赵维莅
徐　卫　徐　兵　陶　荣　黄慧强　梁　蓉
景红梅　蔡清清

学术秘书　赵东陆

病例作者

按照病例顺序排列

徐 兵	林志娟	厦门大学附属第一医院
陶 荣	张群岭	复旦大学附属肿瘤医院
牛 挺	杨晨露	四川大学华西医院
梁 蓉	王健红	空军军医大学西京医院
杨申淼	魏 蓉	北京大学人民医院
刘 耀	李杰平	重庆大学附属肿瘤医院
李午平	余娜莎	江西省肿瘤医院
高 大	李慧娉	内蒙古医科大学附属医院
丁凯阳	宋 浩	中国科学技术大学附属第一医院
邱录贵	易树华	中国医学科学院血液病医院
李建勇	朱华渊	江苏省人民医院
冯 茹	郭绪涛	南方医科大学南方医院
李增军	邢立杰	山东省肿瘤医院
许贞书	翁 萍	福建医科大学附属协和医院
傅 敢	唐娜萍	中南大学湘雅医院 怀化市肿瘤医院
岑 洪	王明月	广西医科大学附属肿瘤医院
郑 邈	汤 屹	华中科技大学同济医学院附属同济医院
张 薇	阮 菁	北京协和医院
李文瑜	林蔡弟	广东省人民医院
谢 彦	胡少轩	北京大学肿瘤医院
张清媛	王静萱	哈尔滨医科大学附属肿瘤医院
张会来	李 维	天津医科大学肿瘤医院
王 欣	葛学玲	山东省立医院
杨 威	李 旸	中国医科大学附属盛京医院
李彩霞	何海菊	苏州大学附属第一医院
邹立群	周卉洁	四川大学华西医院
佟红艳	周一乐	浙江大学医学院附属第一医院
程 澍	郑 重	上海交通大学医学院附属瑞金医院

薛宏伟	宋 伟	青岛大学附属医院
周 辉	周 芳	湖南省肿瘤医院
黎承平	李德云	昆明医科大学第一附属医院
李志铭	杨 航	中山大学肿瘤防治中心
景红梅	杨 萍	北京大学第三医院
张 曦 高 力	李佳丽	陆军军医大学新桥医院
梅 恒	廖丹颖	华中科技大学同济医学院附属协和医院
俞文娟	朱亚男	浙江大学医学院附属第一医院
苏丽萍	白 敏	山西省肿瘤医院
王晓波	张 旗	大连医科大学附属第二医院
李莉娟	郭晓嘉	兰州大学第二医院
彭宏凌 唐友红	崔亚娟	中南大学湘雅二医院
金正明	曲昌菊	苏州大学附属第一医院
杨海燕	陈 曦	浙江省肿瘤医院
赵东陆	宋 航	哈尔滨血液病肿瘤研究所
李 萍	叶世光	上海市同济医院
李玉华	周 璇	南方医科大学珠江医院
沈建箴	骆晓峰	福建医科大学附属协和医院
高玉环	马瑞娟	河北医科大学附属第四医院
黄 亮	周晓曦	华中科技大学同济医学院附属同济医院
谭晓虹	何 莎	广西医科大学附属肿瘤医院
曾志勇	杨阿碰	福建医科大学附属第一医院
叶静静	卢 菲	山东大学齐鲁医院
贺鹏程 吴 迪	李其璟	西安交通大学第一附属医院
姚志华	王海英	河南省肿瘤医院
徐 卫	梁金花	江苏省人民医院
白 鸥 国 巍	李 佳	吉林大学白求恩第一医院
张 磊	陈云飞	中国医学科学院血液病医院
王 黎	孙 芮	上海交通大学医学院附属瑞金医院
邱录贵	易树华	中国医学科学院血液病医院
孙秀华	李 娜	大连医科大学附属第二医院
吴裕丹	杨文娟	中山大学孙逸仙纪念医院
江松福	陈 怡	温州医科大学附属第一医院

序

血液淋巴系统肿瘤（淋巴瘤、白血病、多发性骨髓瘤等）一直是肿瘤研究和治疗的先驱领域。在单克隆抗体问世以前，恶性肿瘤的治疗主要依靠传统化疗、放疗，疗效并不理想。

如今，淋巴瘤治疗领域除了化疗、放疗之外，还涌现出许多创新药物，包括新型的单克隆抗体、抗体偶联药物、免疫检查点抑制剂、小分子靶向药物及细胞药物等，这些新药也带来了无化疗方案（chemo-free），为更多无法耐受免疫化疗的患者提供了更为安全的治疗选择，进一步提高了淋巴瘤患者的生存获益，使得淋巴瘤成为临床治愈率最高的恶性肿瘤之一。

1997年，第一个针对B细胞淋巴瘤的单克隆抗体药物——抗CD20单抗利妥昔单抗获得了美国食品药品管理局（FDA）的批准。这一事件开启了肿瘤免疫治疗的新时代，并成为淋巴瘤治疗领域一个重要里程碑。21世纪初，利妥昔单抗进入我国，为我国淋巴瘤患者带来了治愈的希望。

近20年来，我国在淋巴瘤防治方面取得了显著的成就，从一线城市到二线、三线城市，各地均设有淋巴瘤亚专科，但由于地域辽阔、规范化诊疗水平发展不均衡等原因，我国淋巴瘤患者的5年无病生存率仍明显低于欧美发达国家，仅约为37%。为了实现《"健康中国2030"规划纲要》中提出的我国总体癌症5年生存率提高15%的目标，我们需要进一步提升淋巴瘤的规范化诊疗水平。

为了进一步提高淋巴瘤的治愈率，为广大临床医生提供淋巴瘤新药应用的经验与心得，我们共同完成了这本《B细胞淋巴瘤：抗 CD20 单抗临床应用分析病例集》。本书汇集数十例来自国内大型三甲医院血液科或淋巴瘤科的淋巴瘤病例，疾病类型既包括我国最常见的惰性淋巴瘤（滤泡性淋巴瘤、慢性淋巴细胞白血病等），也涵盖了侵袭性强的套细胞淋巴瘤、弥漫性大 B 细胞淋巴瘤等，以图文并茂的方式，生动地呈现了各种亚型淋巴瘤的诊断和治疗过程。同时，我们邀请了国内淋巴瘤领域的知名专家分享他们的诊疗体会与临床经验，以便临床医生们能够轻松地阅读、理解与学习。希望此书能够促进淋巴瘤诊疗领域的探索与经验交流，为淋巴瘤的规范化诊断和治疗提供更多的参考和支持。

俗话说，"他山之石可以攻玉"。本书正是这样一部临床医生可以学习和借鉴的实用工具书，能够帮助临床医生更好地了解和应用抗 CD20 单抗等创新药物，对推动淋巴瘤的规范化诊断和治疗具有重要的参考价值。

马　军　朱　军　黄晓军　吴德沛　沈志祥
2023 年 10 月

前言

淋巴瘤是我国最常见的恶性肿瘤之一，而我国淋巴瘤患者基数较大，临床上淋巴瘤的治疗需求日益增长；且淋巴瘤病理类型复杂，治疗原则各有不同，研究者们致力于探索各种治疗方案，以帮助患者获得长期生存。为了进一步指导临床用药，众多国内淋巴瘤领域的知名专家共同编撰了《B细胞淋巴瘤：抗CD20单抗临床应用分析病例集》一书，旨在为临床淋巴瘤治疗提供更多参考依据。本书共分为7个部分，包括抗CD20单抗治疗B细胞淋巴瘤研究进展、滤泡性淋巴瘤篇、慢性淋巴细胞白血病/小淋巴细胞淋巴瘤篇、边缘区淋巴瘤篇、套细胞淋巴瘤篇、复发/难治性弥漫性大B细胞淋巴瘤篇以及广泛应用篇。每个淋巴瘤亚型篇章都收录了多个具有代表性的真实病例，每一个病例都经由专家团队精心选择，全面呈现了患者的完整病史、诊断、治疗过程、疗效评估以及不良反应的处理。经验丰富的专家们还针对各个病例的情况分享了治疗依据以及奥妥珠单抗的临床应用体会。

本书从真实病例出发，详细阐述了国内各医疗中心在不同类型B细胞淋巴瘤中应用奥妥珠单抗的宝贵经验，为临床医生提供借鉴与学习的机会，帮助其在面对复杂的病情和疑难病例时更好地选择适合患者的治疗方案，从而提高治疗效果，并有效处理治疗中的不良事件，让更多患者获益。

最后，向所有为这本书提供病例、做出精彩点评、反复改稿的临床一线医生以及研究者表示衷心的感谢，正是你们的支持和贡献，才能使此书如期面世。也要特别感谢所有的患者及其家属，是你们的支持和信任，让我们有机会研究和分享这些病例，你们的勇气和坚强将永远激励我们不断提高淋巴瘤治疗的水平。希望本书能够成为淋巴瘤学科研究的里程碑，为未来淋巴瘤学科研究的发展奠定坚实的基础。

马 军

2023 年 10 月

目录

第一篇 **抗 CD20 单抗治疗 B 细胞淋巴瘤研究进展** ········· 1

一、抗 CD20 单抗治疗 B 细胞淋巴瘤的机制 ············· 2

二、抗 CD20 单抗治疗 B 细胞淋巴瘤的临床疗效与
进展及安全性评价 ···································· 4

三、B 细胞淋巴瘤采用奥妥珠单抗治疗的临床应用
推荐及未来展望 ···································· 15

第二篇 **滤泡性淋巴瘤篇** ································· 25

迷雾重重
——一例初治滤泡性淋巴瘤病例分享 ············· 32

草木皆兵
——一例白血病样滤泡性淋巴瘤病例分享 ········· 41

一发即中
——G-CDOP 方案治疗一例Ⅳ期初治滤泡性淋
巴瘤获得完全缓解 ··························· 51

云开月明
——一例复发/难治性滤泡性淋巴瘤接受奥妥珠
单抗+苯达莫司汀治疗患者获得完全缓解 ······ 58

危急关头,委以重任
——滤泡淋巴瘤合并全身皮肤黏膜破溃、重症
肌无力一例 ································· 65

重峦叠嶂，拨云见日

——一例转化性滤泡性淋巴瘤经升级版免疫联合治疗后达部分缓解 ·············· 71

直击要害

——G-CHOP 方案治疗一例晚期高危初治滤泡性淋巴瘤，6 周后即获得完全缓解 ·············· 81

有始有终

——滤泡性淋巴瘤患者 G-CHOP 方案一线治疗 + G 维持达到完全缓解 ·············· 88

循规蹈矩获优效

——一例初治晚期中危滤泡性淋巴瘤经 GB 治疗后迅速达完全缓解 ·············· 94

第三篇 慢性淋巴细胞白血病/小淋巴细胞淋巴瘤篇 ·············· 101

风云变幻，险象丛生

——看极高危初治慢性淋巴细胞白血病患者如何转"危"而安 ·············· 108

峰回路转入佳境

——一例复发/难治性慢性淋巴细胞白血病/小淋巴细胞淋巴瘤患者经 VG+DA-EPOCH 治疗后重获完全缓解 ·············· 116

突围险象

——一例加速期极高危复发/难治性慢性淋巴细胞白血病/小淋巴细胞淋巴瘤病例分享 ·············· 122

别开生面

——一例年轻初治慢性淋巴细胞白血病患者经二代汉堡包方案治疗后完全缓解 ·············· 131

拨开云雾见月明
——一例老年慢性淋巴细胞白血病-Richter综合征患者经 GB+ 伊布替尼方案治疗后获得部分缓解 ……………137

一招制胜
——一例高危初治慢性淋巴细胞白血病病例分享 …144

危急时分见英雄
——伴有 IGHV、P53 突变的极高危慢性淋巴细胞白血病/小淋巴细胞淋巴瘤病例分享 ………151

风雨同舟
——初治小淋巴细胞淋巴瘤伴 P53 突变病例分享 …158

第四篇 **边缘区淋巴瘤篇** …………………………………163

一击即中
——一例超高危边缘区 B 细胞淋巴瘤的诊疗经过 …171

驱散阴云
——一例奥妥珠单抗治疗胃黏膜相关淋巴组织淋巴瘤病例分享 ……………………178

绝处逢生
——奥妥珠单抗联合化疗方案重燃希望之光 ………185

寸步难行
——且看含奥妥珠单抗方案如何为高危复发/难治性边缘区淋巴瘤带来希望 ………………191

无畏山高水长,迎难而上
——一例复发边缘区淋巴瘤患者接受奥妥珠单抗+泽布替尼治疗获得完全缓解 ……………197

一招中的

——一例初治边缘区淋巴瘤接受 G-CDOP 治疗获得完全缓解 ……………………………… 204

变危为安

——一例伴华氏巨球蛋白血症特征的高危、肿瘤负荷较大的Ⅳ期黏膜相关淋巴组织淋巴瘤病例分享 ……………………… 212

小试牛刀

——一例边缘区淋巴瘤使用 GB 的诊疗经过 ……… 219

见招拆招

——一例初治边缘区淋巴瘤（EBV+）病例分享 … 226

双箭精准一击

——奥妥珠单抗+苯达莫司汀一线治疗边缘区淋巴瘤达完全缓解 ……………………………… 235

温润如玉，参参其华

——一例奥妥珠单抗联合来那度胺治疗边缘区淋巴瘤病例分享 ……………………………… 242

柳暗花明

——一例老年多次复发边缘区 B 细胞淋巴瘤患者的诊疗经过 ……………………………… 247

力挽狂澜

——一例奥妥珠单抗治疗初治晚期老年边缘区淋巴瘤患者带来快速缓解的诊疗经过 ………… 254

精准"击毙"

——奥妥珠单抗+苯达莫司汀方案治疗一例腮腺原发黏膜相关淋巴组织淋巴瘤患者 4 个周期后获得完全缓解 ……………………… 260

第五篇　套细胞淋巴瘤篇 ··········266

行之有效
——一例 GB 治疗后快速获深度缓解的老年初治套细胞淋巴瘤病例分享 ··········273

千磨万击还坚劲
——一例超高危套细胞淋巴瘤的诊疗经过 ··········278

二"方"同心，其利断金
——G-CHOP 与 G-BAC 方案交替使用治疗套细胞淋巴瘤患者 3 个周期后获得完全代谢缓解 ··········286

咬定青山不放松
——一例多线治疗后 GB 方案顺利桥接 CAR-T 治疗的复发/难治性套细胞淋巴瘤患者 ··········293

另辟蹊径
——基于奥妥珠单抗无化疗方案带来新思路 ··········304

冲破迷雾
——含奥妥珠单抗联合方案治疗复发/难治性套细胞淋巴瘤患者安全有效 ··········311

精准打击
——一例老年初治套细胞淋巴瘤经免疫联合方案治疗后完全缓解 ··········317

车到山前必有路
——一例接受奥妥珠单抗联合方案治疗获得完全缓解的复发/难治性套细胞淋巴瘤患者诊治经过 ··········324

众里寻"它"千百度

——奥妥珠单抗联合米托蒽醌脂质体有效治疗
复发/难治性母细胞性套细胞淋巴瘤 ……………331

第六篇 复发/难治性弥漫性大 B 细胞淋巴瘤篇 …………339

转向见曙光

——含奥妥珠单抗方案挽救治疗原发难治性弥
漫性大 B 细胞淋巴瘤病例分享 ………………348

环环相扣

——一例奥妥珠单抗+BTK 抑制剂+化疗挽救
治疗后获完全缓解的弥漫性大 B 细胞淋巴
瘤病例分享 …………………………………………354

峰回路转

——含奥妥珠单抗方案为弥漫性大 B 细胞淋巴
瘤合并肺损伤患者带来新希望 ………………361

靶向施策，精准发力

——抗 CD20 单抗联合 BTK 抑制剂给非生发中
心型复发/难治性弥漫性大 B 细胞淋巴瘤
患者带来生存希望 …………………………………368

化险为夷

——ViPOR 方案在侵袭性淋巴瘤的治疗尝试，
一例原发难治弥漫性大 B 细胞淋巴瘤患者
的诊疗经过 …………………………………………375

双管齐下

——奥妥珠单抗+苯达莫司汀治疗复发/难治
性弥漫性大 B 细胞淋巴瘤患者安全有效 ………383

精准出击

——且看 IGR 方案如何破解 MCD 型复发/难
治性弥漫性大 B 细胞淋巴瘤患者诊疗困局 ……388

千淘万漉虽辛苦，吹尽狂沙始到金
　——一例四线治疗的复发/难治性弥漫性大B
　　细胞淋巴瘤 ·················394

青山缭绕疑无路，忽见千帆隐映来
　——探索弥漫性大B细胞淋巴瘤反复复发进展
　　的缓解之路 ·················402

强强联合，化疑解难
　——且看PGMTZR方案如何帮助复发性弥漫性
　　大B细胞淋巴瘤继发CNS侵犯患者脱困 ······412

在危机中育新机
　——探索复发/难治性弥漫性大B细胞淋巴瘤
　　的治疗之路 ·················419

于变局中开新局
　——创新治疗方案G-MAT方案为复发高侵袭
　　淋巴瘤患者带来新的治疗希望 ·········430

绝处逢生
　——一例滤泡淋巴瘤转化的弥漫性大B细胞淋
　　巴瘤病例分享 ···············439

第七篇　广泛应用篇 ·················446

点亮新生
　——一例复发/难治老年弥漫性大B细胞淋巴
　　瘤病例分享 ·················452

克敌制胜
　——一例伯基特淋巴瘤病例分享 ··········461

刀剑出鞘，例无虚发
　——新型抗CD20单抗化解原发免疫性血小板
　　减少症患者的治疗危机 ············471

长驱直入，一招制敌
——为滤泡性淋巴瘤3A级合并弥漫性大B细胞淋巴瘤患者治疗指明方向 ·················478

困境何解
——一例难治性华氏巨球蛋白血症患者的诊疗经过 ·················484

山重水复疑无路，柳暗花明又一村
——奥妥珠单抗治疗滤泡性淋巴瘤转化弥漫性大B细胞淋巴瘤病例 ·················491

同舟共济，砥砺前行
——奥妥珠单抗+泽布替尼+来那度胺方案治疗一例黏膜相关淋巴组织转化弥漫性大B细胞淋巴瘤患者获得完全缓解 ·················499

临危不惧
——难以驯服的复发弥漫性大B细胞淋巴瘤：GBV方案的胜利之路 ·················507

第一篇
抗 CD20 单抗治疗 B 细胞淋巴瘤研究进展

淋巴瘤是发生于淋巴结和结外淋巴组织的恶性肿瘤，在我国比较常见。随着人口老龄化进程加速，淋巴瘤的发病率逐年升高，现已达到 5.56/10 万，每年发病人数约有 10.15 万[1]。近 30 年来，随着对淋巴瘤的免疫学分型和功能了解的深入，以及靶向药物、免疫药物等新药不断涌现，淋巴瘤治疗不再局限于化疗和放疗，无论是近期疗效还是远期生存都有了明显的改善。然而，淋巴瘤亚型众多，部分患者仍然面临疾病复发、生存不佳的困境，还需要开展更多新药研究以进一步提升疗效。

CD20 是 B 细胞进行受体信号传导的必需物质，表达于 95% 的 B 细胞淋巴瘤，基于此，抗 CD20 单抗已经成为 B 细胞淋巴瘤治疗的重要药物[2]。目前抗 CD20 单抗在中国被批准用于弥漫性大 B 细胞淋巴瘤（DLBCL）、滤泡性淋巴瘤（FL）、慢性淋巴细胞白血病（CLL）的治疗以及 FL 维持治疗，也是套细胞淋巴瘤（MCL）、边缘区淋巴瘤（MZL）重要的治疗选择。此外，研究者对抗 CD20 单抗在一些少见的 B 细胞淋巴瘤中的应用也展开了探索，如华氏巨球蛋白血症（WM）、伯基特淋巴瘤（BL）等。期待未来能有更多研究数据的更新，为 B 细胞淋巴瘤的治疗提供创新方案，惠及更多患者。

一、抗 CD20 单抗治疗 B 细胞淋巴瘤的机制

1. 抗 CD20 单抗的作用机制

利妥昔单抗是人-鼠嵌合 I 型抗 CD20 单抗，可作用于免疫效应细胞[如自然杀伤细胞（NK 细胞）和巨噬细胞]上的 Fc 受体，并介导补体依赖性细胞毒性（CDC）和抗体依赖性细胞介导的细胞毒性/吞噬（ADCC/ADCP），也具有直接诱导细胞死亡（DCD）作用，其中 CDC 是主要机制[2]。

目前利妥昔单抗的应用仍然面临复发、耐药、复发后再治疗的疗效下降等严峻挑战，为此，研究者研发了新型抗 CD20 单抗奥妥珠单抗。奥妥珠单抗是全球首个人源化、糖基化修饰的 II 型抗 CD20 单抗，主要通过 DCD 和 ADCC 效应发挥抗肿瘤活性，对比利妥昔单抗具有诸多优势：奥妥珠单抗不仅降低了免疫原性，疗效更稳定，还能减少 CD20 内吞，增强抗原稳定性和 DCD 作用；并且由于 Fc 段经糖基化修饰，增强了与 NK 细胞、巨噬细胞上 FcγR III a 受体的亲和力，能够促进效应细胞结合，ADCC/ADCP 作用对比利妥昔单抗增强 35 倍[3-5]。基于此，奥妥珠单抗能够克服利妥昔单抗耐药或应答不足。

（1）CD20 表达减少或缺失会导致利妥昔单抗的可结合靶点减少，可能引起利妥昔单抗耐药[2]。而奥妥珠单抗的 ADCC 效应较少受 CD20 浓度影响，当 CD20 弱表达时仍可有效结合 CD20 并发挥抗肿瘤效应。

（2）利妥昔单抗通过在脂筏中聚集 CD20，进而激活 CDC 效应，而肿瘤细胞可通过膜补体调节蛋白阻断补体的能力，引起 CDC 抵抗，可能导致利妥昔单抗耐药。而奥妥珠单抗几乎不引起 CD20 内化，较少引发 CDC，因此 CDC 抵抗不影响奥妥珠

单抗的抗肿瘤作用[2]。

（3）免疫效应细胞对利妥昔单抗 Fc 段亲和力下降等因素引发的 ADCC 抵抗、利妥昔单抗诱导肿瘤细胞凋亡的信号通路受损以及肿瘤微环境的不利影响均可能导致利妥昔单抗耐药。奥妥珠单抗诱导 ADCC、ADCP 和 DCD 作用均更强，有望克服这些耐药因素。

奥妥珠单抗的给药方式和剂量也基于其药代动力学特征进行了优化，在第 1 个治疗周期的第 1 天、第 8 天和第 15 天输注 1000mg（简称 1-8-15 给药），可达到最佳累积剂量，更快达到靶点饱和、实现稳态血药浓度，提升疗效。

2. 抗 CD20 单抗联合用药的作用机制

（1）抗 CD20 单抗联合化疗

抗 CD20 单抗可以通过介导 p38 MAPK、NF-κB、ERK1/2、Akt 等信号通路，抑制 Bcl-2 或 BclXL 的表达，从而提升淋巴瘤细胞对化疗的敏感性，逆转化疗耐药[6]。

（2）抗 CD20 单抗联合免疫靶向药物

抗 CD20 单抗联合免疫靶向药物也具有协同作用，当与布鲁顿氏酪氨酸激酶（BTK）抑制剂联合时，利妥昔单抗的 ADCC 效应降低，而奥妥珠单抗的 ADCC 效应不受影响[7-9]；来那度胺可通过多种机制上调免疫反应，包括改变细胞因子的产生，调节 T 细胞共刺激和增强 NK 细胞毒性，提升奥妥珠单抗的 ADCC 效应[10]；抗 CD20 单抗能够克服肿瘤微环境介导的维奈克拉耐药，降低 MCL-1 蛋白的表达，并增加 CLL 细胞对维奈克拉诱导的细胞凋亡的敏感性[11]。

本书收集了一系列抗 CD20 单抗联合治疗淋巴瘤的病例，这些病例涉及初诊、复发/难治性、晚期、高龄、高危、伴有合并疾病患者，在临床中具有代表性和挑战性。本书对每个病例详尽解析诊治过程,梳理诊疗思路,启发临床思维,汇聚了众多优秀医生的临床宝贵经验。这些淋巴瘤病例的诊治充分展示了创新抗 CD20 单抗联合治疗为患者带来的获益,结合创新作用机制,通过以病例代入、理论联系实践的方式,让广大临床医生深入了解创新抗 CD20 单抗联合治疗的优势,逐步改变临床实践,使其成为治疗淋巴瘤的有力武器,有望更好地促进淋巴瘤的规范化诊疗。创新药物为患者带来新的治疗选择和希望,大力推动了淋巴瘤治疗水平的提高,为进一步改善患者预后创造了有利条件。随着诊疗技术的不断发展、新药的不断涌现,淋巴瘤治疗格局不断改变。以创新抗 CD20 单抗为基石的联合治疗未来仍有很多探索空间,仍是淋巴瘤领域重点研究方向和热点话题,极具应用前景。相信未来还会开展更多研究,探索多种联合应用方案,以期为患者带来更多获益,造福广大患者。

宋玉琴

二、抗 CD20 单抗治疗 B 细胞淋巴瘤的临床疗效与进展及安全性评价

1. 滤泡性淋巴瘤(FL)

FL 是一种起源于滤泡生发中心 B 细胞的淋巴瘤,是惰性淋巴瘤最常见的类型。一项纳入近 2000 例 FL 患者的中国大样本研究显示,中国 FL 患者中位诊断年龄为 53 岁,低于西方 FL 患者[13]。FL 典型的免疫表现为 CD20(+)、CD3(-)、CD10(+)、Bcl-6(+)、Bcl-2(+),最常见的遗传学异常为 t(14;18),累及 Bcl-2 基因和 IgH 基因,发生率可达 70%~95%[14]。

基于FL2000等大型研究结果，抗CD20单抗联合化疗已成为国内外FL一线标准治疗方案[14]。复发/难治性（R/R）FL尚无标准治疗方案，需根据既往方案的疗效、缓解时间、患者年龄和身体状态、复发时的病理类型及治疗目标进行选择。FL难以治愈，随着复发次数的增加，患者生存显著下降。其中24个月内疾病进展（POD24）患者生存较差[10年总生存（OS）率54% vs 80%]，且难以预先识别，因此初始治疗的选择非常重要[15]。

基于奥妥珠单抗（G）更强的抗肿瘤效应，FL患者的获益有望进一步提升。在初治FL中，一项纳入1200多例初治FL患者的全球Ⅲ期GALLIUM研究证实，G联合化疗（G-chemo）带来的长期获益优于利妥昔单抗（R）联合化疗（R-chemo）。随访8年后，G-chemo显著改善了患者的无进展生存期（PFS）（7年PFS率63.4% vs 55.7%，$P=0.006$）和至下次淋巴瘤治疗时间（$P=0.001$），降低了47.6%的POD24风险，诱导治疗结束时微小残留病灶（MRD）阴性率更高（92.0% vs 84.9%，$P=0.004$），提示G-chemo可更迅速诱导肿瘤细胞清除以及可以更好地缓解疾病进展，并且2年G单药维持治疗有更多PFS获益[16-19]。GALLIUM中国亚组分析中有效性和安全性与总研究人群一致，G-chemo组疾病进展、复发或死亡的相对风险更低（3年PFS率为81.8% vs 70.2%，HR=0.35）[20]。此外，在初治高肿瘤负荷FL中，无化疗方案表现出极佳的抗肿瘤活性和安全性，LYSA研究显示G+来那度胺（G-Len）的客观缓解率（ORR）为92%，完全缓解（CR）率为47%，3年PFS率和OS率分别为82%和94%[10]。在初治早期FL患者中G+放疗也具有治疗潜力，一项GAZAI研究纳入54例Ⅰ/Ⅱ期FL 1~2级患者接受G+放疗，第18周治疗时87%患者达CR，MRD阳性率也由起始的24%下降至2%[21]。

在 R/R FL 中奥妥珠单抗方案同样获益明显,一项全球Ⅲ期 GADOLIN 研究纳入了 413 例惰性淋巴瘤患者(均为 R 难治,含 335 例 R/R FL),结果显示,在总体人群中 G+ 苯达莫司汀(GB)相较于苯达莫司汀单药(B)显著延长了中位 PFS(25.8 个月 vs 14.1 个月,$P < 0.0001$)、中位 OS(88.3 个月 vs 65.6 个月,$P=0.0810$)以及需新抗淋巴瘤治疗时间(TTNT,38.2 个月 vs 18.9 个月);在 FL 人群中,GB 也延长了中位 PFS(24.1 个月 vs 13.7 个月,$P < 0.0001$)、中位 OS(未达到 vs 60.3 个月,$P=0.0343$)和中位至下次治疗时间(TTNT,33.6 个月 vs 18.0 个月)[22]。

此外,对于含 G 的多种新型联合方案的研究正在积极开展中。LYSA 研究显示,无化疗 G-Len 方案在 89 例 R/R FL 中(含早期复发患者)ORR 达到 79%,2 年 PFS 率和 OS 率分别为 65% 和 87%[23]。一项 Ⅰb/Ⅱ 期试验显示,无化疗三联方案 G+ 阿替利珠单抗 + 来那度胺治疗 R/R FL 的 CR 率为 71.9%,36 个月 PFS 率和 OS 率分别为 68.4% 和 90.0%,R 和烷化剂双重难治患者 CR 率为 66.7%,POD24 患者 CR 率达 50%[24]。一项多中心、单臂、Ⅰb/Ⅱ 期 GO29834 研究评估了 G+ 维泊妥珠单抗 + 来那度胺(Pola-G-Len)在既往经多线治疗的 R/R FL 患者中 ORR 为 76%,CR 率为 61%,中位随访 43.3 个月后,未达到中位 PFS 和 OS,50% 以上的患者在 4 年后未出现疾病进展[25]。Ⅱ 期 ROSEWOOD 研究显示,G+ 泽布替尼(ZO)在既往 ≥ 2 线治疗的 FL 中 ORR 达 69.0%,CR 率为 39.3%,18 个月缓解持续时间(DOR)率为 69.3%,中位 PFS 为 28.0 个月,预估 2 年 OS 率为 77.3%[26]。G+ 维奈克拉 + 伊布替尼 + 泼尼松 + 来那度胺(ViPOR)的固定周期方案治疗 R/R FL(70% 为高危患者,23% 为难治患者,67% 为 POD24 高危患者)可诱导较高缓解率和 MRD 阴性率,ORR 达 100%,CR 率达 79%,MRD 阴性率达 73%，中位 DOR 接近 3 年[27]。

2. 慢性淋巴细胞白血病 / 小淋巴细胞淋巴瘤（CLL/SLL）

CLL/SLL 是一种具有特定免疫表型特征的成熟 B 淋巴细胞克隆增殖性肿瘤，以淋巴细胞在外周血、骨髓、脾脏和淋巴结聚集为特征，亚洲人群年发病率明显低于欧美（1.5/10 万 vs 4~5/10 万）[28-30]。CLL/SLL 主要发生在中老年人群，中位发病年龄为 63 岁，中位 OS 约 10 年，但不同患者的预后呈高度异质性[28]。

CLL 治疗模式经历了从化疗、免疫化疗、靶向持续治疗到新药联合固定周期治疗的演变过程。以抗 CD20 单抗为基础的免疫化疗方案在 CLL 治疗中非常重要。CLL8 研究显示，中位随访 5.9 年，对比氟达拉滨 + 环磷酰胺（FC），接受氟达拉滨 + 环磷酰胺 + 利妥昔单抗（FCR）治疗的患者中位 PFS（56.8 个月 vs 32.9 个月，$P < 0.001$）和中位 OS 均更长（未达到 vs 86.0 个月，$P=0.001$）[31]。CLL11 研究显示，对比 R+ 苯丁酸氮芥（R-Clb），G+ 苯丁酸氮芥（G-Clb）组中位 PFS（29.2 个月 vs 15.4 个月，$P=0.001$）、至下次抗白血病治疗时间均更长（42.7 个月 vs 32.7 个月，$P < 0.05$），表明 G-chemo 优于 R-chemo[32]。

靶向药物的出现拉开了 CLL 靶向持续治疗的序幕。RESONATE-17 研究是一项开放、多中心 II 期临床试验，研究结果显示伊布替尼对伴有 del（17p）的 R/R CLL 患者可显著改善 OS[33]，RESONATE-2、E1912 等研究显示其在初治 CLL 患者中也疗效显著[34, 35]。iLLUMINATE 研究对比了伊布替尼 +G（IO）和 G-Clb 在初治 CLL/SLL 患者中的疗效，中位随访 45 个月后，IO 组中位 PFS 显著优于 G-Clb 组（未达到 vs 22 个月，$P < 0.0001$），无法检测的 MRD（uMRD）发生率也更高（38% vs 25%）[36]。

随着新型药物的不断出现,多药联合的固定周期治疗逐渐成为 CLL 的治疗优选。一项 Ⅲ 期 GAIA/CLL13 研究共纳入 926 例无 TP53 突变的 CLL 患者,中位随访 38.8 个月,维奈克拉 +G+ 伊布替尼(GIV)组、维奈克拉 +G(GV)组 PFS 均优于免疫化疗组(均 $P < 0.0001$)。第 15 个月时,GV 组和 GIV 组 uMRD 患者百分比显著高于免疫化疗组(86.5% vs 92.2% vs 52.0%;P 均 < 0.001)[37]。CLL14 研究比较了 GV 与 G-Clb 在伴合并症的初治 CLL 患者中的疗效,中位随访 40 个月,治疗持续时间为 10 个周期,96% 患者为 uMRD,92% 在中位 8 个月后达 uMRD[38]。中位随访 76.4 个月时,GV 组中位 PFS 仍优于 G-Clb 组(76.2 个月 vs 36.4 个月,$P < 0.0001$)。随机分组后 6 年时,GV 组和 G-Clb 组估计 PFS 率分别为 53.1% 和 21.7%,GV 组 TTNT 较 G-Clb 组明显延长(6 年 TTNT 65.2% vs 37.1%,$P < 0.0001$)[39]。ELEVATE-TN 研究对比了阿可替尼(Acala)+ G(Acala-G)、Acala 单药和 G-Clb 在初治 CLL 患者中的疗效,中位随访 58.2 个月,Acala-G、Acala 单药和 G-Clb 的预估 5 年 PFS 率分别为 84%、72% 和 21%,ORR 分别为 96%、90% 和 83%〔$P < 0.0001$(Acala-G),$P=0.0499$(Acala)〕,Acala-G 治疗的患者 PFS、ORR 均优于 G-Clb[40]。HOVON 139/GIVE 研究纳入了 60 例初治 CLL 患者,接受 GV 方案治疗后达到快速、持续 MRD 阴性,93.0% 达到 uMRD,6 个月、12 个月时 uMRD 率分别为 84.9%、73.6%[41]。

在 CLL 中,高危及极高危患者约占 30%,奥妥珠单抗联合方案对伴高危因素患者也有显著的疗效[42]。CLL2-GIVe 研究评估了 GIV 方案治疗 TP53 突变和(或)17p- 的初治 CLL 患者的疗效,共纳入 41 例患者,在 C15 评估时完全缓解/血细胞计数未完全恢复的完全缓解(CR/CRi)率为 58.5%,部分缓解(PR)率为 41.5%,外周血 MRD 阴性(PB-uMRD)率为 78%,

C36 时为 43.9%[43]。多数患者缓解持续 3 年以上，36 个月 PFS 率和 OS 率分别为 79.9% 和 92.6%。GABRIELL 是一项评价 GB 治疗 R/R CLL 的 Ⅱ 期单臂研究，共纳入 72 例患者，75% 患者 IGHV 未突变，63.9% 患者发生 DNA 损伤反应基因突变，治疗后 ORR 为 78.6%，中位 PFS 为 26 个月，随访 36 个月时 OS 未达到[44]。

3. 边缘区淋巴瘤（MZL）

MZL 是一组起源于淋巴滤泡边缘区的 B 细胞淋巴瘤，约占非霍奇金淋巴瘤（NHL）的 10%，可发生于脾、淋巴结和黏膜淋巴组织，包括黏膜相关淋巴组织（MALT）结外 MZL、结内 MZL 和脾 MZL 三种类型，中位 OS 超过 10 年[45, 46]。

MZL 的治疗策略应参考原发部位和疾病分期，由于 MZL 与 FL 均起源于滤泡，同为异质性较强、难以治愈的惰性淋巴瘤，治疗目标均为延长患者的 PFS 及降低 POD24，因此 MZL 治疗可参考疾病性质相似的 FL 的治疗原则[45]。对于幽门螺杆菌（Hp）阳性的局限期 MZL，Ⅱ 期、大包块和伴 t（11；18）的患者，推荐抗 Hp 治疗或放疗，其他结外 MZL 若与特定病原体感染相关，推荐抗病原体治疗。对于原发胃以外部位的 Ⅰ/Ⅱ 期结外 MZL、Ⅰ/Ⅱ 期结内 MZL 患者，放疗是常用的治疗手段，部分不适的患者可以考虑抗 CD20 单抗单药治疗，可减少放疗不可逆的不良反应。对于脾 MZL，如果患者丙型肝炎病毒（HCV）阴性且具有脾肿大导致的血细胞下降或不适症状，抗 CD20 单抗单药是首选的治疗手段，而脾切除术作为挽救治疗手段。对于 Ⅲ/Ⅳ 期或者经局部放疗失败的 MZL，若无治疗指征可以参照惰性淋巴瘤的治疗原则给予等待观察；如有治疗指征，推荐抗 CD20 单抗联合化疗治疗[12]。

在初治 MZL 的相关研究中，GALLIUM 研究显示，G-chemo

组患者伴随 B 症状、结外受累、骨髓浸润、大肿块（≥7cm）比例均较 R-chemo 组更多，中位随访 7.9 个月，G-chemo 对比 R-chemo 治疗 MZL 患者的 7 年 PFS 率分别为 59.8% 和 52.2%，表明初治 MZL 患者可从奥妥珠单抗获益，可延缓疾病进展且耐受性良好[16]。OLYMP-1 研究正在探索 G 单药治疗不适合局部放疗的初治 MZL 患者的疗效。

在 R/R MZL 患者中，LYSA Ⅱ期临床研究探索了 G+ 维奈克拉 + 阿替利珠单抗治疗 R/R FL 或 MZL 的疗效和安全性，该研究入组 20 例 MZL 患者及其他惰性淋巴瘤共 78 例，C8 时 ORR 为 66.76%（CR 率 16.7%，PR 率 50.0%），中位随访 11.9 个月时仅 21.4% 的缓解者发生复发或进展[48]。GADOLIN 研究显示 G-chemo 在 R 难治性惰性淋巴瘤（含 47 例 MZL）患者中可延长 PFS 和 TTNT，期待进一步亚组分析结果[22]。总体而言，MZL 患者应用奥妥珠单抗具有显著疗效，其中包括 R 耐药的患者。

4. 套细胞淋巴瘤（MCL）

MCL 占 NHL 的 6%~8%，兼具侵袭性和惰性，高达 85% 的疾病进程为侵袭性，是 B 细胞淋巴瘤中预后最差的亚型[49-51]。一项中国多中心大样本研究对近 20 年 805 例 MCL 患者的分析显示，中国患者的中位发病年龄为 60 岁，老年患者对比年轻患者更可能出现高 ECOG 评分、结外受累、骨髓受累和乳酸脱氢酶（LDH）升高，且高危组和高 / 中高危组的比例较高[52]。MCL 难以治愈，一线 R 化疗带来的缓解深度不足，患者复发率高、易出现耐药或早期进展，尤其是伴有 TP53 突变等高危因素患者预后差[53]。

目前 MCL 无标准治疗方案，初治 MCL 常采用 R 免疫化疗 ± 自体移植巩固，R/R MCL 的治疗选择包括免疫靶向药物、异基因移植、嵌合抗原受体 T（CAR-T）细胞疗法等[54]。在临床前研究中，奥妥珠单抗表现出优于利妥昔单抗的 MCL 细胞杀伤力，对 TP53 突变细胞株的杀伤作用也更强，有望与多种新型药物联合、进一步加深 MCL 患者病情缓解，减少复发或进展的可能[55, 56]。

一项 Ⅱ 期 LyMa-101 研究显示，G+ 地塞米松、顺铂和阿糖胞苷（DHAP）在初治 MCL 中可诱导 82% 的骨髓 MRD 阴性率和 79% 的 CR 率，并且长期生存获益良好，12 个月的 PFS 率和 OS 率分别为 94% 和 96%，是适合移植 MCL 患者的一线诱导治疗新选择[57]。联合应用奥妥珠单抗与新药也显示出令人欣慰的疗效，一项 Ⅱ 期研究中苯达莫司汀 +G+ 维奈克拉（BOV）治疗初治 MCL 患者的 ORR 为 86%，CR 率高达 81%[58]。一项 Ⅰ/Ⅱ 期 OAsIs 研究中 GIV 方案可诱导持久缓解，中位随访 46 个月，中位 PFS 和 DOR 未达到，估计 2 年 PFS 率为 80%，估计 4 年 OS 率为 93%[59]。对于伴 TP53 突变的初治 Ⅳ 期 MCL 患者，一项 Ⅱ 期研究显示 G+ 泽布替尼 + 维奈克拉（BOVen）的耐受性良好，C3 时 90% 患者实现 PB-uMRD[60]。

R/R MCL 患者应用奥妥珠单抗也显示了较高的抗肿瘤活性，OAsIs 研究中 GIV 治疗的 ORR 达 71%，4 年 PFS 率达 50%[59]。另一项 Ⅱ 期研究显示 IO 方案治疗 R/R MCL 无患者死亡，ORR 为 89%，CR 率达 55.6%，其中一例多次复发、伴中枢神经系统（CNS）受累患者持续 CR > 2 年；中位 PFS 为 14 个月，1 年和 2 年 PFS 率分别为 63% 和 48%[61]。

一项 Ⅰb/Ⅱ 期研究显示，6 个周期 ViPOR 治疗 MCL（初治 11 例，R/R 13 例，73% 难治，中位治疗线为 3）可带来持久的深度缓解，38% 患者伴有 Ki-67 ≥ 30%，26% 有 TP53 突变，治疗后均达到 CR，MRD 阴性率高达 95%，1 年 PFS 率和 OS 率分别为 74% 和 80%，治疗期间未发生明显的肿瘤溶解综合征

(TLS)[62]。基于此,含奥妥珠单抗的联合方案有望改写 MCL 患者的治疗结局。

5. 其他应用

(1)复发/难治性 B 细胞淋巴瘤(DLBCL)

DLBCL 是 NHL 最常见的病理亚型,在中国约占 B 细胞淋巴瘤的 54%[63,64]。患者中位年龄达 66 岁,5 年相对生存率为 64.7%[65]。利妥昔单抗、环磷酰胺、多柔比星、长春新碱、泼尼松(R-CHOP)大约能使 60% 初治患者治愈,但其余患者可能出现复发或进展,包括 R 耐药,即接受 R 方案治疗后 6 个月内出现缺乏治疗应答或发生疾病进展,与肿瘤细胞本身的异质性、肿瘤免疫微环境功能受损 [比如肿瘤浸润性 T 细胞和(或)NK 细胞的缺乏]以及 BCR、PI3K-Akt、NF-κB 和 JAK-STAT3 分子信号通路有关[66,67]。对于 R/R DLBCL 患者,目前大剂量挽救化疗序贯自体移植是标准治疗方案,但 R 化疗的缓解率仅 50% 左右[68]。

奥妥珠单抗能够克服 R 耐药,在人 DLBCL 异种移植模型中优于利妥昔单抗[3],与 BTK 抑制剂、PI3K 抑制剂、蛋白酶体抑制剂等靶向相关分子信号通路的药物联合,有望让耐药或复发患者获益更多。

联合应用奥妥珠单抗与双抗 Glofitamab、靶向 CD79b 抗体偶联药物(ADC)维泊妥珠单抗、CD19 CAR-T 疗法等,也有望提升 R/R DLBCL 患者的疗效,并带来生存效益。应用 CD19 CAR-T 疗法时,在 CAR-T 细胞输注前选择奥妥珠单抗作为桥接治疗防止疾病快速进展,以保证患者能顺利接受清淋和细胞回输,获得了 CSCO 指南的 I 级推荐[69]。

(2)惰性淋巴瘤转化

部分惰性淋巴瘤(如 FL、MZL 等)在疾病进展过程中可能会发生组织学转化，由惰性转变为侵袭性，显著影响患者生存，是引起淋巴瘤相关死亡的重要原因（转化 vs 未转化 10 年累积淋巴瘤相关死亡率为 45.9% vs 4.7%）[70]。DLBCL 是最常见的转化形式，不同的组织学类型对应的转化风险和生物学特性亦有差异，约有 11%~30% 的 FL 患者可能转化为 DLBCL，脾 MZL 患者的转化概率为 11%[71]。转化患者根据是否愿意接受移植选择相应的系统性治疗，移植患者首选 R-chemo，不移植患者首选 R-chemo（若既往未用）或维泊妥珠单抗 +BR（Pola-BR）等方案，也可选择靶向 CD19 CAR-T 治疗[72]。联合应用奥妥珠单抗与新型药物、疗法有望带来更好的生存结局。

（3）高肿瘤负荷

具备高肿瘤负荷特征的患者往往预后较差，应尽量选择能高效缓解肿瘤负荷且安全性良好的治疗药物，使患者达到深度、持久缓解，进而延长生存。一项研究显示，G-chemo 可快速缓解高肿瘤负荷状态，94.7% 患者 C1 后肿瘤负荷明显降低，脾和淋巴结肿大也明显缩小，ORR 94.7%，CR 率 57.9%，MRD 阴性率达 75%，并且 TLS 的发生率较低[73]。GALLIUM 研究中 G-chemo 治疗高肿瘤负荷 FL，能带来高缓解、长生存[16]。无化疗方案 G-Len 在高肿瘤负荷患者中 ORR 高达 98%，92% 在 C4 时达 CR，预估 2 年 PFS 率达 96%，并且毒性可控，无计划外的安全信号以及治疗相关死亡[10]。ROSEWOOD 研究纳入了 56.7% 高肿瘤负荷 R/R FL 患者，ZO 方案仍然能够带来深度、持久的缓解，显著改善了 PFS 和 OS[26]。

针对输注反应（IRR）、TLS 等不良事件，可通过在奥妥珠单抗方案应用前使用化疗等方式降低肿瘤负荷、进行脱敏处理，以减少 IRR 风险[74-76]。

（4）其他 B 细胞淋巴瘤

WM 是一种较罕见的惰性淋巴瘤，其主要特征为淋巴浆细胞浸润骨髓。WM 以减轻症状、改善患者生活质量等为主要治疗目标，目前暂无标准治疗，国内外指南对于新诊断 WM 和 R/R WM 均优先推荐抗 CD20 单抗方案[77-80]。奥妥珠单抗基于更强的抗肿瘤效应，可快速降低患者肿瘤负荷，在 WM 中也具有治疗潜力。Ⅱ期 OBI-1 研究中，G 单药诱导序贯 2 年维持治疗在晚期难治性 WM 中展现了良好的疗效和可接受的毒性，最佳缓解率为 65.2%，18 个月 PFS 率和 OS 率分别为 68% 和 90%[81]。一项Ⅱ期研究显示 G+PI3K 抑制剂 idelalisib 治疗 R/R WM 的 ORR 预估为 71.4%，24 个月的 PFS 率和 OS 率分别为 55% 和 89.8%[82]。

BL 具有高度侵袭性，是单纯化疗可治愈的少数淋巴瘤之一，但采用 R-CHOP 疗效不佳，治疗以 R-EPOCH（利妥昔单抗 + 环磷酰胺、长春新碱、多柔比星、依托泊苷、泼尼松）等强化化疗为主。一项前瞻性研究中随访了 6 年以上，R-EPOCH 方案治疗初治 BL 的 PFS 率和 OS 率分别为 95% 和 100%，无治疗相关死亡[83]。

6. 抗 CD20 单抗的安全性评价

抗 CD20 单抗整体安全性良好，常见不良事件（AE）有 IRR、感染、中性粒细胞减少症、乙型肝炎病毒再激活、皮肤瘙痒、皮疹、恶心等，常见的 3 级及以上的 AE 有 IRR、感染、中性粒细胞减少症等。

GERSHWIN 研究、GALLIUM 研究均显示，与利妥昔单抗相比，奥妥珠单抗总体安全性可控，未出现新的安全性信号[16, 84]。G-chemo 最常见的 AE 是 IRR，发生率在奥妥珠单抗治疗第 1 天时最高，随后逐渐降低，3~4 级 IRR 发生率为 12%，暂无致死性 IRR。感染和血液学 AE 也较为常见，感染的发生率为 78%，1~4 级中性粒细胞减少症发生率为 50%，血小板减少症发生率为15%,分别有12%和4%的患者发生了出血事件和3~5级出血事件,致死性出血事件<1%。TLS发生率为4.2%,3级及以上的TLS发生率为1.8%,肿瘤负荷高和(或)肾功能受损(肌酐清除率<70ml/min)的患者TLS风险较高[85]。间质性肺病的数据尚少。接受奥妥珠单抗治疗的患者中报告了进行性多灶性脑白质病、乙肝再激活、胃肠穿孔,以及既有心脏疾病加重导致的致死性心脏事件。

惰性淋巴瘤生存期长,但早期进展发生率高,影响预后,临床中亟需更有效的治疗手段以进一步提升患者获益。无论是大型Ⅲ期研究还是Ⅱ期、探索性研究,新型抗CD20单抗奥妥珠单抗联合化疗、联合靶向等无化疗方案,在多种淋巴瘤亚型中均展现出了不错的疗效,成为了新的治疗选择,能为患者带来深度缓解,并转化为更多临床获益。新型抗CD20单抗的整体安全性良好,不良事件可管可控。本书收集的病例从临床实践的角度展示了奥妥珠单抗联合方案在各淋巴瘤亚型中的治疗效果。综合临床研究数据和病例展示,奥妥珠单抗联合方案在淋巴瘤治疗中具有更多的探索性,期待新型抗CD20单抗联合治疗能为淋巴瘤患者带来更多临床获益。

张会来

三、B细胞淋巴瘤采用奥妥珠单抗治疗的临床应用推荐及未来展望

目前多个国内外权威指南纳入奥妥珠单抗对于不同淋巴瘤亚型的治疗推荐,详细情况见表1。

表 1 指南治疗推荐

类型	指南名称	发布年份	治疗推荐
FL	NCCN肿瘤临床实践指南：B细胞淋巴瘤（2023 Version 5）	2023	① 初治 FL 患者优先推荐苯达莫司汀/CHOP/CVP 方案+奥妥珠单抗/利妥昔单抗（2A 类推荐），来那度胺+奥妥珠单抗为其他推荐（2B 类推荐）。奥妥珠单抗可作为巩固和维持治疗药物（2A 类推荐） ② R/R FL 患者优先推荐苯达莫司汀/CHOP/CVP+奥妥珠单抗/利妥昔单抗（2A 类推荐），来那度胺+奥妥珠单抗或奥妥珠单抗单药为其他推荐（2A 类推荐），奥妥珠单抗可作为利妥昔单抗难治性患者的巩固和维持治疗药物（2A 类推荐）
	CSCO 淋巴瘤诊疗指南（2023）	2023	① 初治 FL 患者优先推荐苯达莫司汀/CHOP/CVP 方案+奥妥珠单抗/利妥昔单抗（Ⅰ级推荐），来那度胺+奥妥珠单抗（Ⅲ级推荐）。奥妥珠单抗可作为巩固和维持治疗药物（Ⅰ级推荐） ② R/R FL 患者优先推荐苯达莫司汀/CHOP/CVP/+奥妥珠单抗/利妥昔单抗（Ⅰ级推荐），来那度胺+奥妥珠单抗/利妥昔单抗或奥妥珠单抗单药（Ⅱ级推荐），奥妥珠单抗可作为利妥昔单抗难治性患者的巩固和维持治疗药物（Ⅰ级推荐）

续表

类型	指南名称	发布年份	治疗推荐
CLL	NCCN肿瘤临床实践指南：慢性淋巴细胞白血病/小淋巴细胞淋巴瘤（2023 Version 3）	2023	① 初治CLL患者首选维奈克拉/阿可替尼+奥妥珠单抗（1类推荐），苯丁酸氮芥/HDMP/伊布替尼+奥妥珠单抗或奥妥珠单抗单药为其他推荐（2A类推荐） ② 对于一线维奈克拉+奥妥珠单抗治疗后R/R CLL患者推荐维奈克拉+奥妥珠单抗（1类推荐）。对于BTK抑制剂和维奈克拉为基础方案的R/R CLL患者HDMP+奥妥珠单抗（2B类推荐）或奥妥珠单抗单药（2A类推荐）为其他推荐
CLL	CSCO淋巴瘤诊疗指南（2023）	2023	① 有治疗指征的初治CLL患者推荐阿可替尼±奥妥珠单抗、维奈克拉+奥妥珠单抗（Ⅰ级推荐）；伊布替尼/苯丁酸氮芥/苯达莫司汀+奥妥珠单抗，或奥妥珠单抗单药治疗（Ⅱ级推荐） ② 对于BTK抑制剂和维奈克拉治疗后R/R CLL患者，推荐奥妥珠单抗单药（Ⅲ级推荐）
MZL	NCCN肿瘤临床实践指南：B细胞淋巴瘤（2023 Version 5）	2023	R/R MZL患者首选苯达莫司汀+奥妥珠单抗，奥妥珠单抗+来那度胺为其他推荐。若二线应用奥妥珠单抗+苯达莫司汀则首选序贯奥妥珠单抗维持治疗（利妥昔单抗难治性疾病）（2A类推荐）
MZL	CSCO淋巴瘤诊疗指南（2023）	2023	有症状Ⅲ~Ⅳ期MZL患者推荐奥妥珠单抗+苯达莫司汀/CHOP/CVP方案（Ⅰ级推荐）

第一篇 抗CD20单抗治疗B细胞淋巴瘤研究进展

淋巴瘤是一大类具有高度异质性的疾病，不同病理亚型在形态、免疫表型、遗传学以及临床表现等方面具有独有的特征，患者对治疗的反应以及预后也不同。过去几十年里，淋巴瘤治疗取得了巨大的进展，尤其是利妥昔单抗联合化疗显著提升了DLBCL等亚型的治愈率。如今，针对淋巴瘤细胞表面分化抗原和信号传导通路的新型药物不断被研发出来，其组合方案也在不断探索中。

然而，B细胞淋巴瘤治疗仍存在未被满足的治疗需求。对于利妥昔单抗耐药患者，可以考虑应用奥妥珠单抗方案，这已成为FL治疗的新标准以及惰性淋巴瘤的治疗基石。在接下来5~10年中，联合应用奥妥珠单抗与新型药物或疗法（BTK抑制剂、Bcl-2抑制剂、PI3K抑制剂、双特异性抗体、ADC、靶向CD19 CAR-T治疗等）是B细胞淋巴瘤领域重要的研究方向，或能最大限度地提高总体缓解率和生存率，减少不良反应，让B细胞淋巴瘤治疗水平更进一步提高。

未来在预测患者预后、生物标志物方面也可能取得研究进展，例如与POD24相关的患者临床特征、遗传学和分子特征，与淋巴瘤发生发展相关的表观遗传学特征，耐药相关的生物标志物等等。确定更多与淋巴瘤诊断、早期进展、耐药的相关因素，有助于开发新型治疗策略、制定更好的治疗决策。期待未来研究继续深入，为更多淋巴瘤患者带来更优生存！

赵东陆

参考文献

[1] Liu W, Liu J, Song Y, et al. Burden of lymphoma in China, 1990-2019: an analysis of the global burden of diseases, injuries, and risk factors study 2019［J］. Aging（Albany NY），2022, 14（7）: 3175-3190.

［2］Davies A, Kater AP, Sharman JP, et al. Obinutuzumab in the treatment of B-cell malignancies: a comprehensive review [J]. Future Oncol, 2022, 18(26): 2943-2966.

［3］Mössner E, Brünker P, Moser S, et al. Increasing the efficacy of CD20 antibody therapy through the engineering of a new type II anti-CD20 antibody with enhanced direct and immune effector cell-mediated B-cell cytotoxicity [J]. Blood, 2010, 115(22): 4393-4402.

［4］Herter S, Herting F, Mundigl O, et al. Preclinical activity of the type II CD20 antibody GA101 (obinutuzumab) compared with rituximab and ofatumumab in vitro and in xenograft models [J]. Mol Cancer Ther, 2013, 12(10): 2031-2042.

［5］Golay J, Da Roit F, Bologna L, et al. Glycoengineered CD20 antibody obinutuzumab activates neutrophils and mediates phagocytosis through CD16B more efficiently than rituximab [J]. Blood, 2013, 122(20): 3482-3491.

［6］Seyfizadeh N, Seyfizadeh N, Hasenkamp J, et al. A molecular perspective on rituximab: A monoclonal antibody for B cell non Hodgkin lymphoma and other affections [J]. Crit Rev Oncol Hematol, 2016, 97: 275-290.

［7］Liang Zhang, Hui Zhang, Donglu Zhao, et al. Anti-CD20 and B-Cell Receptor-Mediated Growth Inhibition and Apoptosis: A Preclinical Study of Ibrutinib and Rituximab Combination Therapy in Mantle Cell Lymphoma in Vitro and in Vivo [J]. Blood, 2014, 124(21): 1774.

［8］Merolle MI, Ahmed M, Nomie K, et al. The B cell receptor signaling pathway in mantle cell lymphoma [J]. Oncotarget, 2018, 9(38): 25332-25341.

［9］Patrick P. Ng, Daniel K. Lu, Juthamas Sukbuntherng, et al. Ibrutinib Enhances the Activity of Anti-CD20 Antibodies in an MCL Mouse Model: Effect of Drug at Clinically Relevant Concentrations on ADCC and ADCP [J]. Blood, 2015, 126(23): 3998.

［10］Emmanuel Bachy, Roch Houot, Pierre Feugier, et al. Obinutuzumab plus lenalidomide in advanced, previously untreated follicular lymphoma in need of systemic therapy: a LYSA study [J]. Blood, 2022, 139(15): 2338-2346.

［11］Yue X, Chen Q, He J. Combination strategies to overcome resistance to the BCL2 inhibitor venetoclax in hematologic malignancies. Cancer Cell Int, 2020, 20(1): 524.

［12］中国临床肿瘤学会指南工作委员会. 中国临床肿瘤学会（CSCO）淋巴瘤诊疗指南2023 [M]. 北京：人民卫生出版社，2023.

［13］Zha J, Fan L, Yi S, et al. Clinical features and outcomes of 1845 patients with follicular lymphoma: a real-world multicenter experience in China [J]. J Hematol Oncol。2021, 14(1): 131.

［14］Bachy E, Houot R, Morschhauser F, et al.Groupe d'Etude des Lymphomes de l'Adulte (GELA). Long-term follow up of the FL2000 study comparing CHVP-interferon to CHVP-interferon plus rituximab in follicular lymphoma [J]. Haematologica, 2013, 98(7): 1107-1114.

［15］Muntañola A, Mozas P, Mercadal S, et al. Early progression in follicular lymphoma in the absence of histological transformation or high-risk Follicular Lymphoma International Prognostic Index still has a favourable outcome [J]. Br J Haematol, 2023, 200(3): 306-314.

［16］Townsend W, Hiddemann W, Buske C, et al. Obinutuzumab Versus Rituximab Immunochemotherapy in Previously Untreated iNHL: Final Results From the GALLIUM Study [J]. Hemasphere, 2023, 7(7): e919.

［17］William Townsend, Christian Buske, Guillaume Cartron, et al.Comparison of efficacy and safety with obinutuzumab plus chemotherapy versus rituximab plus chemotherapy in patients with previously untreated follicular lymphoma: Updated results from the phase III Gallium Study [Z]. 2020ASCO, Abstract: 8023.

[18] Hill BT, Nastoupil L, Winter AM, et al. Maintenance rituximab or observation after frontline treatment with bendamustine-rituximab for follicular lymphoma [J]. Br J Haematol, 2019, 184(4): 524-535.

[19] Christiane Pott, Eva Hoster, Britta Kehden, et al. Minimal Residual Disease in Patients with Follicular Lymphoma Treated with Obinutuzumab or Rituximab As First-Line Induction Immunochemotherapy and Maintenance in the Phase 3 GALLIUM Study [J]. Blood, 2016, 128(22): 613.

[20] Hong X, Song Y, Shi Y, et al. Efficacy and safety of obinutuzumab for the first-line treatment of follicular lymphoma: a subgroup analysis of Chinese patients enrolled in the phase III GALLIUM study [J]. Chin Med J(Engl), 2021, 135(4): 433-440.

[21] K. Herfarth, C. W. Scholz, K. Hübel, et al. High rate of metabolic complete response after low dose radiotherapy and obinutuzumab in early stage follicular lymphoma: initial results of the GAZAI study (GLA 2018-3) [Z]. 2023ICML, Oral: 142.

[22] Laurie H Sehn, Marek Trněný, Kamal Bouabdallah, et al. Sustained Overall Survival Benefit of Obinutuzumab Plus Bendamustine Followed By Obinutuzumab Maintenance Compared with Bendamustine Alone in Patients with Rituximab-Refractory Indolent Non-Hodgkin Lymphoma: Final Results of the Gadolin Study [J]. Blood, 2019, 134 (Supplement_1): 2822.

[23] Morschhauser F, Le Gouill S, Feugier P, et al. Obinutuzumab combined with lenalidomide for relapsed or refractory follicular B-cell lymphoma (GALEN): a multicentre, single-arm, phase 2 study [J]. Lancet Haematol, 2019, 6(8): e429-e437.

[24] Morschhauser F, Ghosh N, Lossos IS, et al. Obinutuzumab-atezolizumab-lenalidomide for the treatment of patients with relapsed/refractory follicular lymphoma: final analysis of a Phase Ib/II trial [J]. Blood Cancer J, 2021, 11(8): 147.

[25] Catherine S. Diefenbach, Brad S. Kahl, Lalita Banerjee, et al. A Phase Ib/II Study of Polatuzumab Vedotin Plus Obinutuzumab and Lenalidomide in Patients with Relapsed/Refractory Follicular Lymphoma: Final Analysis and Progression-Free Survival Update [J]. Blood, 2022, 140(Supplement_1): 2228-2288.

[26] Zinzani PL, Mayer J, Flowers CR, et al. ROSEWOOD: A Phase II Randomized Study of Zanubrutinib Plus Obinutuzumab Versus Obinutuzumab Monotherapy in Patients With Relapsed or Refractory Follicular Lymphoma [J]. J Clin Oncol, 2023, 28: JCO2300775.

[27] Christopher Melani, Rahul Lakhotia, Stefania Pittaluga, et al. Venetoclax, Ibrutinib, Prednisone, Obinutuzumab, and Lenalidomide (ViPOR) in Relapsed and Refractory Follicular Lymphoma: Analysis of Safety, Efficacy, and Minimal Residual Disease [J]. Blood, 2022, 140(Supplement_1): 2289-2291.

[28] 中国抗癌协会血液肿瘤专业委员会,中华医学会血液学分会,中国慢性淋巴细胞白血病工作组. 中国慢性淋巴细胞白血病/小淋巴细胞淋巴瘤的诊断与治疗指南（2022年版）[J]. 中华血液学杂志, 2022, 43(5): 353-358.

[29] Tian Z, Liu M, Fang X, et al. Distinct Age-Related Clinical Features and Risk Assessment in Chinese With Chronic Lymphocytic Leukemia [J]. Front Oncol, 2022, 12: 885150.

[30] Tse E, Kwong YL, Goh YT, et al. Expert consensus on the management of chronic lymphocytic leukaemia in Asia [J]. Clin Exp Med, 2023.

[31] Fischer K, Bahlo J, Fink AM, et al. Long-term remissions after FCR chemoimmunotherapy in previously untreated patients with CLL: updated results of the CLL8 trial [J]. Blood, 2016, 127(2): 208.

[32] Goede V, Fischer K, Engelke A, et al. Obinutuzumab as frontline treatment of chronic

lymphocytic leukemia: updated results of the CLL11 study[J]. Leukemia, 2015, 29(7): 1602.

[33] O'Brien S, Jones JA, Coutre SE, et al. Ibrutinib for patients with relapsed or refractory chronic lymphocytic leukaemia with 17p deletion (RESONATE-17): a phase 2, open-label, multicentre study [J]. Lancet Oncol, 2016, 17(10): 1409-1418.

[34] Paul M. Barr, Carolyn Owen, Tadeusz Robak, et al. Kipps, Paolo Ghia; Up to 8-year follow-up from RESONATE-2: first-line ibrutinib treatment for patients with chronic lymphocytic leukemia [J]. Blood Adv, 2022, 6(11): 3440-3450.

[35] Shanafelt TD, Wang XV, Kay NE, et al. Ibrutinib-Rituximab or Chemoimmunotherapy for Chronic Lymphocytic Leukemia [J]. N Engl J Med, 2019, 381(5): 432-443.

[36] Moreno C, Greil R, Demirkan F, et al. First-line treatment of chronic lymphocytic leukemia with ibrutinib plus obinutuzumab versus chlorambucil plus obinutuzumab: final analysis of the randomized, phase III iLLUMINATE trial [J]. Haematologica, 2022, 107(9): 2108-2120.

[37] Eichhorst B, Niemann CU, Kater AP, et al. First-Line Venetoclax Combinations in Chronic Lymphocytic Leukemia [J]. N Engl J Med, 2023, 388(19): 1739-1754.

[38] J. D. Soumerai, A. Dogan, V. Seshan, et al. Long-term follow-up of multicenter phase ii trial of zanubrutinib, obinutuzumab, and venetoclax (BOVEN) in previously untreated patients with CLL/SLL [Z]. 2023 ICML, Abstract: 153.

[39] Othman Al-Sawaf, Sandra Robrecht, Can Zhang, et al. Venetoclax-obinutuzumab for previously untreated chronic lymphocytic leukemia: 6-year results of the randomized CLL14 study [Z]. 2023 EHA, Abstract: S145.

[40] Jeff Porter Sharman, Miklos Egyed, Wojciech Jurczak, et al. Acalabrutinib ± obinutuzumab versus obinutuzumab + chlorambucil in treatment-naïve chronic lymphocytic leukemia: Five-year follow-up of ELEVATE-TN [Z]. 2022ASCO, Abstract: 7539.

[41] Paul Hengeveld, Joyce Schilperoord-Vermeulen, Michèle van der Klift, et al. Early-stage measurable residual disease dynamics and ighv repertoire reconstitution during venetoclax and obinutuzumab treatment in chronic lymphocytic leukemia [Z]. 2023 EHA, Abstract: 634.

[42] Hampel PJ, Parikh SA. Chronic lymphocytic leukemia treatment algorithm 2022 [J]. Blood Cancer J, 2022, 12(11): 161.

[43] Henriette Huber, Eugen Tausch, Christof Schneider, et al. Final Analysis of the Prospective Multicenter CLL2-Give Trial of Obinutuzumab (GA101, G), Ibrutinib (I), and Venetoclax (Ve) in Untreated Patients with CLL with 17p Deletion/TP53 Mutation [J]. Blood, 2022, 140(Supplement_1): 834-836.

[44] Bravo J, Baltasar Tello P, González Garcia E, et al. Obinutuzumab plus bendamustine for relapsed/refractory chronic lymphocytic leukemia and predictive and prognostic impact of genetic alterations: the phase II GABRIELL study [J]. Leuk Lymphoma, 2023, 64(5): 913-926.

[45] 中国国家卫生健康委. 淋巴瘤诊疗指南（2022年版）[EB/OL]. [2023-09-22]. https://www.med66.com/upload/resources/file/2022/04/20/582253.pdf.

[46] Zucca E, Rossi D, Bertoni F. Marginal zone lymphomas [J]. Hematol Oncol, 2023, 41(Supp_1): 88-91.

[47] Grunenberg A, Kaiser LM, Woelfle S, et al. Phase II trial evaluating the efficacy and safety of the anti-CD20 monoclonal antibody obinutuzumab in patients with marginal zone lymphoma [J]. Future Oncol, 2020, 16(13): 817-825.

[48] Charles Herbaux, Herve Ghesquieres, Reda Bouabdallah, et al. Atezolizumab + obinutuzumab + venetoclax in patients with relapsed or refractory indolent non-

Hodgkin's lymphoma (R/R iNHL): Primary analysis of a phase 2 trial from LYSA [Z]. 2021 ASCO, Abstract: 7544.

[49] 中国抗癌协会血液肿瘤专业委员会, 中华医学会血液学分会, 中国临床肿瘤学会淋巴瘤专家委员会. 套细胞淋巴瘤诊断与治疗中国指南（2022年版）[J]. 中华血液学杂志, 2022, 43(8): 7.

[50] 郭莉, 杨顺娥. 套细胞淋巴瘤诊治进展 [J]. 肿瘤综合治疗电子杂志, 2020, 6(2): 6.

[51] Migdady Y, Salhab M, Dang NH, et al. Disparities in conditional net survival among non-Hodgkin lymphoma survivors: a population-based analysis [J]. Leuk Lymphoma, 2016, 57(3): 676-84.

[52] Yang P, Cai QQ, Zhang W, et al. Real-world treatment and outcome patterns of patients with mantle cell lymphoma in China: A large, multicenter retrospective analysis [J]. Cancer Med, 2023, 12(12): 13204-13216.

[53] Eskelund CW, Dahl C, Hansen JW, et al. TP53 mutations identify younger mantle cell lymphoma patients who do not benefit from intensive chemoimmunotherapy [J]. Blood, 2017, 130(17): 1903-1910.

[54] James O Armitage, Dan L Longo.Mantle-Cell Lymphoma [J]. N Engl J Med, 2022, 386(26): 2495-2506.

[55] Heinrich DA, Weinkauf M, Hutter G, et al. Differential regulation patterns of the anti-CD20 antibodies obinutuzumab and rituximab in mantle cell lymphoma [J]. Br J Haematol, 2015, 168(4): 606.

[56] Rudolph C, Steinemann D, Von Neuhoff N, et al. Molecular cytogenetic characterization of the mantle cell lymphoma cell line GRANTA-519 [J]. Cancer Genet Cytogenet, 2004, 153(2): 144.

[57] Le Gouill S, Beldi-Ferchiou A, Alcantara M, et al. Molecular response after obinutuzumab plus high-dose cytarabine induction for transplant-eligible patients with untreated mantle cell lymphoma (LyMa-101): a phase 2 trial of the LYSA group [J]. Lancet Haematol, 2020, 7(11): e798-e807.

[58] Irl Brian Greenwell, Jeffrey M. Switchenko, Alexander F.M. Craig, et al. Bendamustine, Obinutuzumab and Venetoclax Results in High Complete Response Rates in Untreated Mantle Cell Lymphoma [J]. Blood, 2022, 140(Supplement_1): 9373-9374.

[59] Steven Le Gouill, Franck Morschhauser, David Chiron, et al. Long term follow-up of untreated/relapsing MCL patients with the ibrutinib, obinutuzumab, and venetoclax combination [Z]. 2023 EHA, Abstract: 1090.

[60] Anita Kumar, Jacob D. Soumerai, Jeremy S. Abramson, et al. Preliminary Safety and Efficacy from a Multicenter, Investigator-Initiated Phase II Study in Untreated TP53 Mutant Mantle Cell Lymphoma with Zanubrutinib, Obinutuzumab, and Venetoclax (BOVen) [J]. Blood, 2021, 138(Supplement_1): 3540.

[61] Kim MS, Banerjee T, Chen A, et al. A phase II study of obinutuzumab in combination with ibrutinib for treatment of relapsed mantle cell lymphoma [J]. Leuk Lymphoma, 2023, 64(3): 722-724.

[62] C. J. Melani, R. Lakhotia, S. Pittaluga, et al. Venetoclax, ibrutinib, prednisone, obinutuzumab, and lenalidomide (ViPOR) in relapsed/refractory (R/R) and treatment-naïve (TN) mantle cell lymphoma (MCL) [J]. Hematological Oncology, 2023, 41(S2): 582-584.

[63] Teras LR, DeSantis CE, Cerhan JR, et al. 2016 US lymphoid malignancy statistics by World Health Organization subtypes [J]. CA Cancer J Clin, 2016, 66(6): 443-459.

[64] 李小秋, 李甘地, 高子芬, 等. 中国淋巴瘤亚型分布: 国内多中心性病例10002例分析 [J]. 诊断学理论与实践, 2012, 11(02): 111-115.

[65] NATIONAL CANCER INSTITUTE.SEER标准化数据库[DB/OL](2021-03-17)[2023-09-22]. https://seer.cancer.gov/statfacts/html/dlbcl.html.

[66] Crump M, Neelapu SS, Farooq U, et al. Outcomes in refractory diffuse large B-cell lymphoma: results from the international SCHOLAR-1 study[J]. Blood. 2017; 130(16): 1800-1808. Blood, 2018, 131(5): 587-588.

[67] He MY, Kridel R. Treatment resistance in diffuse large B-cell lymphoma[J]. Leukemia, 2021, 35(8): 2151-2165.

[68] Gisselbrecht C, Glass B, Mounier N, et al. Salvage regimens with autologous transplantation for relapsed large B-cell lymphoma in the rituximab era[J]. J Clin Oncol, 2010, 28(27): 4184.

[69] 中国临床肿瘤学会指南工作委员会. CSCO CAR-T细胞治疗恶性血液病及免疫靶向治疗相关感染管理指南2022[M]. 北京: 人民卫生出版社, 2022.

[70] Sarkozy C, Maurer MJ, Link BK, et al. Cause of Death in Follicular Lymphoma in the First Decade of the Rituximab Era: A Pooled Analysis of French and US Cohorts[J]. J Clin Oncol, 2019, 37(2): 144-152.

[71] 姜文奇, 王华庆, 高子芬, 等. 淋巴瘤诊疗学[M]. 北京: 人民卫生出版社, 2016.

[72] NCCN Guidelines: B-Cell Lymphomas Version 5.2023[EB/OL]. http://www.nccn.org.

[73] Xin Wan, Wei Guo, Xingtong Wang, et al. The Short-Term Efficacy and Safety of Obinutuzumab Plus Chemotherapy in B-NHL with High Tumor Burden: A Real-World, Retrospective Study[J]. Blood, 2022, 140(Supplement_1): 11977-11978.

[74] Bourrier N, Landego I, Bucher O, et al. Real world role of infusion reactions and effectiveness of front-line obinutuzumab plus chlorambucil compared with other frontline treatments for chronic lymphocytic leukemia[J]. BMC Cancer, 2022, 22(1): 148.

[75] Greil R, Tedeschi A, Moreno C, et al. Pretreatment with ibrutinib reduces cytokine secretion and limits the risk of obinutuzumab-induced infusion-related reactions in patients with CLL: analysis from the iLLUMINATE study[J]. Ann Hematol, 2021, 100(7): 1733-1742.

[76] Kim KW, Chung S, Lee SY, et al. Successful Infusion of Obinutuzumab by Desensitization: A Case of Anaphylactic Shock During Desensitization[J]. J Investig Allergol Clin Immunol, 2020, 30(6): 457-459.

[77] Gertz MA. Waldenström macroglobulinemia: 2023 update on diagnosis, risk stratification, and management[J]. Am J Hematol, 2023, 98(2): 348-358.

[78] 中国抗癌协会血液肿瘤专业委员会, 中华医学会血液学分会, 中国华氏巨球蛋白血症工作组. 淋巴浆细胞淋巴瘤/华氏巨球蛋白血症诊断与治疗中国指南(2022年版)[J]. 中华血液学杂志, 2022, 43(8): 624-630.

[79] 中国临床肿瘤学会指南工作委员会. 中国临床肿瘤学会(CSCO)恶性血液病诊疗指南2023[M]. 北京: 人民卫生出版社, 2023.

[80] Tomasz Wróbel, Elzbieta Kalicinska, Jan Maciej Zaucha, et al. Obinutuzumab induction and maintenance in patients with relapsed/refractory waldenström macroglobulinaemia[Z]. 2023 EHA, Abstract: 1103.

[81] Tomowiak C, Poulain S, Herbaux C, et al. Obinutuzumab and idelalisib in symptomatic patients with relapsed/refractory Waldenström macroglobulinemia[J]. Blood Adv, 2021, 5(9): 2438-2446.

[82] Sarkozy C, Maurer MJ, Link BK, et al. Cause of Death in Follicular Lymphoma in the First Decade of the Rituximab Era: A Pooled Analysis of French and US Cohorts[J]. J Clin Oncol, 2019, 37(2): 144-152.

[83] Crombie J, LaCasce A. The treatment of Burkitt lymphoma in adults[J]. Blood, 2021, 137(6): 743-750.

[84] Zhai J, Qin Y, Zhu J, et al. Pharmacokinetics of obinutuzumab in Chinese patients with B-cell lymphomas [J]. Br J Clin Pharmacol, 2017, 83(7): 1446-1456.
[85] 中国临床肿瘤学会(CSCO)淋巴瘤专家委员会. 奥妥珠单抗临床用药指导原则中国专家共识(2021年版)[J]. 白血病·淋巴瘤, 2021, 30(10): 581-587.

第二篇
滤泡性淋巴瘤篇

滤泡性淋巴瘤（FL）是起源于滤泡中心 B 细胞的一种常见惰性淋巴瘤，约占非霍奇金淋巴瘤（NHL）的 2.5%~6.6%[1,2]。FL 是一类慢性难以治愈的疾病，大部分患者仍面临疾病的复发或难治困境，且随着复发次数的增加，患者生存显著下降。此外，出现早期（24 个月内）疾病进展（POD24）和组织学转化的患者预后不良，常规挽救治疗缓解率较低[3,4]。

20 世纪 90 年代以前，化疗是 FL 等惰性淋巴瘤的主要治疗手段，从早前的单药化疗逐步发展为多药联合化疗，但无论是增加剂量还是联合用药都无法为 FL 患者带来明显的生存获益。首个抗肿瘤靶向药物利妥昔单抗问世后，FL2000 研究显示，环磷酰胺、阿霉素、依托泊苷、泼尼松（CHVP）联合利妥昔单抗 + 干扰素方案对比 CHVP+ 干扰素可为 FL 患者带来生存获益，抗 CD20 单抗成为 FL 等 B 细胞淋巴瘤的治疗基石[5]。目前 FL 领域涌现了多种新药，如免疫调节剂来那度胺、BTK 抑制剂、双特异性抗体、PI3K 抑制剂、EZH2 抑制剂等，但对于需要治疗的 FL 患者，抗 CD20 单抗联合化疗仍然是最常用的治疗模式，能提高患者的总体缓解率、缓解持续时间和总生存期，并且随机研究显示抗 CD20 单抗维持治疗能带来更多获益[6]。

相较利妥昔单抗，新型抗 CD20 单抗奥妥珠单抗具有更强的抗体依赖性细胞介导的细胞毒作用（ADCC）和抗体依赖性细胞介导的吞噬作用（ADCP）[7-9]，在 FL 治疗中发挥着重要作用。一线治疗时对于Ⅰ~Ⅱ期伴大包块或无法耐受放疗的不伴大包块患者，可采用奥妥珠单抗 ± 化疗 ± 放疗方案；对于Ⅲ期、Ⅳ期患者，可采用奥妥珠单抗 ± 化疗方案；对于复发/难治性（R/R）FL 患者，可采用奥妥珠单抗 + 苯达莫司汀或其他化疗药物的方案。不同治疗线、各疾病期的 FL 患者均可将奥妥珠单抗作为有效治疗的选择。

GAZAI 研究显示，在早期 FL 患者中联合应用奥妥珠单抗和低剂量放疗，第 18 周治疗时完全缓解（CR）率达 87%，微小残留病灶（MRD）阳性率也由起始的 24% 下降至 2%，可带来深度缓解[10]。GALLIUM 研究显示，相较于利妥昔单抗联合化疗方案，奥妥珠单抗联合化疗降低了初治 FL 患者病情进展、复发或死亡风险以及接受新抗淋巴瘤治疗的相对风险[11, 12]，且中国亚组的有效性和安全性与总研究人群一致。奥妥珠单抗于 2021 年 12 月 3 日被正式列入《国家基本医疗保险、工伤保险和生育保险药品目录（2021 版）》，是首个实现诱导与维持治疗全覆盖的靶向药物。

针对 R/R FL 患者，GADOLIN 研究显示，相较于苯达莫司汀单药，利妥昔单抗难治性 FL 患者即使在后线治疗中应用苯达莫司汀 + 奥妥珠单抗方案也有更好的生存获益[13]。基于该研究，奥妥珠单抗于 2016 年被 FDA 批准与苯达莫司汀联合用于经利妥昔单抗治疗后的 R/R FL。对于诱导化疗后达部分缓解以上的 R/R FL 患者，CSCO 淋巴瘤诊疗指南（2023）建议进行维持治疗，可采用"每 2 个月应用奥妥珠单抗单药 1 次，持续 2 年"的方案。

目前，对于含奥妥珠单抗的多种新型联合方案的研究正在积极开展中。LYSA 研究已证实奥妥珠单抗联合来那度胺（G-Len）序贯奥妥珠单抗单药维持治疗对初治和 R/R FL 患者的深度缓解具有优势[14, 15]。奥妥珠单抗联合新药治疗，如联合维泊妥珠单抗、来那度胺（Pola-G-Len），联合维奈克拉、伊布替尼、泼尼松、来那度胺（ViPOR），联合泽布替尼等诸多探索目前也在如火如荼地开展中。在 ROSEWOOD 研究中，奥妥珠单抗＋泽布替尼为既往至少接受两线治疗的 FL 患者带来了深度、持久的缓解[16]。奥妥珠单抗联合不同治疗方案和手段，为 FL 带来了全线治疗获益。此外，CD3/CD20 双抗 mosunetuzumab 也在 FL 中表现出了优异的活性，完全缓解率高达 60%，且安全性可控；对靶向 CD79b 抗体偶联药物、EZH2 抑制剂、PI3K 抑制剂等新药以及 CD19 CAR-T 疗法的治疗潜力也在持续探索中。

本篇章共纳入 9 例精彩病例。第 1 例是厦门大学附属第一医院林志娟医生分享的一例初治 FL 患者治疗的病例，该患者是以胸闷、肾积水为首发症状的老年男性，排除冠心病及肾源性疾病后，最终确诊为累及骨髓的晚期 FL。予以奥妥珠单抗联合苯达莫司汀方案治疗，4 个周期治疗结束后中期 PET-CT 疗效评估为 CR，完成 6 个周期治疗后复查仍为持续 CR 状态，治疗过程中未发生明显不良反应，后采用奥妥珠单抗维持治疗。由该病例治疗过程可见，奥妥珠单抗联合苯达莫司汀方案可以为老年晚期 FL 患者带来有效、安全的缓解。

第 2 例是复旦大学附属肿瘤医院张群岭医生分享的一例以白血病为首发表现 FL 患者。该患者为男性，55 岁，体检时发现白细胞升高，完善影像学、病理学等检查后，确诊为 FL（2 级），Ⅳ期 A，FLIPI-2 评分 1 分，低危组。一线治疗采用 BR 方案治疗 6 个周期，疗效评估为 CMR，后续给予奥妥珠单抗维持治疗。治疗期间疗效及安全性良好，为白血病样 FL 患者提供了治疗经验。

第 3 例是四川大学华西医院杨晨露医生分享的一例以右侧

腹股沟包块为主诉的 47 岁女性患者。该患者入院前经完善甲状腺及颈部淋巴结彩超、胃肠镜、PET-CT、骨髓活检（骨髓未侵犯，未送染色体、FISH、二代测序检查）等明确诊断为滤泡淋巴瘤（Ⅳ期 3a 级，FLIPI 中危组），综合考虑使用了 G-CDOP 方案（奥妥珠单抗+长春地辛+脂质体阿霉素+环磷酰胺+泼尼松），治疗 4、6、8 个周期后行 PET-CT 评估均提示：颈胸腹部淋巴结及甲状腺病变倾向肿瘤治疗后 CMR。治疗期间未出现药物相关严重不良反应，疗效及安全性满意。之后行奥妥珠单抗 1000mg，每 2 个月 1 次维持治疗。

第 4 例是空军军医大学西京医院王健红医生分享的一例 FL 病例。该患者为 FL Ⅳ期，并伴有腹腔大量积液。初次治疗时因国内仅有一代抗 CD20 单抗利妥昔单抗，故采取了利妥昔单抗+环磷酰胺+多柔比星+长春新碱+地塞米松治疗方案，进行 3 个周期后评估效果欠佳。此时正值二代抗 CD20 单抗奥妥珠单抗在国内上市，因此改用奥妥珠单抗+苯达莫司汀方案，治疗后患者腹膜后肿大淋巴结消失，达 CR 状态。后给予奥妥珠单抗维持治疗，患者持续处于 CR 状态。该例病例的精彩之处在于当利妥昔单抗治疗效果欠佳时，及时改用奥妥珠单抗治疗，使患者达到 CR，这为利妥昔单抗治疗失败的患者带来了更佳的治疗选择。

第 5 例是北京大学人民医院魏蓉医生分享的一例新诊断 FL 的治疗病例。本例患者为 FL 2 级，Ann Arbor 分期ⅣB，伴有腹部包块，累及膈上下淋巴结及骨髓，FLIPI 评分 2 分。初诊时伴全身皮肤黏膜破溃，合并重症肌无力，经检查诊断为淋巴瘤罕见合并症——副肿瘤自身免疫多器官综合征，副肿瘤性天疱疮。伴有该合并症的患者预后不良，死亡率高。针对新诊断 FL 患者的治疗，奥妥珠单抗+苯达莫司汀方案是其优选治疗方案。本病例首先采用奥妥珠单抗单药治疗 1 个周期，后续给予奥妥珠单抗+苯达莫司汀联合治疗,疗效达PR,乙酰胆碱受体抗体转阴,全身皮肤新生。积极进行抗肿瘤治疗在副肿瘤免疫性多器官综合征、副肿瘤天疱疮的控制中意义重大。

第6例是重庆大学附属肿瘤医院李杰平医生分享的一例转化性滤泡性淋巴瘤病例。该患者为年轻初治FL患者,就诊时即出现了多部位受累且伴腹盆腔积液,一般状况较差,经多量表综合评估后,考虑为高危患者,拟行积极治疗。比较有意思的是,该患者多部位病理活检显示结果不一,经仔细审查后考虑存在FL转化,遂予G-CHOP方案(奥妥珠单抗注射液、环磷酰胺、阿霉素、长春新碱、泼尼松)治疗4个周期,治疗后患者的多部位受累及积液较前显著减小或消失,经PET-CT检查判定疗效为PR,相信通过后续ASCT(自体造血干细胞移植),该患者的生存能得到进一步延长。该病例是一个非常标准化、规范化的临床诊疗病例,再一次印证了新一代抗CD20单抗——奥妥珠单抗在FL患者治疗中的有效性与安全性。

第7例是江西省肿瘤医院余娜莎医生分享的一例以腹痛为主诉的49岁女性患者。该患者入院后完善血常规、生化等各项血液学检查及淋巴结切检病理、PET-CT和骨髓检查等,明确诊断为FL 3B级(ⅣB期),根据患者病情给予G-CHOP方案。6个周期结束后完善PET-CT进行疗效评估提示:原全身多发肿大伴FDG(脱氧葡萄糖)高代谢淋巴结均缩小并代谢减低,疗效评价结果为CMR。治疗期间未出现药物相关严重不良反应,疗效及安全性满意。后续给予奥妥珠单抗1000mg,每2月1次维持治疗。

第8例是内蒙古医科大学附属医院李慧娉医生分享的一例女性FL患者,伴大B细胞淋巴瘤转化趋势。接受初治6个周期G-CHOP方案后,增强CT疗效评价为未确认的完全缓解(CRu)。8个周期后疗效评价为CR。治疗期间耐受性良好,无明显不良事件（AE），目前正在接受为期2年的奥妥珠单抗单药维持治疗。该病例表明奥妥珠单抗联合化疗序贯单药维持治疗，对疾病初期有转化趋势的FL疗效显著，患者可达到CR且生活质量较高，说明奥妥珠单抗疗效强、安全性高。

第9例是中国科学技术大学附属第一医院宋浩医生分享的一例经GB（奥妥珠单抗+苯达莫司汀）治疗后达CR的初治晚期中危FL患者的治疗。该患者为48岁中年男性，经病理学检查、影像学检查等诊断为低级别FL，FLIPI-2评分提示中危，同时伴有多种合并症（慢性心力衰竭-心功能Ⅱ级、肝功能不全、心房颤动、高血脂、高血压）。患者接受1个周期GB方案治疗后包块缩小，3个周期即达到CR，且治疗期间患者耐受性良好，从临床实践角度证实患者应用指南推荐的G-chemo标准治疗方案可以获得较好的疗效。

黄慧强　徐　兵

参考文献

［1］中国临床肿瘤学会指南工作委员会. 中国临床肿瘤学会（CSCO）淋巴瘤诊疗指南 2023［M］. 北京：人民卫生出版社，2023.

［2］中国抗癌协会淋巴瘤专业委员会，中国医师协会肿瘤医师分会，中国医疗保健国际交流促进会肿瘤内科分会. 中国淋巴瘤治疗指南（2021年版）［J］. 中华肿瘤杂志，2021，43（7）：29.

［3］Casulo C, Dixon JG, Le-Rademacher J, et al. Validation of POD24 as a robust early clinical end point of poor survival in FL from 5225 patients on 13 clinical trials［J］. Blood, 2022, 139（11）：1684-1693.

［4］Apostolidis J, Mokhtar N, Al Omari R, et al. Follicular lymphoma: Update on management and emerging therapies at the dawn of the new decade［J］. Hematol Oncol, 2020, 38（3）：213-222.

［5］Bachy E, Houot R, Morschhauser F, et al. Long-term follow up of the FL2000 study comparing CHVP-interferon to CHVP-interferon plus rituximab in follicular lymphoma［J］. Haematologica, 2013, 98（7）：1107-1114.

［6］Jacobsen E. Follicular lymphoma: 2023 update on diagnosis and management［J］. Am J Hematol, 2022, 97（12）：1638-1651.

［7］Mössner E, Brünker P, Moser S, et al. Increasing the efficacy of CD20 antibody therapy through the engineering of a new type II anti-CD20 antibody with enhanced direct and immune effector cell-mediated B-cell cytotoxicity [J]. Blood, 2010, 115(22): 4393-4402.

[8] Herter S, Herting F, Mundigl O, et al. Preclinical activity of the type II CD20 antibody GA101 (obinutuzumab) compared with rituximab and ofatumumab in vitro and in xenograft models [J]. Mol Cancer Ther, 2013, 12(10): 2031-2042.

[9] Golay J, Da Roit F, Bologna L, et al. Glycoengineered CD20 antibody obinutuzumab activates neutrophils and mediates phagocytosis through CD16B more efficiently than rituximab [J]. Blood, 2013, 122(20): 3482-3491.

[10] Herfarth, K., Scholz CW., Hübel K., et al. High rate of metabolic complete response after low dose radiotherapy and obinutuzumab in early stage follicular lymphoma: Initial results of the gazai study (gla 2018-3) [Z]. 2023 ICML, Oral: 142.

[11] Townsend W, Hiddemann W, Buske C, et al. Obinutuzumab plus chemotherapy demonstrates long-term benefit over rituximab plus chemotherapy in patients with previously untreated follicular lymphoma: Final analysis of the gallium study [Z]. 2022 EHA, Oral: S206.

[12] Hong X, Song Y, Shi Y, et al. Efficacy and safety of obinutuzumab for the first-line treatment of follicular lymphoma: a subgroup analysis of Chinese patients enrolled in the phase III GALLIUM study. Chin Med J (Engl) [J]. 2021, 135(4): 433-440.

[13] Cheson BD, Chua N, Mayer J, et al. Overall Survival Benefit in Patients With Rituximab-Refractory Indolent Non-Hodgkin Lymphoma Who Received Obinutuzumab Plus Bendamustine Induction and Obinutuzumab Maintenance in the GADOLIN Study [J]. J Clin Oncol, 2018, 36(22): 2259-2266.

[14] Bachy E, Houot R, Feugier P, et al. Obinutuzumab plus lenalidomide in advanced, previously untreated follicular lymphoma in need of systemic therapy: a LYSA study [J]. Blood, 2022, 139(15): 2338-2346.

[15] Morschhauser F, Le Gouill S, Feugier P, et al. Obinutuzumab combined with lenalidomide for relapsed or refractory follicular B-cell lymphoma (GALEN): a multicentre, single-arm, phase 2 study [J]. Lancet Haematol, 2019, 6(8): e429-e437.

[16] Zinzani PL, Zain J, Mead M, et al. Duvelisib in patients with relapsed/refractory peripheral t-cell lymphoma from the phase 2 primo trial: Updated expansion phase analysis [Z]. 2022 EHA, Abstract: S205.

迷雾重重
——一例初治滤泡性淋巴瘤病例分享

一般情况

患者，男性，63岁。

主诉：胸闷2月余，发现左肾扩张伴积水2月余。

现病史：患者于2022-05无明显诱因出现胸闷，为胸骨后闷胀感，伴头晕、出冷汗，当时无胸痛、恶心、呕吐、黑矇、眼花、腹痛、腹泻等不适，就诊于我院心内科。

- **2022-05-13** 行冠状动脉造影术后排除"冠心病"。
- **2022-05-14** 行CT检查提示"左侧肾上腺增粗，左肾扩张积水"，转诊泌尿外科，完善泌尿系彩超、造影提示左肾积水。
- **2022-06-26** 进一步查泌尿系CTU成像提示"1.中下腹部脂膜及腹膜后密度增高，胰头及钩突模糊，周围部分肠管管壁增厚，腹腔、腹膜后及双侧腹股沟多发肿大淋巴结，考虑主要需鉴别淋巴瘤与IgG4相关性疾病、炎性病变等，累及双侧输尿管中下段，双肾盂积水、扩张。2. 左肾上腺增粗，周围增大结节考虑腹膜后增大淋巴结"。

2022-07-15　肾动态显像+肾小球滤过率提示患者左肾功能较对侧无明显下降，考虑左肾轻度积水，暂无手术指征。

2022-07-20　行 PET-CT（全身）提示"全身多发高代谢肿大淋巴结"，为进一步诊治收治我科。

既往史：40 年前行阑尾炎手术；20 年前行左大腿脂肪瘤手术。

体格检查

体温 36.6 ℃，血压 128/75mmHg，脉搏 82 次/分，呼吸 18 次/分。左锁骨上可及 2 个肿大淋巴结，大小约 1.0cm×1.0cm，质地韧，活动度可，无触压痛，余浅表淋巴结未触及明显肿大。双肺呼吸音清，未闻及明显干湿性啰音。心率 82 次/分，律齐，各瓣膜区未闻及明显杂音。腹软，无压痛，肝脾肋下未及，肠鸣音 4 次/分。双下肢未及凹陷性水肿。

实验室检查

血常规：WBC 6.03×10^9/L，HGB 149 g/L，PLT 193×10^9/L。
血生化：LDH 244U/L，血肌酐 130μmol/L。
β2-MG：3870ng/ml。
HBV-DNA：< 100IU/ml。

影像学检查

PET-CT：1. 全身多发高代谢肿大淋巴结；中下腹肠系膜、骶前筋膜多发累及；病灶累及双侧输尿管中下段，双肾盂积水、扩张；左肾上腺、前列腺左叶累及；考虑IgG4相关性疾病？淋巴瘤？其他？建议病理检查；（SUVmax 9.6）。2. 右肾功能受损，无其他伴随症状。（图2-1-1）

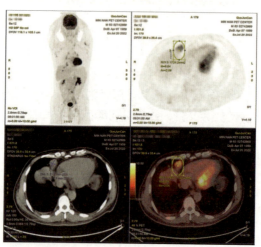

图2-1-1 2022-07-20 PET-CT

病理学检查

前列腺左叶病理:纤维及平滑肌组织中见异型淋巴样细胞弥漫浸润,符合FL,2级。(图2-1-2)

免疫组化:CD3(背景T细胞+),CD20(弥漫+),CD21(FDC网+),Ki-67(+,30%),CD10(较多+),Bcl-6(较多+),MUM-1(少量+),C-MYC(8%+),Bcl-2(+),CD5(背景T细胞+)。

左腹股沟淋巴结病理:FL,2级,滤泡和弥漫型。(图2-1-3)

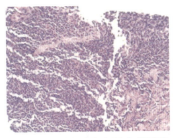 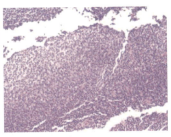

图2-1-2 前列腺穿刺病理检查　图2-1-3 左腹股沟淋巴结穿刺病理检查

免疫组化结果:CD3(背景T细胞+),CD20(较多+),CD21(FDC网+),Ki-67(+,30%~40%),CD10(滤泡及部分滤泡外+),Bcl-6(滤泡及部分滤泡外+),MUM-1(散在+),CD5(背景T细胞+),P53(野生型),CD30(阳性细胞/视野细胞总数5%+),C-MYC(5%+),Bcl-2(生发中心+)。

分子检查:EBER(-)。

骨髓免疫组化结果:CD3(散在T细胞+),CD20(局部B细胞聚集+)，Bcl-2（+），Bcl-6（灶+），PAX5（灶+），CD19（灶+）。

骨髓特殊染色结果：网状纤维（MF：0级），PAS（部分细胞+）。

骨髓流式结果：标本中可见异常淋巴细胞，比例及表型如上，FSC及SSC偏小，符合CD5-CD10-B细胞淋巴瘤表型。

骨髓活检病理：（髂后穿刺标本）骨髓增生大致正常，粒、红、巨核三系可见。结合免疫组化结果，符合FL累及。（图2-1-4）

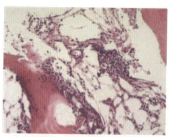

图2-1-4 骨髓穿刺病理检查

疾病诊断

FL，2级，ⅣA期，骨髓及前列腺、双肾、输尿管累及，FLIPI评分3分，FLIPI-2评分3分

治疗历程

患者血肌酐升高,考虑肿瘤压迫相关,达到治疗指征。

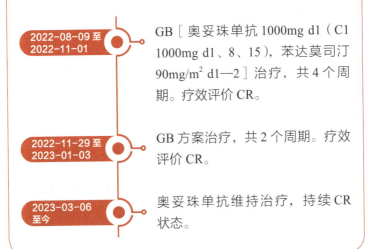

2022-08-09 至 2022-11-01：GB[奥妥珠单抗 1000mg d1（C1 1000mg d1、8、15），苯达莫司汀 90mg/m² d1—2]治疗,共 4 个周期。疗效评价 CR。

2022-11-29 至 2023-01-03：GB 方案治疗,共 2 个周期。疗效评价 CR。

2023-03-06 至今：奥妥珠单抗维持治疗,持续 CR 状态。

疗效总结

本例患者为晚期 FL,予以 GB 方案治疗 4 个周期后复查 PET-CT 提示 CR,6 个周期治疗结束后仍维持 CR,后奥妥珠单抗维持治疗。治疗过程中未发生明显不良反应,可见 GB 方案在晚期 FL 患者中可带来有效、安全的缓解。

与本院 2022-07-20 PET-CT 对比显示：1. 腹膜后、肠系膜残余散在小淋巴结,代谢不高；左肾上腺增粗,代谢不高,Deauville 评分 2 分,考虑治疗后病情明显缓解,建

议定期随访。2.胆囊结石。3.脊柱多椎体退行性变。（图2-1-5）

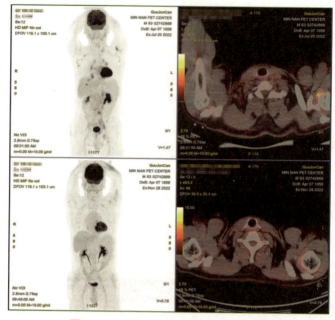

图2-1-5　2022-11-28 治疗后PET-CT

专家点评

近年来，随着抗CD20单抗和化疗的发展，FL患者生存得到显著改善，免疫化疗已成为FL患者的一线治疗方案。但进展期 FL 目前尚无法完全根治，大部分患者在治疗后仍会出现复发。由于 FL 发病年龄较大，如果患者可以获得较长期生存、较好的生活质量，即可视作功能性治愈。该例患者为老年男性，初诊时以胸闷、肾积水起病，辗转心内科及泌尿外科完善检查，最终病理确诊 FL，PET-CT 提示骨髓及前列腺、双肾、输尿管等广泛多器官累及，免疫组化结果提示 Ki-67 > 30%，MUM-1（+），评估病情为ⅣA 期，FLIPI 评分和 FLIPI-2 评分均为高危患者，预后较差。

目前《NCCN B 细胞淋巴瘤诊疗指南（2023 V5）》针对初治进展期 FL 的推荐为抗 CD20 单抗 ± 苯达莫司汀/CHOP/CVP 方案。首先，对患者抗 CD20 单抗的选择基于 GALLIUM 研究结果。GALLIUM 研究证实新型抗 CD20 单抗奥妥珠单抗联合化疗方案在惰性淋巴瘤（入组患者中大多数为 FL 患者）的疗效优于利妥昔单抗免疫化疗方案，可进一步延长患者 PFS（5 年 PFS：70.5% vs 63.2%）[1]。此外，该研究提示，在化疗方案中苯达莫司汀和 CHOP 方案达到的 ORR 类似，但苯达莫司汀组 CR 率略高。另一项在 MD Anderson 医学中心开展的回顾性研究显示，在 SUVmax > 13 的人群中，CHOP 方案相比苯达莫司汀获益更高[2]。因该患者 SUVmax < 13，故选择 GB 方案。

该患者 FL 诊断明确，且为老年男性，病灶多处累及，为疾病晚期，结合患者病情及相关研究结果，一线予以 GB 方案治疗，治疗 4 个周期后，复查 PET-CT 提示 CR，后续给予 2 个周期 GB 方案巩固治疗，过程均顺利，无明显不良反应，目前已进行奥妥珠单抗的维持阶段。

总结本中心多例一线接受奥妥珠单抗联合化疗方案治疗 FL 患者的诊治经验，新型抗 CD20 单抗奥妥珠单抗在 FL 临床治疗中具有优效性，可提高患者疗效，能助力 FL 患者获得早期缓解，且安全性好。对于有治疗指征的晚期 MZL 患者，GB 方案也展现了良好的治疗疗效，值得进一步开展相关的临床研究。

病例作者　林志娟　厦门大学附属第一医院

点评专家　徐　兵　厦门大学附属第一医院

参考文献

[1] Townsend W, Buske C, Cartron G, et al. Comparison of efficacy and safety with obinutuzumab plus chemotherapy versus rituximab plus chemotherapy in patients with previously untreated follicular lymphoma: Updated results from the phase III Gallium Study [Z]. 2020 ASCO, Abstract: 8023.

[2] Strati P, Ahmed MA, Nastoupil LJ, et al. Pretreatment SUVmax may influence the clinical benefit of BR over R-CHOP in patients with previously untreated FL [J]. Leuk Lymphoma, 2020, 61(6): 1380-1387.

草木皆兵
——一例白血病样滤泡性淋巴瘤病例分享

一般情况

患者，男性，55岁。

主诉：因"接种新冠疫苗后牙龈肿胀"入院。

现病史：2021-05 接种新冠疫苗后出现牙龈肿胀，查血常规发现白细胞升高，WBC 38×10^9/L。

2021-06 为求进一步治疗于外医院行 B 超检查，显示双侧颈部、颌下、腹股沟多发淋巴结肿大。

2021-07 于我院行腹股沟淋巴结活检术。在此期间，患者无发热、盗汗、体重减轻。

既往史：2021-05 接种新冠疫苗。

第二篇 滤泡性淋巴瘤篇

实验室检查

血常规（2021-07）：WBC 40.3×10^9/L，LYMP 36.2×10^9/L，HGB 134g/L，PLT 179×10^9/L。

β2-MG：2.34mg/L。

LDH：234U/L。

影像学检查

2021-06 PET-CT（外院）：1. 双侧颈深、双侧颌下、颏下、双侧颈后、双侧锁骨区、双侧腋窝、上纵隔血管间隙、前纵隔、右侧气管旁、主肺窗、食管旁、右侧内乳、右侧心膈角、小网膜囊、肝门区、胰腺周围、下腔静脉-腹主动脉旁、骶前、双侧髂血管旁及双侧腹股沟区见多发肿大淋巴结影，较大者约38mm×24mm，位于门腔静脉间，伴FDG代谢增高，SUVmax 2.4~8.8，考虑淋巴瘤可能，建议活检病理明确。2. 右侧上颌窦黏膜下囊肿，上牙槽炎症。3. 前列腺小钙化灶。4. 右侧髂骨斑片灶伴FDG代谢轻度增高，建议随访。T12椎体压缩性骨折。（图2-2-1）

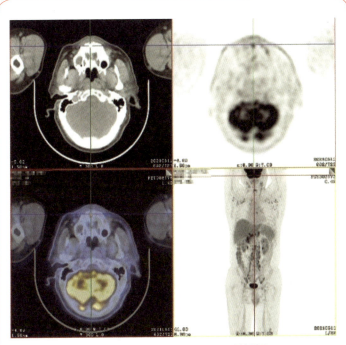

图 2-2-1　2021-06 PET-CT（外院）

病理学检查

血液流式分析（2021-06）：淋巴细胞中有 60.9% 的有核细胞出现 CD45（+）/CD19（+）；HLA-DR/CD10（+），CD20（+），CD22（dim+），sλ（+），考虑为 B 系淋巴瘤白血病可能，不排除 FL。

骨髓穿刺（2021-06）：骨髓增生活跃，可见异常细胞浸润；免疫组化：CD20（+++），Cyclin-D1（-），CD3（灶+），

CD10（+），CD5（-），CD79a（+++），Bcl-2（+），Bcl-6（-），D30（-），MUM1（-），EBER Probe（-），PD-L1（-），PD-1（1%），CD23（-），CD21（部分+），Ki-67（+，5%）。考虑B细胞性淋巴瘤，倾向FL。

右腹股沟淋巴结穿刺（2021-07）：结合形态和免疫表型，符合FL，滤泡型为主，2级。免疫组化（HI21-15758）：肿瘤细胞CD20（+），CD3（-），CD10（+），CD21（-），Bcl-2（+），Bcl-6（+），Cyclin-D1（-），MUM1（-），CD30（-），AE1/AE3（-），CD5（-），CD23（-），Ki-67（+，约20%~40%）。

FISH检测：t（18q21）（Bcl-2）（+），即有Bcl-2基因相关易位（>40%的肿瘤细胞内可见红绿分离信号）；t（8q24）（C-MYC）（-）；t（3q27）（Bcl-6）（-）。

二代测序（NGS）：CREBBP（NM_004380.3）第26外显子错义突变；ARID1B（NM-017519.2）第19外显子移码突变；KMT2D（NM-003482.3）第3外显子移码突变；KMT2D（NM_003482.3）第39外显子无义突变。

疾病诊断

FL，2级，Ⅳ期A，FLIPI-2评分1分，低危组

治疗历程

2021-07 至 2021-12
行 BR 方案（利妥昔单抗：750mg IV gtt d1，苯达莫司汀：175mg IV gtt d1—2）化疗 6 个周期。

于 2022-01
行骨髓穿刺未见淋巴细胞集聚；骨髓流式分析：淋巴细胞约占有核细胞的 9.87%，表型未见明显异常；粒、单核细胞未见明显异常；CD34+ 原始细胞约占有核细胞的 0.49%，表型未见明显异常。疗效评价为 CMR。

2022-01 起
行奥妥珠单抗（1000mg IV gtt q2m）维持治疗。

疗效总结

此例患者为白血病样 FL，给予 BR 方案治疗 6 个周期，2021-12-20 行末次治疗，2022-01-21 PET-CT 显示全身多区域淋巴结体积明显减小伴 FDG 代谢减低，考虑肿瘤活性基本抑制，患者疗效评价为 CR。（图 2-2-2）

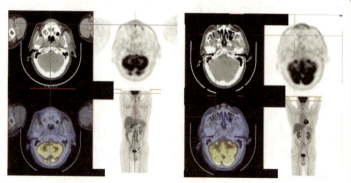

图 2-2-2 PET-CT
治疗前（2021-06，左）vs 一线治疗后（2022-01，右）

专家点评

  FL 是一种起源于淋巴结生发中心的成熟 B 细胞淋巴瘤，临床表现多为无痛性淋巴结肿大，脾脏和骨髓受累也比较常见。发病时伴有外周血大量淋巴瘤细胞累及的称为白血病样 FL。白血病样 FL 相对少见，约占所有 FL 的 4%~23%[1,2]，有文献报道，亚洲人群白血病样 FL 的发生率可能高于欧美国家[3]。白血病样 FL 发病中位年龄 60 岁，男性多见，发病时外周血白细胞计数中位 37000/μl，患者 FLLIPI 评分中、高危多见。白血病样 FL 需要和套细胞淋巴瘤外周血累及、慢性淋巴细胞性白血病鉴别。白血病样 FL 外周血中淋巴瘤细胞核呈缺口凹陷、分叶状特征，流式细胞显示 CD10（+）、CD19（+）、CD20（+）、CD45（+）、CD52（+）、CD2（-）、CD3（-）、CD4（-）、CD5（-）、CD7（-）、CD8（-）、CD34（-）、TDT（-）。FISH 可以检测到 Bcl-2 基因易位，而 MYC 和 Bcl-6 易位阴性。套细胞淋巴瘤外周血累及、慢性淋巴细胞性白血病肿瘤细胞往往 CD5（+）、CD10（-），FISH 检测 Bcl-2 基因易位阴性[4,5]。

对于 Ⅲ~Ⅳ 期的低级别 FL，按照 GELF 标准，若肿瘤负荷不高，可以采取等待观察的策略，但只要出现白血病表现（外周血肿瘤细胞 > 5.0×10^9/L）就需要进行治疗[6,7]。白血病样 FL 目前参照 FL 的推荐治疗方案，采用 CD20 单抗联合化疗策略。在化疗方案的选择上，StiL 研究和 BRIGHT 研究显示 BR 方案优于 R-CHOP 方案[8,9]。CD20 单抗方面，与单纯化疗相比，R-CHOP 方案可以明显改善 FL 患者的疗效和预后[10]。

奥妥珠单抗是一种新型人源化抗 CD20 单抗，GALLIUM 研究表明，与利妥昔单抗相比，奥妥珠单抗可降低 FL 的早期复发风险并延长患者 PFS[11]。本例患者一线给予 BR 方案化疗 6 个周期，6 个周期后疗效评估为 CMR。期间未出现输注反应和过敏反应，提示利妥昔单抗联合苯达莫司汀方案在白血病样 FL 患者中具有良好的疗效和可控的安全性。考虑到奥妥珠单抗在一线及维持治疗中的优效性结果及在维持治疗中医保覆盖，给予本例患者奥妥珠单抗维持治疗，在提高疗效的同时，降低经济负担。

有文献报道,与经典的 FL 相比,白血病样 FL 的预后较差。白血病样 FL 占所有 FL 的 7%,白血病样 FL 是一个独立的不良预后因素[12]。Kodaira 和其同事发现 21% 的 FL 患者表现为白血病样 FL,在接受了标准的免疫化疗后,白血病样 FL 的 PFS 比非白血病样 FL 的短[13],Sarkozy 和同事也发现了同样的现象。Maeshima AM 报道了 39 例白血病样 FL 接受标准治疗后与非白血病样 FL 相比,PFS 相对较短,但总生存期没有差别[14]。

另外,有研究显示,单纯白血病样 FL 的预后明显优于白血病样 FL 伴有结内和结外器官累及的患者,呈惰性表型。Al-Nawakil 和其同事报道了 10 例白血病样 FL 中 4 例表现为纯粹白血病表现,这 4 例患者临床表现惰性,预后相对好[15]。Beltran BE 报道的 7 例患者中,有 1 例单纯白血病表现,而且只有这一例无病生存,其余患者都死亡或者带瘤生存[4]。提示白血病样 FL 的预后而能相对较差,但是否结内或结外组织累及同样可能影响肿瘤生物学行为,单纯白血病表现预后可能较好,有待于更多的研究结果证实。

研究发现淋巴瘤细胞表面趋化因子受体、鞘氨醇-1-磷酸受体(S1PR1)和整合素表达差异能够影响淋巴瘤细胞组织器官分布。研究发现,白血病样淋巴瘤患者肿瘤细胞低表达促使肿瘤细胞留在淋巴结(CCR7,αL)或结外淋巴组织的因子(CXCR4,α4)以及低表达滞留淋巴组织因子(CXCR5,S1PR2)。相反它们高表达 S1PR1,S1PR1 可以促进 B 细胞和 T 细胞的迁徙。最后研究还发现,6 例白血病样 FL 均异常高表达 S1PR1，低表达与淋巴细胞滞留组织内的黏附分子。因此，淋巴瘤细胞表面黏附分子差别影响肿瘤细胞的组织器官分布。

病例作者　张群岭　复旦大学附属肿瘤医院

点评专家　陶　荣　复旦大学附属肿瘤医院

参考文献

[1] 王蓉,范磊,王莉,等. 白血病期滤泡淋巴瘤1例并文献复习[J]. 临床血液学杂志, 2014, 27(09): 806-808.
[2] Medeiros, L.J. (2013). Pathology of Non-Hodgkin's and Hodgkin's Lymphomas. In: Wiernik, P., Goldman, J., Dutcher, J., Kyle, R. (eds) Neoplastic Diseases of the Blood [M]. Springer, New York, NY.
[3] Chubachi A, Miura I, Hashimoto K, et al. High incidence of leukemic phase in follicular lymphoma in Akita, Japan: clinicopathologic, immunological and cytogenetic studies [J]. Eur J Haematol, 1993, 50(2): 103-109.
[4] Beltran BE, Quiñones P, Morales D, et al. Follicular lymphoma with leukemic phase at diagnosis: a series of seven cases and review of the literature[J]. Leuk Res, 2013, 37(9): 1116.
[5] Park J. Follicular lymphoma in leukemic phase with unusual morphology at diagnosis [J]. Blood Res, 2015, 50(4): 193.
[6] McNamara C, Montoto S, Eyre TA, et al. The investigation and management of follicular lymphoma [J]. Br J Haematol, 2020, 191(3): 363-381.
[7] Brice P, Bastion Y, Lepage E, et al. Comparison in low-tumor-burden follicular lymphomas between an initial no-treatment policy, prednimustine, or interferon alfa: a randomized study from the Groupe d'Etude des Lymphomes Folliculaires. Groupe d'Etude des Lymphomes de l'Adulte [J]. J Clin Oncol, 1997, 15(3): 1110.
[8] Rummel MJ, Niederle N, Maschmeyer G, et al. Bendamustine plus rituximab versus CHOP plus rituximab as first-line treatment for patients with indolent and mantle-cell lymphomas: an open-label, multicentre, randomised, phase 3 non-inferiority trial [J]. Lancet, 2013, 381(9873): 1203.
[9] Flinn IW, van der Jagt R, Kahl B, et al. First-Line Treatment of Patients With Indolent Non-Hodgkin Lymphoma or Mantle-Cell Lymphoma With Bendamustine Plus Rituximab

Versus R-CHOP or R-CVP: Results of the BRIGHT 5-Year Follow-Up Study [J]. J Clin Oncol, 2019, 37(12): 984-991.

[10] Hiddemann W, Kneba M, Dreyling M, et al. Frontline therapy with rituximab added to the combination of cyclophosphamide, doxorubicin, vincristine, and prednisone (CHOP) significantly improves the outcome for patients with advanced-stage follicular lymphoma compared with therapy with CHOP alone: results of a prospective randomized study of the German Low-Grade Lymphoma Study Group[J]. Blood, 2005, 106(12): 3725-3732.

[11] Townsend W, Hiddemann W, Buske C, et al. Obinutuzumab Versus Rituximab Immunochemotherapy in Previously Untreated iNHL: Final Results From the GALLIUM Study [J]. Hemasphere, 2023, 7(7): e919.

[12] Sarkozy C, Baseggio L, Callet-Bauchu E, et al. Detection of Leukemic Phase in Patients with Follicular Lymphoma At Diagnosis: A Rare Event Associated with Poor Prognosis [J]. Biology. ASH Annual Meeting Abstracts, 2012, 120(21): 1594.

[13] Kodaira M, Takeuchi K, Nara E, et al. Leukemic Presentation Is Predictive Indicator for Relapse for Patients with Follicular Lymphoma Treated with Rituximab Containing Initial Therapy [J]. Japanese Circulation Journal. ASH Annual Meeting Abstracts, 2009, 114 (22): 4763.

[14] Maeshima AM, Taniguchi H, Tanioka K, et al. Clinicopathological characteristics of follicular lymphoma with peripheral blood involvement [J]. Leuk Lymphoma, 2015, 56(7): 2000.

[15] Al-Nawakil C, Kosmider O, Stern MH, et al. Leukemic phase of follicular lymphomas: an atypical presentation [J]. Leuk Lymphoma, 2011, 52(8): 1504-1508.

一发即中
——G-CDOP 方案治疗一例 IV 期初治滤泡性淋巴瘤获得完全缓解

一般情况

患者，女性，47 岁。

主诉：右侧腹股沟包块 1 年余。

现病史：2021-03 患者因右侧腹股沟淋巴结呈进行性长大，并出现右侧腋窝淋巴结肿大就诊我院，右侧腹股沟淋巴结活检示 FL，低级别，检出 Bcl-2 易位。PET-CT 示颈胸腹多发淋巴结糖代谢增高灶，SUVmax 7.65，符合淋巴瘤（骨髓未见淋巴瘤累及），暂观察。

2021-12 患者甲状腺及颈部淋巴结彩超示甲状腺左侧叶及峡部结节、双侧颈部淋巴结增大，左侧较大者约 53mm×20mm，右侧较大者约 20mm×10mm，结构异常。意见：淋巴瘤待排。患者继续观察。

2022-04 患者出现左侧甲状腺肿大进行性加重伴活动耐量减少，且出现腹部胃肠痉挛样疼痛，腹痛持续约 1~2 天，可自行缓解，每月发作约 1 次，为进一步诊治收治我科。

体格检查

步入，神清，甲状腺左叶Ⅲ度肿大，质中，双侧颈部、腋窝、腹股沟多发淋巴结肿大，较大者约 50mm×20mm，质中无触痛，腹软，肝脾肋下未触及。

影像学检查

与 2021-04-26 PET-CT 检查结果相比，2022-04-02 PET-CT 结果显示：1.颈胸腹部淋巴结、甲状腺左侧叶及峡部、双肺病变均考虑活性肿瘤，SUVmax 10.66，病灶数目、范围及代谢程度较前明显增加。2.部分右下腹小肠及子宫糖代谢增高影，生理性改变？肿瘤累及？较前糖代谢稍增高。（图 2-3-1）

甲状腺彩超声学造影（2022-05-05）：1.甲状腺左侧叶及峡部结节（TI-RADS 4 级 多为非霍奇金淋巴瘤）。2.甲状腺右侧叶结节（TI-RADS 1 级 结节性甲状腺肿）。

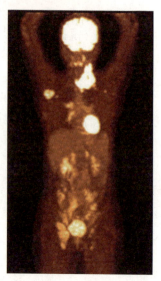

图 2-3-1　2022-04-02 的 PET-CT 显像

胃肠镜检查

胃镜（2022-05-31）提示：胃底黏膜病变，性质？慢性非萎缩性胃炎伴痘疹糜烂。

结肠镜：末段回肠及回盲部黏膜病变：性质？直肠结肠黏膜隆起：性质？

骨髓检查

骨髓涂片：增生活跃、粒系78%、红系14.5%，成熟淋巴细胞6.5%。

骨髓流式：未见克隆性B淋巴细胞群。

骨髓活检：未见淋巴瘤累及。

病理学检查

左颈淋巴结穿刺标本（2022-05-06）：淋巴组织增生性病变，增生的主要是体积中等偏小至中等偏大的淋巴细胞。

免疫组化：CD20（+），CD79a（+），CD3（-），CD5（-），CD23（+，部分），CD10（+），Bcl-6（+），Bcl-2（+），Cyclin-D1（-），CD30（+，<5%），P53（+，10%~20%），Mum-1（-），C-MYC（+，<5%），IgD（-），CD21示滤泡FDC网存在，Ki-67（+，30%~40%）；原位杂交EBER1/2（-）。

第二篇　滤泡性淋巴瘤篇

基因重排（PCR+GENESCAN）检测：查见 IgH 克隆性扩增峰，未查见 IgK 扩增峰。

流式细胞术检测：检出轻链限制性表达的 B 淋巴细胞群，CD10（+）。

病理诊断考虑为非霍奇金淋巴瘤，系 B 细胞淋巴瘤，滤泡淋巴瘤（考虑 3a 级）。

甲状腺左叶穿刺活检（2022-05-06）：滤泡淋巴瘤（约 60% 为低级别，约 40% 为 3a 级）。

胃窦、胃底活检（2022-05-31）：提示为非霍奇金淋巴瘤，系 B 细胞淋巴瘤，滤泡淋巴瘤（考虑 3a 级）。

末段回肠、回盲瓣、升结肠、直肠活检提示（2022-05-31）：滤泡淋巴瘤（考虑 3a 级）。

疾病诊断

滤泡性淋巴瘤，Ⅳ期，3a 级，FLIPI 中危组
淋巴瘤侵犯淋巴结、甲状腺、胃肠道、肺

治疗历程

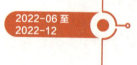
2022-06 至 2022-12

G-CDOP 方案（奥妥珠单抗第 1 周期为 1000mg d0、7、14，之后为 1000mg d0+ 长春地辛 4mg d1+

脂质体阿霉素 70mg d1+ 环磷酰胺 1100mg d1+ 泼尼松 50mg bid d1—5，q3w），共 8 个周期。患者耐受性较好，未发生明显血液学及非血液学不良反应。

2022-08-30

第 4 个周期后复查 PET-CT：病灶数目、范围较前明显减少，部分病灶消失，糖代谢程度较前明显减低，目前部分颈胸腹部淋巴结、甲状腺左侧叶、双肺病变，糖代谢轻度增高（Deauville 评分 3 分），倾向治疗后改变。

2022-10-18

第 6 个周期后复查 PET-CT：颈胸腹部淋巴结、甲状腺及双肺病变倾向肿瘤治疗后 CMR（Deauville 评分 3 分）。

2022-12-22

第 8 个周期后复查 PET-CT：颈胸腹部淋巴结及甲状腺病变倾向肿瘤治疗后 CMR（Deauville 评分 3 分）。

2023-01 至今

奥妥珠单抗 1000mg，每 2 个月 1 次维持治疗。

疗效总结

本例患者入院前已完善各项血液学检查、PET-CT、骨髓活检等后明确诊断为 FL（Ⅳ期 3a 级，FLIPI 中危组），综合考虑最终使用了 G-CDOP 方案，治疗 8 个周期后完善 PET-CT 进行疗效评估提示：颈胸腹部淋巴结及甲状腺病变倾向肿瘤治疗后 CMR。治疗期间未出现药物相关严重不良反应，疗效及安全性满意。

专家点评

对于初治Ⅳ期 3a 级 FL，中国 CSCO 及美国 NCCN 指南推荐以抗 CD20 单抗为基础的联合免疫化疗方案，如奥妥珠单抗/利妥昔单抗+CHOP，并使用奥妥珠单抗/利妥昔单抗维持治疗。GALLIUM 研究显示，奥妥珠单抗-化疗方案一线治疗 FL 患者的无进展生存率较利妥昔单抗-化疗方案有显著改善，疾病进展、复发或死亡相对风险降低，且中国亚组有效性与总研究人群一致。而另一项比较 R-CDOP 和 R-CHOP 方案的中国多中心随机Ⅳ期研究显示，初治 DLBCL 和 FL 患者，一线使用 R-CDOP 较 R-CHOP 方案应答率更高且心脏毒性更小。

该例综合考虑最终使用了 G-CDOP 方案，治疗 4、6、8 个周期后经评估颈胸腹部淋巴结及甲状腺病变均获得 CMR，证实奥妥珠单抗联合化疗方案治疗 FL 可获得快速、深度的缓解。还要强调的是，对于无治疗指征的患者一定要密切随访，达到治疗指征后需立即启动治疗。而且 FL 虽是惰性淋巴瘤，但是仍有转化成侵袭性淋巴瘤的可能，其中以 DLBCL 最为常见，转化后的患者预后差，中位生存时间仅为 10~18 个月。

病例作者 杨晨露 四川大学华西医院血液内科

点评专家 牛 挺 四川大学华西医院血液内科

参考文献

[1] 中国临床肿瘤学会指南工作委员会. 中国临床肿瘤学会（CSCO）淋巴瘤诊疗指南 2023 [M]. 北京：人民卫生出版社，2023.
[2] NCCN Guidelines: B-Cell Lymphomas Version 5.2023 [EB/OL]. http://www.nccn.org.
[3] Marcus R, Davies A, Ando K, et al. Obinutuzumab for the First-Line Treatment of Follicular Lymphoma [J]. N Engl J Med, 2017, 377 (14): 1331-1344.
[4] Hong X, Song Y, Shi Y, et al. Efficacy and safety of obinutuzumab for the first-line treatment of follicular lymphoma: a subgroup analysis of Chinese patients enrolled in the phase III GALLIUM study [J]. Chin Med J (Engl), 2021, 135 (4): 433-440.
[5] Lili Feng, Xiaoxia Chu, Hongguo Zhao, et al. Responses and Cardiotoxicity with R-CDOP and R-CHOP Observed in Frontline Therapy for Patients with Primary Diffuse Large B-Cell Lymphoma (DLBCL) and Follicular Lymphoma (FL): A Randomized Phase- IV Study from Multiple Centers in China [J]. Blood, 2018, 132 (Supplement_1): 2960.
[6] 中国抗癌协会淋巴瘤专业委员会，中华医学会血液学分会. 中国滤泡性淋巴瘤诊断与治疗指南（2020年版）[J]. 中华血液学杂志，2020, 41 (7): 537-544.

云开月明
——一例复发/难治性滤泡性淋巴瘤接受奥妥珠单抗+苯达莫司汀治疗患者获得完全缓解

一般情况

患者，女性，66岁。

主因"气短1月余，诊断淋巴瘤10天"于2021-06-10入院。

现病史：入院前1月余无明显诱因出现气短，活动后加重，无发热、盗汗，就诊于当地医院。行胸部CT示：右侧胸腔中量积液伴右肺下叶膨胀不全。腹部CT示：1.胰头下缘及腹膜后巨大占位性病变，包绕血管，腹膜腔及腹膜后淋巴结肿大，建议CT增强扫描。2.胆囊未见显示。3.腹膜腔及盆腔积液。为进一步诊治，于2021-05-20就诊于我院。

既往史：胆囊切除术史。

实验室检查

血常规正常。
血生化正常。
β2-MG：3.57mg/L。

影像学检查

2021-05-20 超声示：腹腔腹膜后多发占位，最大 10.3cm×6.6cm×10.6cm，最小为 1.3cm×1.1cm，肝胰脾、双侧颈部、锁骨下、腋窝、腹股沟区淋巴结未见明显异常。腹腔大量积液。

2021-06-03 PET-CT 示：1.L1-L3 椎体层面胰腺下方巨大团块状软组织样病变（9.9cm×15.1cm×18.3cm），SUVmax 16.6，与胰头颈部分界不清，食管旁、T11-T12 椎体水平双侧膈肌脚后、肝-胃间隙、腹腔肠系膜间隙、T12-L4 椎体层面腹腔大血管周边、双侧髂血管走行区见多发肿大淋巴结影，部分融合呈团状，包绕下腔静脉及腹主动脉，均呈葡萄糖代谢增高，结合病理，均考虑淋巴瘤，累及胰腺可能。2. 右侧胸膜见小结节影，呈葡萄糖代谢增高，多考虑恶性病变（淋巴瘤累及）（Deauville 评分 5 分）。3. 脾脏葡萄糖代谢增高，多考虑脾脏反应性改变可能，建议密切随访。4. 腹、盆腔积液。脾脏下极囊性低密度病变，呈葡萄糖代谢分布缺损，多考虑良性病变（包裹性积液？）。5. 纵隔内多个轻度钙化小淋巴结，呈葡萄糖代谢增高，多考虑良性病变。右侧胸腔积液；右侧叶间裂包裹性积液。（图 2-4-1）

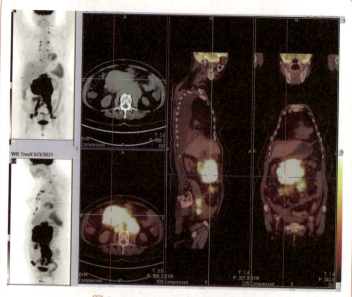

图 2-4-1 2021-06-03 PET-CT

病理学检查

骨髓涂片及活检未见异常细胞浸润。

腹腔穿刺活检标本病理：淋巴样细胞显著增生，免疫组化结果符合 FL（1 级）。免疫组化结果：AE1/AE3（-），LCA（+），CD20（+），CD3（-），CD34（-），CD19（+），CD5（-），Cyclin-D1（-），CD21（FDC 网紊乱），CD10（+），TDT（-），Bcl-2（+），CD30（-），Ki-67（+，局部约 10%）。

腹水病理：大量异形淋巴细胞，细胞学不能完全除外淋巴造血系统肿瘤。

疾病诊断

FL，Ⅳ期A组，FLIPI评分3分
腹腔积液

治疗历程

2021-06-10至2021-08-04

给予R-CDOP（利妥昔单抗600mg d0，环磷酰胺1.0g d1，多柔比星40mg d1，长春新碱2mg d1，地塞米松10mg d1—5）治疗。3个周期后超声示：腹膜后多个暗淡回声区，测最大者10.3cm×4.6cm×6.8cm（原为10.3cm×6.6cm×10.6cm）肿块缩小不明显，评估效果欠佳。

2021-08-31至2021-09-14

给予GB（奥妥珠单抗注射液1000mg d1、d8、d15，苯达莫司汀150mg d2，125mg d3）方案诱导

2021-10-28 至 2021-12-28

治疗。2021-09-27 超声示：腹膜后、腹主动脉周围可见数个暗淡回声区，较大者约 4.7cm×2.2cm×5.6cm（原 10.3cm×4.6cm×6.8cm）。

给予 GB（奥妥珠单抗注射液 1000mg d1，苯达莫司汀 150mg d2，125mg d3）方案治疗 3 个周期。2022-01-25 超声示：腹膜后肿大淋巴结消失，达 CR 状态。

2022-01 至 2022-09

给予奥妥珠单抗注射液 1000mg 维持治疗，病情处于持续 CR 状态。

疗效总结

此例患者诊断淋巴瘤 10 天后入院采取治疗，给予利妥昔单抗联合化疗治疗 3 个周期后，腹部超声示：肿块缩小不明显，评估效果欠佳。继而给予奥妥珠单抗＋苯达莫司汀治疗 4 个周期，腹部超声示：腹膜后肿大淋巴结消失，达 CR 状态。后给予奥妥珠单抗维持治疗，腹部超声示：患者处于持续 CR 状态。

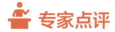

专家点评

此例患者系腹腔巨大包块,伴浆膜腔积液、胸闷、气短,治疗指证明确,经 R-CDOP 方案化疗 3 个周期后疗效评估为 SD,考虑患者系难治性 FL,可能对已暴露的药物耐药。奥妥珠单抗是一种新型人源化抗 CD20 单抗,GADOLIN 研究表明:对于利妥昔单抗免疫化疗失败的患者,采取奥妥珠单抗 + 苯达莫司汀序贯奥妥珠单抗维持治疗可延长患者 PFS 和 OS[1]。另外,奥妥珠单抗联合化疗可使 R/R FL 患者获得更高 MRD 阴性率、显著延长 PFS 和 OS[2],且《CSCO 淋巴瘤诊疗指南(2021 版)》将奥妥珠单抗作为有治疗指征的Ⅳ期 FL 患者的Ⅰ级推荐。基于此,为患者选择奥妥珠单抗 + 苯达莫司汀方案进行诱导治疗。

规范用药才能准确评估方案有效性以及尽快调整临床决策,达到预期疗效。此例患者在奥妥珠单抗第 1 周期 d1、8、15 的规范用药,助力其更快达到稳态血药浓度,取得了长期疗效获益。期待未来开展更多含奥妥珠单抗的联合治疗临床研究,进一步改善 FL 的治疗策略,为 FL 患者带来更多临床获益。

病例作者 王健红 空军军医大学西京医院

点评专家 梁 蓉 空军军医大学西京医院

参考文献

[1] Cheson BD, Chua N, Mayer J, et al. Overall Survival Benefit in Patients With Rituximab-Refractory Indolent Non-Hodgkin Lymphoma Who Received Obinutuzumab Plus Bendamustine Induction and Obinutuzumab Maintenance in the GADOLIN Study [J]. J Clin Oncol, 2018, 36(22): 2259-2266.

[2] Pott C, Sehn LH, Belada D, et al. MRD response in relapsed/refractory FL after obinutuzumab plus bendamustine or bendamustine alone in the GADOLIN trial [J]. Leukemia, 2020, 34(2): 522-532.

危急关头，委以重任
——滤泡淋巴瘤合并全身皮肤黏膜破溃、重症肌无力一例

一般情况

患者，男性，41岁。

主诉：皮肤黏膜破溃2个月。

现病史：2022-12患者无明显诱因出现难以愈合的口腔溃疡，后逐渐出现外生殖器黏膜溃疡、双眼不适、双手皮疹伴瘙痒，继而出现水疱。患者于当地医院就诊，查血常规：WBC 10.19×10^9/L，Hb 169g/L，PLT 242×10^9/L，ESR 17mm/h，CRP 21mg/L。后皮肤黏膜损伤逐渐加重，局部皮肤发生溃烂，并出现颈部、腋窝、腹股沟多发淋巴结肿大。2个月内患者进行性乏力加重至持续卧床。当地医院进一步完善淋巴结病理活检及PET-CT等相关检查。

实验室检查

血常规：WBC 7.65×10^9/L，HGB 157g/L，PLT 314×10^9/L。

血生化：ALT 38U/L，AST 24U/L，TP 50.2g/L，Alb 27.7g/L，LDH 144U/L。

自身抗体：抗核抗体阳性，抗桥粒芯糖蛋白3抗体阳性，抗BP180抗体阳性。乙酰胆碱受体抗体阳性。

降钙素原、肝炎病毒、HIV检测、梅毒抗体等阴性。

影像学检查

PET-CT（2022-12-28）：1.肠系膜间及腹膜后腹主动脉旁多发软组织密度结节及肿块，葡萄糖代谢增高。2.双侧颈部、纵隔、腹膜后腹主动脉旁、双侧髂血管旁、双侧腋窝及双侧腹股沟区多发葡萄糖代谢增高，淋巴结部分肿大；以上考虑恶性病变（淋巴瘤）可能，建议行组织学检查。3.口唇及口腔黏膜、双侧腋窝及双上肢近端皮肤局部葡萄糖代谢轻度增高灶，部分局部皮肤增厚，考虑副肿瘤性天疱疮可能性大。

病理学检查

腹股沟淋巴结活检（2023-01-11）

病理提示：送检淋巴结，被膜及被膜外见小淋巴细胞浸润。结内可见多个细胞结节，结节周围见小淋巴细胞包绕。结节内细胞形态较单一，体积中等偏小。间质血管增生，多为成熟血管。部分切片上可见色素沉着。

免疫组化：CD3（－），CD20（90%＋），CD21（FDC＋），Ki-67（＋，10%~20%），Bcl-2（结节90%＋），CD10（结节＋），

CD68（组织细胞＋），Bcl-6（结节弱＋），CD38（结节弱＋），P53（20%+，强弱不等），CD5（－），Cyclin-D1（－）。

原位杂交：EBV-EBER（－）。

骨髓穿刺（2023-01-17）

形态学：骨髓增生Ⅲ级，淋巴细胞比例正常，其中约6.5%淋巴细胞胞体偏小，染色质偏粗，聚集，可见切迹，胞质量少，色蓝。

免疫分型：CD19+细胞占4.79%，其中2.79%的细胞表达CD45dim、CD19、CD10、CD20、CD22、CD95、CD23、CD79b、CD79a、Bcl-2、λ，部分细胞表达FMC7，不表达CD5、CD7、CD56、CD38、CD34、CD33、CD117、CD81、CD200、CD43、CD11c、CD123、CD49d、CD27、CD25、TdT、κ、Ki-67，为异常表型B淋巴细胞，不除外B淋巴细胞淋巴瘤；0.96%的细胞CD7st（＋）、CD5（dim）、CD8（＋）、CD4（－），TRBC1+占7.73%，比例减低，为异常克隆性T细胞，不除外反应性。

骨髓活检：骨髓呈增生活跃表现，可见三系成分，少量灶状淋巴样细胞，细胞小至中等大小，免疫组化结果：CD3（－），CD20（灶＋），PAX5（少数＋），CD5（－），CD23（－），CD10（－），CD138（散在＋），Bcl-L2（＋），Bcl-6（－），Cyclin-D1（－），LEF1（－），Ki-67（＋,5%），结合临床病史，考虑滤泡性淋巴瘤累及。

疾病诊断

FL，2级，ⅣB期，伴有腹部包块，累及膈上下淋巴结及骨髓，FLIPI评分2分，中危型

副肿瘤免疫性多器官综合征：副肿瘤性天疱疮，重症肌无力

治疗历程

持续口服溴吡斯的明。

2023-01-17
G方案（奥妥珠单抗，d1、8、15）治疗1个周期。
期间：患者Ⅱ型呼吸衰竭，肺部感染。气管插管、呼吸机辅助通气。后行气管切开术。

2023-02-14及 2023-03-20
GB方案治疗2个周期。
患者反复肺部感染，支气管镜肺泡灌洗液检查提示细菌+真菌混合感染。抗感染治疗后好转。2023-05-20顺利脱机。

疗效总结

本病例确诊 FL 伴副肿瘤自身免疫性多器官综合征、副肿瘤天疱疮，接受奥妥珠单抗单药及奥妥珠单抗＋苯达莫司汀联合治疗。治疗后颈胸腹盆 CT 检查显示腹腔及腹膜后可见多发肿大淋巴结，边缘模糊，部分与邻近小肠分界不清，较大者范围约 3.7cm×3.1cm，其余肿大淋巴结均未见，较治疗前有所好转，疗效评估达 PR。新生皮肤愈合。乙酰胆碱受体抗体转阴。（图 2-5-1~图 2-5-4）

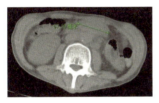

图 2-5-1　治疗前 CT 检查（2023-01-15）

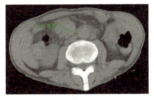

图 2-5-2　治疗后 CT 检查（2023-05-04）

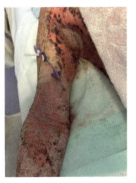

图 2-5-3　治疗前天疱疮症状（2023-01-15）

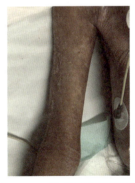

图 2-5-4　治疗后天疱疮症状（2023-05-04）

专家点评

本例患者诊断为低级别FL，Ann Arbor分期ⅣB，FLIPI评分2分。同时患者伴罕见合并症——副肿瘤自身免疫性多器官综合征，自身抗体累及皮肤、黏膜，造成天疱疮。存在乙酰胆碱受体抗体，作用在神经肌肉接头，造成重症肌无力。导致气道分泌物不能有效咳出，通气及弥散功能受损，继发多重感染，直接威胁生命。

治疗上需要快速可靠的清肿瘤治疗，以期清除自身抗体生成的源头细胞。GALLIUM研究结果证实[1]：奥妥珠单抗联合化疗较利妥昔单抗联合化疗一线治疗FL，更多患者可以获得完全代谢缓解和MRD阴性。并成功转化为无疾病进展生存获益。

本例患者在使用奥妥珠单抗+苯达莫司汀方案治疗取得了积极抗肿瘤效果同时，副肿瘤自身免疫性多器官综合征得到了良好的控制。

| 病例作者 | 魏　蓉　北京大学人民医院 |
| 点评专家 | 杨申淼　北京大学人民医院 |

参考文献

[1] Marcus R, Davies A, Ando K, et al. Obinutuzumab for the First-Line Treatment of Follicular Lymphoma [J]. N Engl J Med, 2017, 377(14): 1331-1344.

重峦叠嶂,拨云见日
——一例转化性滤泡性淋巴瘤经升级版免疫联合治疗后达部分缓解

一般情况

患者,女性,34岁。

2023-02-08 因"发现腹部包块2个月"前来我院就诊,曾自服抗生素无效,外院CT示"腹腔内较大软组织肿块影,约157.4mm×68mm,考虑肿瘤性病变,未活检。症见盗汗(B症状)。

既往史:自诉慢性胃炎病史,近半年有返酸症状,未规范治疗。

体格检查

查体:ECOG评分2分,左腹股沟淋巴结肿大,约2cm×3cm,质硬,活动度可,无压痛;腹部平软,上腹轻压痛，可扪及包块，形状不规则，约 4cm×8cm，表面光滑，偏硬，活动度可，无反跳痛。

实验室检查

血常规：WBC $3.46×10^9$/L，HGB 109g/L，PLT $76×10^9$/L。

血生化：ALT 251 U/L ↑，AST 103 U/L ↑，ALB 32.5 g/L；β2-MG 2.8 mg/L ↑；LDH 450 U/L ↑。

免疫功能检测：CD3+ 总 T 淋巴细胞绝对计数 $321×10^6$/L，CD8+ 淋巴细胞绝对计数 $155×10^6$/L，CD4+ 淋巴细胞绝对计数 $136×10^6$/L。

血沉、肾功、电解质、凝血功能：未见异常。

乙肝 DNA、EB-DNA：阴性。

病理学检查

2023-02-21（左腹股沟）淋巴结活检病理：淋巴结结构破坏，可见大小不等的淡染结节，缺乏套区，结节内成分较单一，未见明显吞噬现象，细胞中等大，中心细胞样，中心母细胞样细胞＜15 个/HPF，免疫组化结果：CD21（+，显示 FDC 网），CD23（+，显示 FDC 网），CD20（+），PAX-5（+），CD19（+），Bcl-2（+），CD10（生发中心+），Bcl-6（生发中心+），MUM-1（-），C-MYC（-），P53（约 20%+），CD5（-），CD30（-），CD3（-），Cyclin-D1（-），

SOX11（-），CD38（生发中心弱+），CD138（-），CD43（-），Ki-67（约20%+）。原位杂交：EBER（-），阳性对照（+）。病理诊断意见：NHL，结合组织形态特征及免疫表型，符合FL 2级，滤泡生长为主。

PCR：Ig基因重排（+）。

骨髓涂片：骨髓增生活跃，可见形态异常的淋巴细胞，红系增生。

骨髓流式细胞学：2.57%细胞为单克隆性B淋巴细胞，细胞小，符合CD5-CD10dim成熟B细胞免疫表型，结合病史，考虑FL来源。

骨髓活检：未见肿瘤侵犯。

2023-02-24（胃体）黏膜活检病理：淋巴组织增殖性疾病，符合DLBCL，非特殊类型，GCB型（Hans分型）。

2023-03-01（腹腔肿物）穿刺活检病理：NHL，符合低增殖指数B细胞淋巴瘤，倾向FL，组织学分级难以评估。

影像学检查

2023-02腹部CT：腹腔、腹膜后、左锁骨上多发肿块，考虑淋巴瘤可能，腹腔、腹膜后见多发等密度肿块影，较大者范围约16.1cm×7.3cm×17.7cm，增强扫描渐进性强化，强化较均匀，病灶内见腹腔多发血管穿行，双侧肾静脉、门静脉主干、肠系膜上静脉变细，病灶部分包绕胰头、胰颈。另腹盆腔、腹膜后多发淋巴结影，较大者位于

左侧髂血管旁,大小约 2cm×1.6cm。左锁骨上见结节,大者大小约 3.4cm×2.0cm。(图 2-6-1)

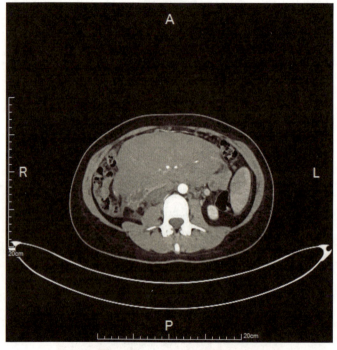

图 2-6-1　2023-02 腹部 CT

2023-02 PET-CT:1. 双侧颈部、左侧锁骨区,腹腔内、腹膜后、双侧髂血管走行区、左侧腹股沟多发占位伴代谢增高,符合淋巴瘤改变;右侧锁骨区、双侧腋窝、膈上、右侧腹股沟淋巴瘤不除外。2. 胃窦壁增厚,代谢增高,胃窦部增厚伴代谢增高,SUVmax 值约为 6.3;考虑淋巴瘤累及。3.T2 椎体周围软组织增多伴代谢增高,考虑淋巴瘤累及（SUVmax 值约为 17.1）；余全身骨骼弥漫性代谢增高，淋巴瘤累及不除外，请结合病理。4. 双侧扁桃体代谢增高，考虑炎性或生理性摄取，随诊。双肺少许炎性小结节。5. 肝右后叶上段错构瘤可能；子宫颈肥厚；腹盆腔积液。（图2-6-2）

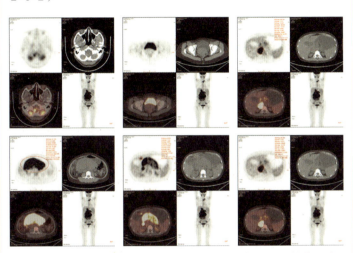

图 2-6-2　2023-02 PET-CT（SUV：腹腔肿物＞胸 2 椎体＞腹膜后等＞扁桃体＞胃＞左锁骨区）

其他检查

浅表淋巴结超声：颏下、双颌下、双颈、双颈外侧区、双锁骨上、左腹股沟淋巴结肿大，性质待定（淋巴瘤？）；双腋窝、右腹股沟淋巴结肿大，性质待定（反应性增生？

淋巴瘤待排？）。

腹部彩超：腹腔及腹膜后淋巴结肿大，性质待定（淋巴瘤？）；胰腺稍大，内异常回声，性质待定（淋巴瘤浸润灶？）；双肾上腺区异常回声，性质待定（淋巴瘤浸润灶？）；胆囊内异常回声，性质待定（胆泥？）；脾大。

心脏彩超：心脏各腔室大小正常。三尖瓣轻度反流。左心舒张功能减退。

胃镜：1.胃体黏膜异常，性质待定，恶性待排，建议结合病理。2.十二指肠球部活动性溃疡。3.慢性非萎缩性胃炎。

疾病诊断

（左腹股沟）FL，2级，ⅣB期（T2、骨髓），aaIPI高危，FLIPI-1高危，FLIPI-2高危，PRIMA PI中危

（胃窦）DLBCL

（腹腔）低级别FL

慢性胃炎、HP（+）

药物性肝损害

低蛋白血症

治疗历程

2023-02 起

予 G-CHOP 方案［奥妥珠单抗（G）1000mg d1、8、15（C1），1000mg（C2—4）；环磷酰胺（CTX）0.75g/m^2；表柔比星（EPI）70mg/m^2；长春地辛（VDS）4mg/m^2；地塞米松（DEX）15mg×5］治疗 4 个周期。

2023-05-18

4 个周期治疗后行 PET-CT 中期评估，提示多部位占位及淋巴结较前减小或消失，腹腔积液亦较前吸收，疗效判定为 PR。

疗效总结

该患者经 PET-CT、多部位病理检查等明确诊断为转化型滤泡性淋巴瘤（tFL），经系列评分评估为高危患者，综合考量后，将 G-CHOP 作为该患者的一线治疗方案，并制定了后续的整体治疗策略。经 4 个周期治疗后 PET-CT 评估为 PR，考虑当前治疗有效，后续拟行 ASCT 巩固治疗。（图 2-6-3、图 2-6-4）

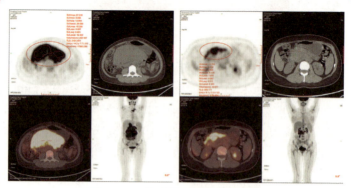

图 2-6-3　治疗前后 PET-CT 对比
（腹腔：7.6cm×16.1cm vs 10.1cm×5.3cm）

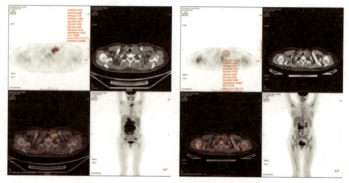

图 2-6-4　治疗前后 PET-CT 对比
（左侧锁骨区：1.7cm×2.9cm vs 1.7cm×1.1cm）

专家点评

30%~40% 的 FL 会转化为侵袭性的 DLBCL，每年转化率约 2%~3%；一旦发生转化，FL 患者的预后更差。多项指南指出[1, 2]，对于任何分级的 FL 中出现 DLBCL 成分，均应按照 DLBCL 进行治疗。目前抗 CD20 单抗联合 CHOP 是 FL、DLBCL 的主要治疗方案，GALLIUM 研究[3, 4] 已充分证实，FL 患者应用奥妥珠单抗联合化疗能显著改善预后，且中国亚组分析数据与总体人群亦保持一致[5]。因此，最终使用 G-CHOP 方案进行治疗。

PET/CT 在 FL 患者早期、中期及治疗后的预测意义值得肯定，当前研究结果显示，3a 级是高级别淋巴瘤转化的 FL（HT）最重要的预测因子；$SUV_{baseline}$、SUV_{end} 是 HT 的预测因子[6]。对病理分级低/高患者进行亚组分析，发现基线 $SUV_{baseline}$ 可预测 HT 风险。未来，仍待更多研究进一步验证 PET-CT 在 FL 诊疗各个节点中应用的价值。

病例作者　李杰平　重庆大学附属肿瘤医院

点评专家　刘　耀　重庆大学附属肿瘤医院

参考文献

[1] 中国抗癌协会淋巴瘤专业委员会, 中国医师协会肿瘤医师分会, 中国医疗保健国际交流促进会肿瘤内科分会. 中国淋巴瘤治疗指南（2021年版）[J]. 中华肿瘤杂志, 2021, 43(7): 707-735.

[2] 中国临床肿瘤学会指南工作委员会. 中国临床肿瘤学会（CSCO）淋巴瘤诊疗指南2022[M]. 北京: 人民卫生出版社, 2022.

[3] Marcus R, Davies A, Ando K, et al. Obinutuzumab for the First-Line Treatment of Follicular Lymphoma. [J]. N Engl J Med, 2017, 377(14): 1331-1344.

[4] Townsend W, Buske C, Cartron G, et al. Comparison of efficacy and safety with obinutuzumab plus chemotherapy versus rituximab plus chemotherapy in patients with previously untreated follicular lymphoma: Updated results from the phase III Gallium Study. [J]. J Clin Oncol, 2020, 38.15_suppl: 8023.

[5] Hong X, Song Y, Shi Y, et al. Efficacy and safety of obinutuzumab for the first-line treatment of follicular lymphoma: a subgroup analysis of Chinese patients enrolled in the phase III GALLIUM study. [J]. Chin Med J(Engl), 2021, 135(4): 433-440.

[6] Alderuccio JP, Reis IM, Koff JL, et al. Predictive value of staging PET/CT to detect bone marrow involvement and early outcomes in marginal zone lymphoma. [J]. Blood, 2023, 141(15): 1888-1893.

直击要害
——G-CHOP 方案治疗一例晚期高危初治滤泡性淋巴瘤，6 周后即获得完全缓解

一般情况

患者，女性，49 岁。

主诉：腹部胀痛不适 3 月余。

现病史：2022-02 出现腹部胀痛不适，逐渐加重。2022-05-29 至当地医院行腹部 CT 示腹腔、腹膜后、盆腔及双侧腹股沟内多发肿大淋巴结，考虑淋巴瘤可能，为进一步诊治于 2022-05-31 就诊我院。病程中无发热、盗汗，体重减轻 10 余斤。

既往史：平素身体健康。

体格检查

查体：双侧腹股沟区可触及多枚淋巴结肿大，最大者约 2cm×2cm，质韧，边界清，活动度可，无压痛，其余浅表淋巴结未触及明显肿大。腹平软，无压痛及反跳痛，肝肋下未触及，脾肋下 5cm 可触及，肠鸣音正常。

实验室检查

血常规:WBC 2.41×10^9/L,HGB 102g/L,PLT 115×10^9/L。
血生化:LDH 612.2 U/L,β2-MG 4810.6μg/L。
凝血功能:D 二聚体 3.81mg/L。
肝炎系列:乙肝表面抗原(定量)133.995IU/ml,乙肝核心抗体(定量)85.263PEIU/ml,乙型肝炎病毒大蛋白(+),乙肝 DNA 测定示小于检测极限。
EB 病毒:3.192×10^4IU/ml。

影像学检查

胸部 CT 平扫:1. 双侧锁骨上下窝、双侧腋窝、纵隔多发肿大淋巴结,淋巴瘤可能性大。2. 肝多发低密度结节,建议腹部进一步检查。3. 脾脏肿大。4. 双肺多发小结节,建议密切随访。(图 2-7-1)

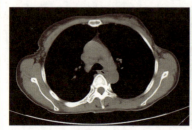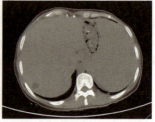

图 2-7-1　2022-06-01 胸部 CT 平扫

PET-CT:1. 左侧腹股沟淋巴结切除活检术后:全身多处肿大淋巴结伴 FDG 代谢增高,考虑淋巴瘤;脾脏显著增大伴 FDG 代谢增高，考虑淋巴瘤浸润；双侧扁桃体肿胀伴 FDG 代谢增高，不除外淋巴瘤浸润。2. 双肺多发结节，建议定期随诊；考虑肝右叶血管瘤；肝囊肿；脊椎退行性变。（图 2-7-2）

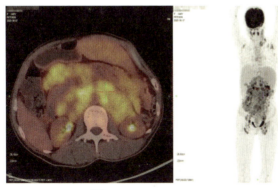

图 2-7-2　2022-06-07 PET-CT

骨髓检查

骨髓细胞学：粒系增生明显活跃伴核左移。

骨髓流式：骨髓中可见少量单克隆增生的 B 淋巴细胞（约占有核细胞的 1.09%），细胞体积偏大，结合临床需考虑成熟 B 细胞肿瘤侵犯骨髓可能。

骨髓病理：免疫组化 CD3（-），CD20 结节状（+），PAX-5 部分（+），CD56（-）。结合免疫组化，考虑 B 细胞淋巴瘤（瘤细胞约占 35%，MF-1 级）。

病理学检查

腹股沟淋巴结切除活检：高级别 FL 3b 级。

免疫组化：肿瘤组织：CD20（+），CD79α（+），CD38（+），Bcl-6（+），Mum-1（+），C-MYC（20%+），Ki-67（生发中心+，70%），CD10（+），CD3（-），CD43（-），CD15（-），CD5（-），CD30（-），CD138（-），CD21（FDC 网+），ALK（-），Bcl-2（生发中心-），Cyclin-D1（-），EBER 原位杂交（部分+）。（图 2-7-3）

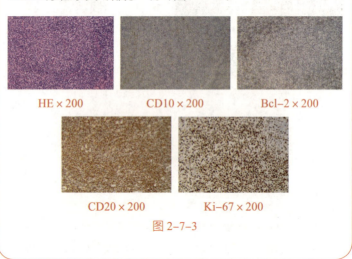

图 2-7-3

疾病诊断

FL，3B 级，骨髓侵犯ⅣB 期。FLIPI-1 评分 4 分，高危；FLIPI-2 评分 3 分，中高危

治疗历程

2022-06-14 至 2022-09-27

G-CHOP方案（奥妥珠单抗注射液1000mg d1、8、15，环磷酰胺1.0g d2，阿霉素100mg d2，长春新碱1.8mg d2，泼尼松100mg d2—6），共6个周期。

2022-11-14

6个周期后PET-CT评估：1.原全身多发肿大伴FDG高代谢淋巴结均缩小并代谢减低（相较于2022-06-07日PET-CT），考虑为肿瘤活性受抑；原脾亢缓解；（Deauville评分1分）。2.肝低密度影，考虑为囊肿或小血管瘤，建议随访。疗效评价为CMR。（图2-7-4、图2-7-5）

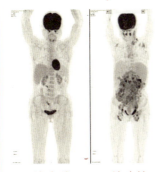
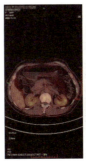

治疗后　　治疗前

图 2-7-4

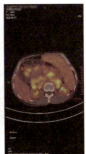

治疗后　　治疗前

图 2-7-5

联合治疗达到 CMR 后给予奥妥珠单抗 1000mg，每 2 个月 1 次维持治疗。

疗效总结

本例患者入院后完善各项血液学检查、淋巴结切检病理、PET-CT、骨髓活检等诊断为 FL 3B 级（ⅣB 期），综合评估患者病情后给予 G-CHOP 方案，6 个周期后 PET-CT 评估提示：原全身多发肿大伴 FDG 高代谢淋巴结均缩小并代谢减低，疗效评价结果为 CMR。治疗期间未出现药物相关严重不良反应，疗效及安全性满意。

专家点评

国内外指南指出[1,2]：对于有治疗指征的Ⅲ~Ⅳ期 FL 患者，目前可选择化疗、免疫治疗（单药或联合治疗）、参加临床试验、局部放疗。总原则是根据患者年龄、体能状态、合并症和治疗目标，个体化地选择治疗方案。对于高危初治患者，在达到 CR 或部分缓解（PR）后，建议每 8 周使用奥妥珠单抗或利妥昔单抗维持治疗 1 次，持续 2 年，共 12 次。

GALLIUM 研究显示以奥妥珠单抗为基础的免疫化疗和维持治疗实现了更长的 PFS 和更少的 POD24（24 月内疾病进展）[3]。所以以奥妥珠单抗为基础的免疫化疗方案给初治 FL 患者带来了全新的选择。

本例患者为一例初治 Ⅳ 期高危 FL 患者，一线治疗综合患者情况选择 G-CHOP 方案，患者获得了良好的疗效且耐受性良好，治疗 6 个周期后疗效评估达到 CMR，证实 G-CHOP 方案治疗 FL 可获得快速、深度的缓解，后续选择以奥妥珠单抗维持治疗。还需要注意的一点是，该例患者为乙肝病毒（HBV）携带者，治疗易发生 HBV 再激活、肝功能异常甚至肝衰竭死亡，所以应该监测病毒负荷量并预防性给予抗病毒治疗[2]。

病例作者 余娜莎　江西省肿瘤医院

点评专家 李午平　江西省肿瘤医院

参考文献

[1] 中国临床肿瘤学会指南工作委员会. 中国临床肿瘤学会（CSCO）淋巴瘤诊疗指南 2022 [M]. 北京：人民卫生出版社，2022.
[2] NCCN Guidelines：B-Cell Lymphomas Version 5.2023 [EB/OL]. http://www.nccn.org.
[3] Seymour JF, Marcus R, Davies A, et al. Association of early disease progression and very poor survival in the GALLIUM study in follicular lymphoma: benefit of obinutuzumab in reducing the rate of early progression [J]. Haematologica, 2019, 104 (6): 1202-1208.

有始有终
——滤泡性淋巴瘤患者 G-CHOP 方案一线治疗 + G 维持达到完全缓解

一般情况

患者,女性,59 岁。

2018 年患者发现左侧颈部直径约 1cm 大小肿物,无不适,未诊治。2022-01 触及右侧腹股沟区质硬肿物,约红枣大小,无触痛,伴多汗、乏力,无胸闷气短、无腹痛腹胀、无皮疹。2022-05 因"右侧腹股沟区肿物"就诊于外院,查腹部增强 CT 怀疑淋巴瘤。

既往史:2012 年患者因"甲状腺肿物"行甲状腺右叶及峡部切除术,病理良性。2020 年行乳腺结节微创手术,病理良性。

实验室检查

血常规、肝肾功、免疫球蛋白:大致正常。
β2-MG:2.98mg/L。

病理学检查

2022-05-12 行右侧腹股沟区肿物穿刺活检术,经外院病理会诊:CD21 可见 FDC 网,CD23 可见 FDC 网,CD20(+),CD79a(+),CD3(区间+),CD5(区间+),CD10(滤泡+),Bcl-6(滤泡+),Bcl-2(部分+),Cyclin-D1(-),Ki-67(+,>50%)。细针穿刺淋巴组织,符合非霍奇金滤泡性淋巴瘤,3A 级,伴大 B 细胞淋巴瘤转化趋势。

骨髓相关检查(-)。

影像学检查

PET-CT:左侧颌下及锁骨上区、纵隔(2R、8区)、左侧心膈角、下段胸椎旁、胰周、腹主动脉旁、小肠系膜上、双侧髂总血管旁、双侧髂外血管旁、右侧腹股沟多发代谢增高淋巴结,部分融合,较大者位于肠系膜上,约 5.7cm×3.8cm,SUVmax 16.4。双侧部分肋间胸膜代谢增高,SUVmax 3.3,考虑淋巴瘤受累病灶。胸骨柄、双侧肱骨头、T4 椎体及双侧股骨颈代谢稍增高区,SUVmax 3.3,建议结合骨穿。脾脏增大伴代谢增高,SUVmax 2.7,考虑为继发性改变。(图 2-8-1)

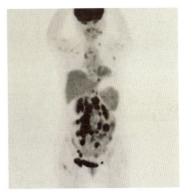

图 2-8-1 2022-7-6 PET-CT

第二篇 滤泡性淋巴瘤篇

疾病诊断

FL，A级，伴大B细胞淋巴瘤转化趋势，ⅢE期A组；FLIPI-1评分2分，FLIPI-2评分1分，中危组

治疗历程

2023-03-06 至今

2022-07至2023-01：G-CHOP（奥妥珠单抗+环磷酰胺+表柔比星+长春地辛+醋酸泼尼松）8个周期。因新冠疫情，未行4个周期后评效。6个周期后增强CT评效：CRu。颈部增强CT：甲状腺术后改变。胸部增强CT：右肺下叶肺大疱；右肺下叶局限性纤维化；双侧胸膜肥厚。全腹部增强CT：腹膜后炎性改变，并多发小淋巴结；肝胆胰脾双肾及盆腔，未见明显异常。

2023-01-04

8个周期后复查骨髓。骨髓穿刺病理示：送检骨髓组织大致正常，未见淋巴瘤侵犯。免疫组化示CD20（+），CD79（+），CD3（部分+）、CD5（部分+）、Bcl-2（部分滤泡

中心+)、Bcl-6（生发中心+）、CD10（+）、CD21（FDC网+）、Cyclin-D1（-）、CD23（灶+）、Ki-67（局灶+，30%~40%）。

2023-01-05

流式细胞示：淋巴细胞占有核细胞3.2%，见异常淋巴细胞，以T细胞为主，未见明显B细胞和NK细胞群。表达CD2、CD7、CD5、不表达CD56、CD10、CD19、CD20、κ、λ，CD4/CD8=0.87。

2023-03-01

疗效评估：8个周期后PET-CT提示CR。
维持治疗：每3个月1次，为期2年的奥妥珠单抗单药维持治疗。

疗效总结

本例患者为女性FL患者，伴大B细胞淋巴瘤转化趋势。初治6个周期G-CHOP方案后，增强CT疗效评价为CRu。8个周期后疗效评价为CR：PET-CT示原全身多发代谢增高淋巴结，大多已不明显，仅腹主动脉旁、双侧髂血管旁、小肠系膜上多发小淋巴结可见。原左肺上叶舌段磨玻璃结节，此次未见。目前正在接受为期2年的奥妥珠

单抗单药维持治疗。（图 2-8-2）

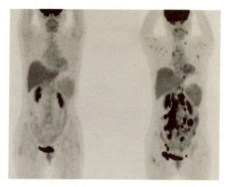

图 2-8-2　2023-03-01 与 2022-07-06 PET-CT 影像学改变

专家点评

本例患者于 2018 年出现症状，2022 年病情进展，且在数月内淋巴结迅速长大。对于惰性淋巴瘤早期可以观察等待，但当疾病一旦出现进展，在短期内会进展迅速，故应定期随访复查，在进展早期即启动治疗。

患者属中危组，但病理呈大 B 细胞转化趋势，年龄 59 岁，故治疗以奥妥珠单抗联合化疗为主。足剂量、足周期治疗，才能保证患者早期缓解，取得更大的生存获益。

《中国临床肿瘤学会（CSCO）淋巴瘤临床诊疗指南（2022 版）》中将奥妥珠单抗 -CHOP/ 奥妥珠单抗 -CVP 方

案作为 FL 1~3a 级 FL 患者一线治疗 I 级推荐（1 类证据）。此外，指南中指出 FL 1~3a 级患者一线治疗中，经过最初 6 或 8 个月联合应用奥妥珠单抗与化疗，达到 CR 或 PR 的患者应继续接受奥妥珠单抗单药维持治疗[1]。联合应用奥妥珠单抗与化疗治疗 FL 患者，可使 POD24 事件累计发生比例大幅下降，早期进展风险降低 46%[2]，同时，奥妥珠单抗联合化疗方案可使疾病进展/复发或死亡风险显著降低 34%[3]。

联合应用奥妥珠单抗与化疗序贯奥妥珠单抗单药维持治疗，有助于降低组织学转化风险。对疾病初期有转化趋势的 FL，使用奥妥珠单抗优于利妥昔单抗，且出现肺损害的风险降低。

病例作者　李慧娉　内蒙古医科大学附属医院

点评专家　高　大　内蒙古医科大学附属医院

参考文献

[1] 中国临床肿瘤学会指南工作委员会. 中国临床肿瘤学会（CSCO）淋巴瘤临床诊疗指南 2022 [M]. 北京：人民卫生出版社，2022.
[2] Marcus R, Davies A, Ando K, et al. Obinutuzumab for the first-line treatment of follicular lymphoma [J]. New England Journal of Medicine, 2017, 377(14): 1331-1344.
[3] Townsend W, Buske C, Cartron G, et al. Comparison of efficacy and safety with obinutuzumab plus chemotherapy versus rituximab plus chemotherapy in patients with previously untreated follicular lymphoma: Updated results from the phase III Gallium Study [J]. Journal of Clinical Oncology, 2020, 38: 8023-8023.

循规蹈矩获优效
——一例初治晚期中危滤泡性淋巴瘤经 GB 治疗后迅速达完全缓解

一般情况

患者,男性,48 岁。

主诉:口服生冷及质硬食物后恶心,反酸,胃部不适。

现病史:患者 2022 年 1 月就诊于外院,实验室检查提示肝功能损害,影像学检查提示腹膜后、小网膜囊及腹主动脉旁多发占位,肝左叶可疑小结节,胰腺钩突部、胆总管壶腹部及十二指肠受侵可能,考虑淋巴瘤可能,为进一步诊治收治我科。

患者入院后完善相关检查,考虑腹腔恶性肿瘤伴胆管受压,治疗上给予保肝、降酶、祛黄对症处理。

既往史:确诊高血压病 10 余年;8 年前确诊心衰,口服血管紧张素转化酶抑制剂(ACEI)及美托洛尔治疗;1 年前确诊房颤,口服华法林抗凝治疗。

实验室检查

血常规:WBC 4.98×10^9/L,HGB 82 g/L,PLT 99×10^9/L。
血生化:LDH 228U/L。白蛋白 33.4g/L,总胆红素

61.9μmol/L，直接胆红素 50.5μmol/L，谷丙转氨酶 242IU/L，谷草转氨酶 268IU/L，CREA 95μmol/L，UA 235μmol/L。总胆固醇 6.67mmol/L，甘油三酯 2.73mmol/l。β2-MG：2.79mg/L。BNP 1509pg/ml。

EBV-DNA 阴性，HBV-DNA 阴性。

影像学检查

全腹部 CT 平扫+增强：1. 肝门部、腹腔及腹膜后多发软组织结节及肿块，边界不清，部分融合，较大者短径 5.9cm，考虑为淋巴瘤可能，建议穿刺活检进一步检查；肝内、外胆管继发性轻度扩张、胆囊体积增大。2. 肠系膜脂膜炎；左肾上腺皮质腺瘤可能；双肾小囊肿。3. 扫及左侧第 6 肋骨致密影。（图 2-9-1）

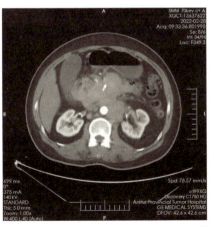

图 2-9-1　2022-02-28 全腹部 CT 平扫+增强

病理学检查

颈部淋巴结病理：低级别FL，2级。（图2-9-2）

免疫组化：CD20(+)，PAX-5(+)，CD43(+)，CD21(FDC网+)，Bcl-2(+)，Bcl-6(+)，CD10(+)，CD23(FDC网+)，Ki-67(+，约20%)。

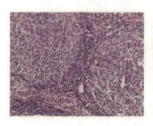 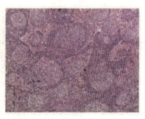

图2-9-2 颈部淋巴结穿刺病理检查

骨髓细胞形态学结果：骨髓增生活跃，原始细胞约占0.5%。粒系增生活跃，红系增生明显活跃，血小板聚集分布。

骨髓细胞形态学、免疫分型、骨髓活检病理均未见淋巴瘤累及。

其他检查

动态心电图：房颤伴长R-R间期；室性早搏（1289次）成对（1次）；ST-T改变。

疾病诊断

FL，低级别，ⅢB期，FLIPI-2评分2分，中危

伴有慢性心力衰竭（心功能Ⅱ级）、肝功能不全、心房颤动、高血脂、高血压

治疗历程

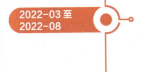
2022-03至2022-08

奥妥珠单抗联合苯达莫司汀（GB）治疗，共6个周期。心内科指导下予以稳心颗粒、美托洛尔及利伐沙班抗凝治疗。

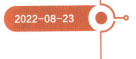
2022-08-23

Ensite-Navx标测指导下行"心内电生理检查+房颤射频消融术"，改善患者射血分数及生活质量。

疗效总结

本例患者经1个周期GB治疗后包块缩小，在3个周期GB方案治疗后，疗效评价达到CR。治疗过程中患者血压维持在正常范围内，患者的耐受性良好，白细胞数基本正常，未出现感染等不良反应。（图2-9-3、图2-9-4）

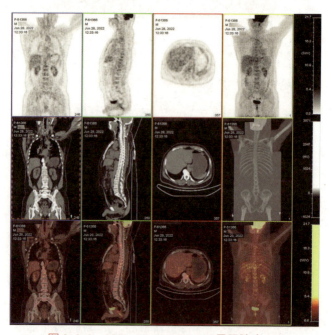

图 2-9-3　2022-06-28 PET-CT 显示肿瘤 CR

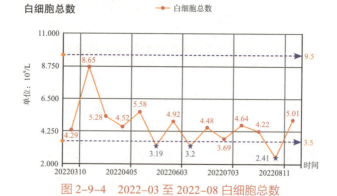

图 2-9-4　2022-03 至 2022-08 白细胞总数

专家点评

本例患者肝脏和肾脏受累,显示出肝功能不全,并伴有大包块,符合治疗指征。基于GALLIUM研究中奥妥珠单抗联合化疗(G-chemo)对比R-chemo的显著无进展生存期(PFS)获益,是FL一线治疗的新标准,考虑予以治疗G-chemo方案[1,2]。在化疗骨架的选择中,考虑到苯达莫司汀为双功能烷化剂,兼具烷化剂和抗嘌呤作用的机制,并且在STIL、BRIGHT研究中表现出作为一线化疗骨架优于CHOP、CVP[3,4],最后予以GB方案,这也是2022版NCCN指南及CSCO淋巴瘤诊疗指南的一致推荐[5,6]。

由于FL的中位发病年龄较大,患者可能伴有其他合并症,比如本例患者确诊时还伴有慢性心衰、房颤、高血压、高血脂,为患者制定个体化治疗方案非常重要。针对此类患者,血液科医生可以寻求其他对应科室的建议,必要时开展MDT会诊,全面考虑患者对治疗的耐受性、多种治疗能否同时进行、应优先抗肿瘤治疗还是其他治疗等问题,通过个体化处理使疾病复杂的FL患者,成功达到获益最大化。

病例作者 宋 浩 中国科学技术大学附属第一医院

点评专家 丁凯阳 中国科学技术大学附属第一医院

参考文献

[1] Townsend W, Wolfgang Hiddemann, Christian Buske, et al. OBINUTUZUMAB PLUS CHEMOTHERAPY DEMONSTRATES LONG-TERM BENEFIT OVER RITUXIMAB PLUS CHEMOTHERAPY IN PATIENTS WITH PREVIOUSLY UNTREATED FOLLICULAR LYMPHOMA: FINAL ANALYSIS OF THE GALLIUM STUDY [Z]. EHA 2022, Abstract: S206.

[2] Hong X, Song Y, Shi Y, et al. Efficacy and safety of obinutuzumab for the first-line treatment of follicular lymphoma: a subgroup analysis of Chinese patients enrolled in the phase III GALLIUM study [J]. Chinese Medical Journal, 2021, 135(4): 443-440.

[3] Mathias J Rummel, Niederle N, Maschmeyer G, et al. Bendamustine plus rituximab versus CHOP plus rituximab as first-line treatment for patients with indolent and mantle-cell lymphomas: an open-label, multicentre, randomised, phase 3 non-inferiority trial [J]. Lancet, 2013, 381: 1203.

[4] Ian W. Flinn, van der Jagt R, Kahl B, et al. First-Line Treatment of Patients With Indolent Non-Hodgkin Lymphoma or Mantle-Cell Lymphoma With Bendamustine Plus Rituximab Versus R-CHOP or R-CVP: Results of the BRIGHT 5-Year Follow-Up Study [J]. J Clin Oncol, 2019, 37(12): 984-991.

[5] 中国临床肿瘤学会指南工作委员会. 中国临床肿瘤学会（CSCO）淋巴瘤诊疗指南2022 [M]. 北京: 人民卫生出版社, 2022.

[6] NCCN Guidelines: B-Cell Lymphomas Version 1.2022 [EB/OL]. http://www.nccn.org.

第三篇
慢性淋巴细胞白血病/小淋巴细胞淋巴瘤篇

慢性淋巴细胞白血病/小淋巴细胞淋巴瘤（CLL/SLL）是一种成熟B淋巴细胞克隆增殖性肿瘤，临床表现为外周血淋巴细胞增多，肝脾及淋巴结肿大，以及累及淋巴系统以外其他器官，晚期可表现为骨髓衰竭。CLL/SLL多为老年性发病，中国的中位发病年龄为63岁，中位总生存期（OS）约10年，但不同患者的预后呈高度异质性[1,2]。

CLL的治疗经历了"化疗–免疫化疗–靶向治疗"的变迁：长期以来，化疗是CLL治疗的重要组成部分，苯丁酸氮芥是早期用于CLL治疗的化疗药物，单药中位无进展生存（PFS）约1~2年。随着利妥昔单抗的问世，FCR、BR方案进一步延长了患者的生存，但是在传统治疗时代，CLL治疗的有效性和安全性均有待提高，将抗CD20单抗升级为奥妥珠单抗成为优化治疗的策略之一。CLL11研究显示奥妥珠单抗联合化疗组的中位PFS较利妥昔单抗联合化疗组或单独化疗组均得到显著改善[3]，奥妥珠单抗联合化疗方案目前已经得到广泛应用。BTK抑制剂凭借ECOG1912、Alliance、ELEVATE-TN等研究开启了CLL靶向治疗新纪元，可以改善高危患者的不良预后。ALPINE研究最终分析显示，在R/R CLL/SLL患者中，根据独立评审委员会的评估，泽布替尼组总体缓解率可达83.5%[4]。在ASCEND研究中，阿可替尼单药治疗R/R CLL的结果显示，中位随访46.5

个月，42个月PFS率和OS率分别为62%和78%，最终分析时，阿可替尼将死亡或进展的风险显著降低72%，且不良事件风险较低，具有长期稳定的安全性[5]。

近年来，随着对CLL发病机制的不断探索，诸多新型药物相继出现，其中Bcl-2抑制剂维奈克拉和BTK抑制剂的两药联合方案、BTK抑制剂+维奈克拉+奥妥珠单抗的三药联合方案已经在CLL一线治疗中展示出良好的疗效。临床前研究显示，BTK抑制剂联合奥妥珠单抗治疗时并不影响奥妥珠单抗的ADCC作用[6,7]。在ELEVATE-TN研究中显示，阿可替尼联合奥妥珠单抗组预估60个月PFS率高于阿可替尼单药治疗组（84% vs 72%）[8]。同时研究分析显示，靶向药物联合奥妥珠单抗在伴有del（17p）/TP53突变的高危患者中也具有显著疗效[9]。CLL13研究及CLL14研究结果显示，维奈克拉联合奥妥珠单抗在初治CLL患者中具有优效性[10,11]。此外HOVON-139/GIVE研究结果显示，在维奈克拉联合奥妥珠单抗治疗中早期MRD的水平（在维奈托克递增期间测定）与诱导治疗后是否可达到uMRD及PFS率相关[12]。因此，无论患者是否伴有del（17p）/TP53突变、年龄是否>65岁，NCCN CLL/SLL指南（2023 V2版）均推荐靶向药物±抗CD20单抗方案作为CLL/SLL患者的一线首选治疗[13]。CSCO淋巴瘤诊疗指南（2022年版）也将靶向药物联合奥妥珠单抗方案用于治疗初治CLL/SLL患者的Ⅰ级推荐[14]。

针对R/R CLL患者，GREEN研究结果显示奥妥珠单抗联合氟达拉滨和环磷酰胺（G-FC），奥妥珠单抗联合苯达莫司汀（GB）相较奥妥珠单抗单药可延长患者生存期，中位PFS分别为24.8个月、28.6个月和17.6个月，表明联合应用奥妥珠单抗和化疗也可改善R/R CLL患者生存[15]。

有限周期方案在CLL中的诸多研究均显示有优效性，研究显示有限周期的伊布替尼、氟达拉滨、环磷酰胺联合奥妥珠单抗（iFCG）方案，维奈克拉联合奥妥珠单抗（GVe）和伊布替尼+维奈克拉+奥妥珠单抗（GIVe）在初治CLL中有显著疗效，均可显著延长患者生存[16-18]，未来BTK抑制剂+Bcl-2抑制剂±抗CD20单抗等多药联合的有限周期治疗是重要的发展方向，可能促使患者更快达到CR或MRD阴性，有助于获得更长PFS，有望为患者带来更多优效的治疗选择，助力生存进一步改善。

本篇章共纳入8例精彩病例。第1例是中国医学科学院血液病医院易树华医生分享的一例极高危CLL病例，该患者为女性，63岁，5年前因体检发现白细胞升高、脾大就诊于外院，被诊断为CLL，予以干扰素±沙利度胺治疗。入院前2余年就诊于中国医学科学院血液病医院门诊，因患者不具备治疗指征，予以观察处理。为进行病情评估，该患者入院就诊。完善影像学、病理学等检查后确诊为CLL（Binet分期B期；Rai分期Ⅱ期；CLL-IPI评分9分，极高危），给予奥妥珠单抗+来那度胺+泽布替尼治疗6个周期，C4疗效评估为部分缓解。以奥妥珠单抗为基础的联合应用为极高危CLL患者的一线治疗带来了更佳选择。

第2例是江苏省人民医院朱华渊医生分享的一例多线治疗失败的R/R CLL病例。该患者为中年男性，诊断为CLL后定期复查，因进行性贫血考虑有治疗指征，先后予以苯达莫司汀、泽布替尼治疗，病情均进展。完善淋巴结病理提示为CLL加速期，予以维奈克拉、奥妥珠单抗、依托泊苷、多柔比星、长春新碱、泼尼松、环磷酰胺（VG+DA-EPOCH）联合方案治疗，3个周期治疗后PET-CT评估为CMR，骨髓、外周血流式MRD均为阴性，ctDNA转阴；6个周期后复查PET-CT评估仍为CMR，骨髓、外周血流式、NGS检测MRD均为阴性，过程中未出现3级以上AE，可见VG+DA-EPOCH在R/R CLL患者中具有良好的疗效和安全性。

第3例是南方医科大学南方医院郭绪涛医生分享的病例。该患者是一名59岁、因"确诊CLL 2年余伴腹胀、腹痛1月余"入院就诊的男性患者。患者于2019年6月无明显诱因出现双侧颈部淋巴结肿大，在外院经淋巴结活检和分子遗传学检查确诊为CLL（17p-），同年8月开始接受伊布替尼治疗后获疾病缓解，2020年4月因淋巴结进行性增大，外院予伊布替尼联合苯达莫司汀和利妥昔单抗治疗，达到完全缓解。但2022年2月患者再次出现淋巴结增大，外院予泽布替尼治疗，但效果不佳。再次入院后，实验室检查显示患者多项血常规和生化指标异常，患者全身多部位淋巴结增大和骨髓代谢轻度增高，经病理MDT会诊，颈部淋巴结病理提示加速期CLL伴广泛增殖中心形成（BINET B期，RAI Ⅱ期，CLL-IPI评分7分）。该患者目前正在接受奥妥珠单抗+维奈克拉治疗，并取得了部分缓解。随着治疗的进行，仍需要密切监测患者的疾病进展和治疗反应。

第4例是山东省肿瘤医院邢立杰医生分享的一例年轻初治CLL病例。该患者以颈部淋巴结肿大为首发症状，确诊CLL后予以泽布替尼和FCG方案交替治疗（二代汉堡包方案），2个周期治疗后，患者即达MRD阴性的深度缓解，可见泽布替尼联合FCG的方案有望作为初治CLL患者的治疗选择。

第5例是福建医科大学附属协和医院翁萍医生分享的一例既往为CLL、接受FCR和伊布替尼治疗后淋巴结均进行性肿大、完善检查后确诊转化为弥漫大B细胞淋巴瘤（Richter综合征）的患者。该患者入院后予以奥妥珠单抗联合BTK抑制剂及化疗方案治疗，4个周期治疗后获得PR，后续再次自行停止GB治疗，仅BTK抑制剂维持治疗。说明G联合BTK抑制剂及化疗的方案在CLL及Richter综合征患者中有一定疗效。

第6例是怀化市肿瘤医院唐娜萍医生分享的一例CLL病例。该患者为男性，67岁，因全身多发肿大淋巴结就诊于外院，完善相关检查后诊断为SLL，间断性服用苯丁酸氮芥后肿大淋巴结缩小，停药后因淋巴结再次增大、增多，就诊于怀化市肿瘤医院。完善影像学、病理学等检查后确诊为CLL，Binet C期，Rai Ⅲ期，CLL-IPI评分4分，高危。但因患者不具备治疗指征，遂出院观察、定期随访。出院后患者自行间断服用苯丁酸氮芥治疗，后出现体重严重下降，再次就诊于怀化市肿瘤医院。给予奥妥珠单抗+泽布替尼方案治疗6个周期，C2疗效评估为CR，期间患者虽出现Ⅱ度骨髓抑制，但1周左右即得到缓解。泽布替尼由于其精准的靶点选择性及更少脱靶效应带来的低不良反应的特点，与奥妥珠单抗联合应用，可以为高危CLL患者的一线治疗带来更佳选择。

第7例是广西医科大学附属肿瘤医院的王明月医生分享的一例临床表现及实验室检查结果显示为极高危组的57岁女性患者。初始予口服奥布替尼进行治疗，后加入奥妥珠单抗和苯达莫司汀的联合治疗。经过6个周期的GB+BTKi方案化疗后，PET/CT检查提示疗效评价为CR，显示奥布替尼联合奥妥珠单抗和苯达莫司汀方案疗效显著。然而该病例患者的病情较为严重，预后较差。因此在治疗过程中，需要密切监测患者的病情变化，及时调整治疗方案，并进行个体化的治疗策略，以提高疗效和延长患者生存时间。

第8例是华中科技大学同济医学院附属同济医院汤屹医生分享的一例初治SLL患者。本例患者为中青年、男性SLL患者，既往乙肝小三阳、脑膜炎病史，患者确诊后考虑无治疗指征予以定期复查，后淋巴结进行性增大予以一线奥妥珠单抗联合苯达莫司汀方案治疗，1个周期治疗后淋巴结就明显缩小，完成6个周期治疗后淋巴结较前进一步缩小，完善检查后疗效评估为PR。由于患者有乙肝小三阳病史，开始治疗的同时接受抗病毒治疗，6个周期治疗期间未观察到乙肝病毒激活。该病例体现出奥妥珠单抗联合苯达莫司汀在初治SLL患者中起效快、疗效可观，且既往乙肝病史的患者接受抗病毒治疗后安全性良好。

邱录贵　李建勇

参考文献

[1] Tian Z, Liu M, Fang X, et al. Distinct Age-Related Clinical Features and Risk Assessment in Chinese With Chronic Lymphocytic Leukemia [J]. Front Oncol, 2022, 12: 885150.

[2] 中国抗癌协会血液肿瘤专业委员会，中华医学会血液学分会，中国慢性淋巴细胞白血病工作组. 中国慢性淋巴细胞白血病/小淋巴细胞淋巴瘤的诊断与治疗指南（2022年版）[J]. 中华血液学杂志, 2022, 43（5）: 353-358.

[3] Tam CS, Brown JR, Kahl BS, et al. Zanubrutinib versus bendamustine and rituximab in untreated chronic lymphocytic leukaemia and small lymphocytic lymphoma (SEQUOIA): a randomised, controlled, phase 3 trial [published correction appears in Lancet Oncol, 2023, 24 (3): e106] [J]. Lancet Oncol, 2022, 23 (8): 1031-1043.

[4] Brown JR, Eichhorst B, Hillmen P, et al. Zanubrutinib or Ibrutinib in Relapsed or Refractory Chronic Lymphocytic Leukemia [J]. N Engl J Med, 2023, 388 (4): 319-332.

[5] Ghia P, Pluta A, Wach M, et al. Acalabrutinib Versus Investigator's Choice in Relapsed/Refractory Chronic Lymphocytic Leukemia: Final ASCEND Trial Results [J]. Hemasphere, 2022, 6 (12): e801.

[6] Kohrt HE, Sagiv-Barfi I, Rafiq S, et al. Ibrutinib antagonizes rituximab-dependent NK cell-mediated cytotoxicity [J]. Blood, 2014, 123 (12): 1957-1960.

[7] Patrick P. Ng, Daniel K. Lu, Juthamas Sukbuntherng, et al. Ibrutinib Enhances the Activity of Anti-CD20 Antibodies in an MCL Mouse Model: Effect of Drug at Clinically Relevant Concentrations on ADCC and ADCP [J]. Blood, 2015, 126 (23): 3998.

[8] Sharman JP, Egyed M, Jurczak W, et al. Acalabrutinib ± obinutuzumab vs obinutuzumab vs obinutuzumab + chlorambucil in treatment-naive chronic lymphoma leukemia: 5-year follow-up of ELEVATE-TN [Z]. 2022 EHA, Abstract: 666.

[9] Cramer P, Tausch E, von Tresckow J, et al. Durable remissions following combined targeted therapy in patients with CLL harboring TP53 deletions and/or mutations [J]. Blood, 2021, 138 (19): 1805-1816.

[10] Eichhorst B, Niemann CU, Kater AP, et al. First-Line Venetoclax Combinations in Chronic Lymphocytic Leukemia [J]. N Engl J Med, 2023, 388 (19): 1739-1754.

[11] Al-Sawaf O, Zhang C, Tandon M, et al. Venetoclax plus obinutuzumab versus chlorambucil plus obinutuzumab for previously untreated chronic lymphocytic leukaemia (CLL14): follow-up results from a multicentre, open-label, randomised, phase 3 trial [J]. Lancet Oncol, 2020, 21: 1188-1200.

[12] Hengeveld P, Schilperoord-Vermeulen Joyce, Klift M, et al. Early-stage measurable residual disease dynamics and IGHV repertoi reconstitution during venetoclax and obinutuzumab treatment in chronic lymphocytic leukemia [Z]. 2023 EHA, Abstract: 634.

[13] NCCN Guidelines: Chronic Lymphocytic Leukemia/Small Lymphocytic Lymphoma Version 2.2023 [EB/OL]. http://www.nccn.org.

[14] 中国临床肿瘤学会指南工作委员会. 中国临床肿瘤学会（CSCO）淋巴瘤诊疗指南2023 [M]. 北京：人民卫生出版社, 2023.

[15] Stilgenbauer S, Bosch F, Ilhan O, et al. Safety and efficacy of obinutuzumab alone or with chemotherapy in previously untreated or relapsed/refractory chronic lymphocytic leukaemia patients: Final analysis of the Phase IIIb GREEN study [J]. Br J Haematol, 2021, 193(2): 325-338.

[16] Jain N, Thompson P, Burger J, et al. Long term outcome of IFCG regimen for firstline treatment of patients with CLL with mutated IGHV and without del（17P）/TP53 mutation [Z]. 2022 EHA, Abstract: S149.

[17] Al-Sawaf O, Zhang C, Robrecht S, et al. Venetoclax-obinutuzumab for previously untreated chronic lymphocytic leukemia: 5-year results of the randomized CLL14 study [Z]. 2022 EHA, Abstract: S148.

[18] Eichhorst B, Niemann C, Kater A, et al. Time-limited venetoclax-obinutuzumab+/-ibrutinib is superior to chemoimmunotherapy in frontline chronic lymphocytic leukemia (CLL): PFS co-primary endpoint of the randomized phase 3 GAIA/CLL13 trial [Z]. 2022 EHA, Abstract: LB2365.

风云变幻,险象丛生
——看极高危初治慢性淋巴细胞白血病患者如何转"危"而安

一般情况

患者,女性,63岁。

主诉:诊断慢性淋巴细胞白血病5年余。

现病史:患者5年前体检发现白细胞升高、脾大,于2017-07-21就诊于外院,血常规示 WBC 18.9×10^9/L,LYMPH% 61%,NEUT% 35%,HGB及PLT正常,完善骨髓活检等检查后诊断为CLL。2017—2018年予以干扰素治疗,患者自觉脾脏缩小,肿大淋巴结缩小。2019-07因自觉脾大、淋巴结肿大,患者就诊于当地医院,予以干扰素+沙利度胺治疗。应用沙利度胺3月余,患者因四肢麻木、皮肤瘙痒停药。

2020-05入我院门诊,暂无治疗指征。近3个月来,患者无发热、盗汗、体重下降等不适,为评估病情于2022-11入院。

体格检查

ECOG体能状态评分0分。无贫血貌,周身皮肤无皮疹、黄染、出血点,浅表淋巴结无肿大。咽部无充血,扁桃体无肿大。胸骨无压痛,双肺呼吸音清,未闻及干湿啰音。心率89次/分,律齐,各瓣膜听诊区未闻及病理性杂音。腹部平坦,无压痛及反跳痛,肝肋下未触及。双下肢无浮肿。

实验室检查

血常规:WBC $56.50×10^9$/L,NEUT $4.41×10^9$/L,RET% 1.12%,RBC $4.26×10^{12}$/L,HGB 120g/L,PLT $177×10^9$/L。

血生化全套:AST/ALT 1.55,UA 366.80μmol/L,LDH 529.10U/L。

β2-MG:4.48mg/L。

凝血八项:部分凝血活酶时间APTT 22.4s。

抗核抗体滴度和ENA抗体谱:抗核抗体阳性(1:1000),抗着丝点抗体阳性(+)。

免疫球蛋白:IgG 5.70g/L,IgA 0.56g/L,IgM 0.29g/L,补体3 0.60g/L,补体4 0.02g/L。

血浆结合珠蛋白(Hp)测定:>2.0g/L;冷凝集素试验:效价8,积分12。

淋巴细胞亚群:中央记忆CD4+T细胞占T淋巴细胞32.56%,效应CD4+T细胞占T淋巴细胞0.00%,活化CD4+T细胞占T淋巴细胞9.51%,活化CD8+T细胞占T

淋巴细胞 6.92%，调节 T 细胞占 T 淋巴细胞 0.00%，记忆调节 T 细胞占 T 淋巴细胞 0.00%，初始调节 T 细胞占 T 淋巴细胞 0.00%，活化调节 T 细胞占 T 淋巴细胞 0.00%，TH1（CD3+、CD4+、CD183+、CD196-）70.28%，TH2（CD3+、CD4+、CD183-、CD196-）19.75%。

免疫固定电泳：未见 IgG、IgA、IgM、轻链 κ、轻链 λ 单克隆成分。

流式细胞因子检测：IL-4 4.21pg/ml，IL-5 4.51pg/ml，IL-6 5.59pg/ml，IL-10 28.04pg/ml，IL-12P70 4.87pg/ml，TNF-α 4.88pg/ml。

感染相关标志物：抗乙型肝炎病毒表面抗体 52.9。

影像学检查

腹腔超声示：腹腔多发低回声团（肿大淋巴结可能性大）。（图 3-1-1）

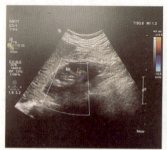 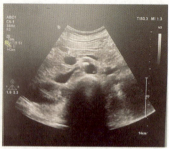

图 3-1-1　2022-08-10 腹部超声

泌尿系超声示：双肾未见明显异常。

消化系超声示：符合胆囊息肉声像图表现，脾重度大，脾脏实质弥漫性改变伴多发低回声团，肝胰未见异常。

CT平扫示：1.颈、胸、腹、盆多发肿大淋巴结、团块影。2.两侧上颌窦、蝶窦及筛窦炎。3.右上叶浅淡磨玻璃结节影，建议定期复查（6个月）。4.动脉硬化。5.脾大。6.左侧附件区钙斑。（图3-1-2）

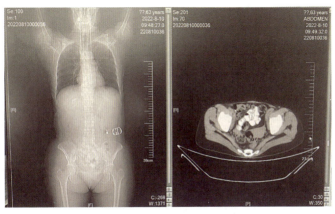

图3-1-2 CT平扫结果

PET-CT示：肠系膜根部，肠系膜间多发淋巴结伴FDG摄取轻度增高（右颈淋巴结SUVmax 2.89）；脾肿大（脾外缘长径约9个肋单元，脾门区厚度约62mm）伴FDG摄取增高，SUVmax 3.06；全身骨髓FDG摄取弥漫性轻度增高SUVmax 3.43；纵隔血池SUVmax 1.38，SUVmean 1.16；肝血池SUVmax 2.2，SUVmean 1.73，综合考虑CLL浸润可能，请结合病理。

病理学检查

骨髓涂片：骨髓（92%）及外周血（96%）淋巴细胞比例明显增高，考虑淋巴细胞增殖性疾病。

骨髓活检：骨髓增生极度活跃（约80%），异常淋巴细胞弥漫增生（70%~80%），胞体小，胞质量少，胞核椭圆形或略不规则，核染色质粗，各阶段粒红系细胞散在或簇状分布，均以中幼及以下阶段细胞为主，嗜酸性粒细胞散在分布，巨核细胞不少，分叶核为主。网状纤维染色（MF-1级，灶性）。免疫组化示异常淋巴细胞：CD20（+），PAX5（+），CD5部分（+），CD23（+），LEF1（+），CD3（-），CD10（-），Cyclin-D1（-），SOX11（-），CD138（-）。

流式细胞学检查：异常细胞群占有核细胞的69.67%，表达CD19，CD200，CD22，sIgD，κ，弱表达CD5，CD20，CD43，CD81，CD23，CD25，CD11c，CD38，不表达CD10，CD71，CD79b，FMC7，CD123，CD103，sIgM，λ；符合CLL/SLL表型。

细胞遗传学检查

IGHV未突变型。

染色体荧光原位杂交-P53/CEP17：检测TP53基因缺失阳性，8%细胞TP53/CEP17基因信号1个拷贝，提示-17。

淋巴瘤相关基因突变筛查：TP53基因检测到c.672+1G>A突变，为热点突变，可影响RNA剪接。

染色体核型分析：47, XX, +12［2］/46, XX［18］。

疾病诊断

CLL，Binet 分期 B 期；Rai 分期 Ⅱ 期；CLL-IPI 评分 9 分，极高危

治疗历程

2020-05 至本次入院前：暂无治疗指征。

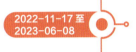
2022-11-17 至 2023-06-08：给予奥妥珠单抗（1000mg，d1）+ 来那度胺（25mg，d1—21）+ 泽布替尼（160mg，bid）方案治疗 6 个周期，C4（2023-04-03）疗效评估为 PR。

疗效总结

此例患者为极高危 CLL，病程约 5 年，首次确诊后外院予以干扰素 ± 沙利度胺治疗，入院前 2 余年因无治疗指征暂予以观察处理。本次入院病情评估发现患者脾脏重度大，有治疗指征，给予奥妥珠单抗 + 来那度胺 + 泽布替尼联合方案治疗 6 个周期，C4 疗效评估为 PR，提示奥妥珠单抗联合治疗方案能为极高危 CLL 患者带来有效的缓解。（图 3-1-3）

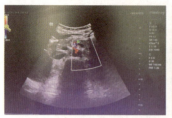 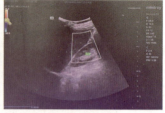

图 3-1-3　2023-04-03 腹部超声复查

专家点评

有数据显示极高危患者 5 年生存率仅 23.3%[1]，本例患者临床诊断为 Binet 分期 B 期，Rai 分期 Ⅱ 期，IPI 评分 9 分，属于极高危组，疾病进展风险较高。

随着 CLL 治疗进入个体化靶向时代，新型抗 CD20 单抗如奥妥珠单抗可为 CLL 一线治疗提供更优选择。在 2022 年第 2 版 NCCN 指南中，无论是否伴 del（17p）/TP53 突变，均推荐以奥妥珠单抗为基础的有限周期联合方案作为一线治疗首选。ELEVATE-TN Ⅲ 期临床研究显示，与苯丁酸氮芥联合奥妥珠单抗治疗相比，阿可替尼联合奥妥珠单抗治疗可提供更高的缓解率，总体缓解率（ORR）分别为 83% vs 96%[2]。基于该项研究和 2022 年第 2 版 NCCN 指南推荐，为患者选择了奥妥珠单抗+泽布替尼进行治疗。此外，在 CLL 中，来那度胺可促使 NK 细胞的增殖和活化。多项临床试验显示,来那度胺联合抗CD20单抗治疗CLL可提高反应率但不增加毒性[3]。因此,最终为患者制定了奥妥珠单抗+来那度胺+泽布替尼的多药联合治疗方案。此患者已完成6个周期的固定周期联合用药,并达到了PR,后续应结合微小残留病评估和分子遗传学特征进行维持治疗,并进行定期随访。

固定周期方案是目前CLL治疗领域探索中的热点之一,许多临床研究针对奥妥珠单抗联合BTK抑制剂、奥妥珠单抗联合Bcl-2抑制剂固定周期方案甚至多药联合等方案的疗效和安全性进行了多方位探索,希望能通过固定周期的治疗为CLL患者带来更持久、更深度的疾病缓解,并减少耐药的发生,改善患者的生活质量。

病例作者 易树华 中国医学科学院血液病医院

点评专家 邱录贵 中国医学科学院血液病医院

参考文献

[1] 中国抗癌协会血液肿瘤专业委员会,中华医学会血液学分会,中国慢性淋巴细胞白血病工作组. 中国慢性淋巴细胞白血病/小淋巴细胞淋巴瘤的诊断与治疗指南(2022年版)[J]. 中华血液学杂志, 2022, 43(5): 353-358.

[2] Sharman JP, Miklos Egyed, Wojciech Jurczak, et al. Acalabrutinib ± obinutuzumab versus obinutuzumab + chlorambucil in treatment-naïve chronic lymphocytic leukemia: Five-year follow-up of ELEVATE-TN [Z]. 2022 ASCO, Abstract 7539.

[3] 雷雯,周可树,李玉富. 来那度胺在慢性淋巴细胞白血病中应用的研究进展[J]. 中国实验血液学杂志, 2014, 22(02): 565-568.

峰回路转入佳境
——一例复发/难治性慢性淋巴细胞白血病/小淋巴细胞淋巴瘤患者经 VG+DA-EPOCH 治疗后重获完全缓解

一般情况

患者，男性，48 岁。

主诉：确诊 CLL 6 年余。

现病史：2015-10 诊断为 CLL/SLL，定期随访，2016-08 复查提示病情进展，予以"苯丁酸氮芥"治疗，后疗效不佳，于 2016-11 停药。后入组 BGB-3111-205 研究，2017-04 接受 BGB-3111 治疗，后病情再度进展，完善检查提示"CLL/SLL，加速期改变"，入院进一步治疗。

相关检查

第一次病情进展（2016-08）

血常规：WBC 22.4×10^9/L，Ly 8.92×10^9/L，Hb 81g/L，Ret 1.93%。

外周血流式免疫表型：符合 CLL/SLL。

FISH：p53/ATM/13q14/IgH/6q23/+12 检测均为阴性。

NGS：IgHV 突变检测无突变，IGHV4-39*01，符合率 99.60%；subset #8；P53 exon4~9、MYD88、SF3B1 突

变阴性；NOTCH1突变（L2464fs*13和P2514fs*4）（初诊标本未检出）。

第二次病情进展（2021-09）

PET-CT：全身扫描见两侧颈部、锁骨下、两侧腋窝、纵隔内、腹膜后、腹主动脉旁、肠系膜区、两侧髂血管旁、腹股沟区多发肿大淋巴结，较大约3.7cm×2.0cm，FDG代谢增高，SUVmax为12.3。建议左侧下颈部淋巴结活检以除外Richter转化。

左侧颈部淋巴结病理：符合CLL/SLL，加速期改变。

免疫组化：CD20（+），PAX5（+），CD79a（+），CD3（背景细胞+），CD5（+），Bcl-2（+），Bcl-6（-），CD10（-），MUM1（散在+），CD21（+），CD23（+），PD1（-），P53（10%+），C-MYC（增殖中心40%+），LEF1（部分+），CD30（-），Ki-67（50%+），原位杂交：EBER（-）。

NGS：（淋巴结）NOTCH1 c.7390del（p.L2464Cfs*13），NOTCH1 c.1201C>G（p.P401A）、PLCG2 c.3431A>G（p.D1144G），NOTCH1, c.7541_7542del（p.P2514Rfs*4）；（组织）NOTCH1 c.7390del（p.L2464Cfs*13），NOTCH1 c.1201C>G（p.P401A），PLCG2 c.3431A>G（p.D1144G），NOTCH1 c.7541_7542del（p.P2514Rfs*4），IGHV 4-39*01，IGHD：6-13*01、IGHJ：5*02同型模式8均突变。

疾病诊断

CLL,加速期
泽布替尼耐药进展(淋巴结进展)
克隆演变,同型模式 8

治疗历程

2016-09 至 2016-11
苯丁酸氮芥 0.4mg/kg d1—2 治疗,疗效评价为 SD。

2017-04 至 2021-10
BGB-3111(泽布替尼)160mg bid 治疗,疗效评价为 CR。后淋巴结进行性肿大,考虑 PD。

2021-11 至 2022-05
奥妥珠单抗 1000mg d0(首次分 2 天)、d7、14,维奈克拉剂量爬坡 20mg、50mg、100mg、200mg、200mg、400mg、400mg,依托泊苷 0.08g d1—4,盐酸多柔比星 16mg d1—4,长春新碱 0.5mg d1—4,泼尼松 50mg bid d1—5,环磷酰胺 1.2g d5(VG+DA-EPOCH)方案治疗 6 个周期,疗效评价为 CR。

疗效总结

本例患者为 CLL/SLL,随访期间发现进行性贫血,有治疗指征,予以苯丁酸氮芥治疗,增强 CT 复查提示淋巴结未见明显缩小,疗效评价 SD。患者入组 BGB-3111-205 研究,接受泽布替尼治疗,定期复查增强 CT 提示淋巴结进行性缩小,疗效评价为 CR。

后患者淋巴结进行性增大,考虑 PD,完善检查提示 CLL/SLL 加速期,予以 VG+DA-EPOCH 方案治疗,过程中未出现 3 级以上 AE,浅表淋巴结触诊明显缩小,3 周期中期 PET-CT 评估为 CMR,骨髓、外周血流式 MRD 均为阴性,ctDNA 转阴,6 个周期后复查 PET-CT 评估仍为 CMR,骨髓、外周血流式、NGS 检测 MRD 均为阴性,考虑 CR。(图 3-2-1)

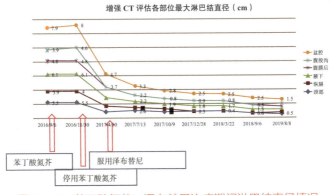

图 3-2-1 苯丁酸氮芥、泽布替尼治疗期间淋巴结直径情况

专家点评

加速期 CLL 预后较差，迄今为止最佳的治疗方案尚不明确。临床实践中，参照 CLL 治疗方案[1]。本例患者进展后病理提示 CLL/SLL 加速期，既往苯丁酸氮芥、泽布替尼治疗均进展，且 IGHV 无突变，考虑患者预后差。

近年来，新药联合治疗方案在 CLL/SLL 患者中取得显著疗效，尤其是 BTK 抑制剂、Bcl-2 抑制剂和抗 CD20 单抗，且 CLL14 研究显示在 CLL/SLL 患者中维奈克拉联合奥妥珠单抗可显著延长患者生存[2]。本例患者既往苯丁酸氮芥、泽布替尼治疗后均病情进展，考虑泽布替尼耐药。

研究发现 BTK Cys481 和 Leu528 是泽布替尼耐药 CLL 患者中两个主要的 BTK 耐药突变，此外，TP53、EGR2、NOTCH1 和 SF3B1 也是泽布替尼耐药的驱动克隆[3]。该患者泽布替尼耐药进展后发现新发 NOTCH1 c.1201C>G（p.P401A）突变，可考虑为泽布替尼耐药原因。

本例患者接受 Bcl-2 抑制剂维奈克拉 + 新型 CD20 单抗奥妥珠单抗 + 化疗方案治疗，6 个周期后达 CR，且过程中未出现 3 级以上 AE，表明维奈克拉 + 奥妥珠单抗 + 化疗的方案在泽布替尼耐药的 R/R CLL/SLL 患者中疗效显著，有望成为更多 R/R CLL/SLL 患者的治疗选择。

病例作者 朱华渊 江苏省人民医院

点评专家 李建勇 江苏省人民医院

参考文献

[1] 徐卫，李建勇.《中国慢性淋巴细胞白血病/小淋巴细胞淋巴瘤的诊断与治疗指南（2018年版）》解读[J]. 中华血液学杂志, 2018, 39(5): 366-369.
[2] Al-Sawaf O, Zhang C, Robrecht S, et al. VENETOCLAX-OBINUTUZUMAB FOR PREVIOUSLY UNTREATED CHRONIC LYMPHOCYTIC LEUKEMIA: 4-YEAR FOLLOW-UP ANALYSIS OF THE RANDOMIZED CLL14 STUDY [Z]. 2021 EHA, Abstract: S146.
[3] Zhu HY, Sha Y, Miao Y, et al. INTEGRATING MULTI-OMICS TO REVEAL THE CLONAL EVOLUTIONARY CHARACTERISTICS IN CLL PATIENTS WITH ZANUBRUTINIB RESISTANCE [Z]. 2023 EHA, Abstract: P607.

突围险象
——一例加速期极高危复发/难治性慢性淋巴细胞白血病/小淋巴细胞淋巴瘤病例分享

一般情况

患者,男性,59岁。

主诉:因"确诊CLL 2年余,腹胀腹痛1月余"于2022-05入院就诊。

现病史:2019-06无明显诱因出现颈部淋巴结肿大,在外院经淋巴结活检和分子遗传学检查确诊为CLL(17p-)。具体不详。因考虑有治疗指征,于2019-08起开始服用伊布替尼单药治疗,2020-04出现疾病进展(淋巴结进行性增大,外院诊治具体情况不详),外院给予伊布替尼联合苯达莫司汀、利妥昔单抗方案治疗6个周期,PET-CT提示CR(外院诊治具体情况不详),此后坚持服用伊布替尼治疗。2022-02患者再次出现淋巴结增大,外院予泽布替尼治疗,效果欠佳。为进一步求治,收治我院血液科。

实验室检查

血常规：WBC 30.4×10⁹/L，LYM 22.1×10⁹/L，HGB 120g/L，PLT 271×10⁹/L。

血生化：CR 90 μmol/L，UA 418μmol/L，Ferr 289.5ng/ml，LDH 267U/L，β2-MG 3.32mg/L。

外周血免疫分型：异常单克隆B淋巴细胞占71.63%，CD5(+)，CD23(+)，FMC7(-)，sIg(dim+)，CD79b(dim+)，CD22(+)，CLL评分4分。

FISH：1.P53基因缺失阳性细胞占89%。2.余未见异常杂交信号。3.未见IGH/CCND11融合基因阳性信号。

IGHV：未突变型。

NGS：SF3B1错义突变（19.88%）、BIRC3错义突变（48.89%）、TP53移码突变（23.64%）、BTK C481错义突变（18.85%）。

染色体：4~45，XY，del（4）（q27q31.3），der（6）t（6;17）（p25;q1.2），add（7）（q36），der（14）t（11;14）（p11.2;q13），der（15）t（15;17）（p11.2;q11.2），-17，add（21）（q2），der（21）t（11;21）（q13;p11.2），+del（21）（q22）[cp8]/46，XY[12]。

影像学检查

PET-CT：双侧耳前及耳后、双侧腮腺内、双侧颈部、双侧肩颈部、双侧锁骨上窝、双侧腋窝、纵隔内、双肺门、胸骨左旁、肝门区、肝胃间隙、胰头周围、双侧膈肌脚深面、中上腹部肠系膜间、腹膜后区、双侧髂血管旁、双侧腹股沟区见数量较多淋巴结增大，部分相互融合，其中中上腹部腹膜后区病灶呈大块状，包绕腹主动脉，最大者为 12.9cm×9.0cm×13.9cm，PET 于相应部位见轻中度异常浓聚影，SUVmax 3.9，SUVave 2.7。全身骨髓代谢弥漫性轻度增高，多考虑为惰性淋巴瘤侵犯骨髓。（图 3-3-1）

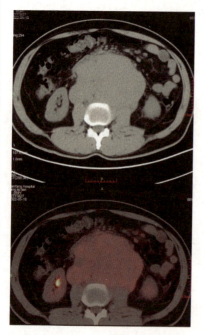
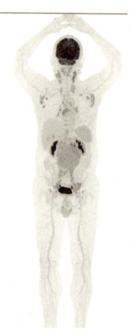

图 3-3-1　PET-CT

骨髓检查

骨髓涂片细胞学：骨髓不典型淋巴瘤细胞占 42.5%，此类细胞大小不一，类圆形或不规则形，浆少，蓝色，可见拖尾，边缘毛糙，核类圆形或不规则形，染色质不均匀块状，副染色质明显，部分可见核仁遗迹。（图 3-3-2）

外周血涂片细胞学：不典型细胞占 50%，形态同髓片。（图 3-3-3）

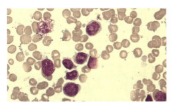 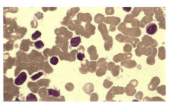

图 3-3-2 涂片细胞学（骨髓） 图 3-3-3 涂片细胞学（外周）

病理学检查

骨髓病理（髂后上棘）：镜下骨髓造血面积约 70%。三系可见，粒系以中晚幼细胞为主，可见分叶状核及杆状核，红系以中晚幼细胞为主，散在或岛状分布，巨核细胞 2~6 个 /HPF，以成熟巨核细胞为主。骨小梁间可见淋巴样细胞浸润，细胞体积较小，大小较一致，呈椭圆形或圆形，细胞核深染。（图 3-3-4）

免疫组化：MPO（髓系 +），CD235a（红系 +），CD61（巨核 +），CD79a（+），CD23（+），Bcl-2（+，40%），Ki-67（+，热点区 10%）。网状纤维染色（1+）。

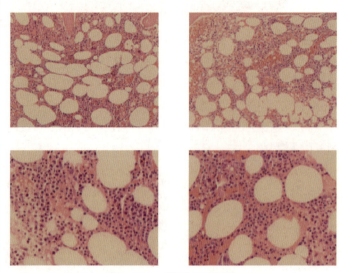

图 3-3-4 髂后上棘活检

病理诊断及建议：(髂后上棘活检)骨髓增生活跃，骨小梁间见异型小淋巴样细胞浸润，免疫表型示 CD20（−），CD79a（＋），CD5（−），CD23（＋），符合惰性小 B 细胞淋巴瘤累及骨髓。

左颈部淋巴结病理：淋巴结结构部分消失，局部可见弥漫一致的淋巴细胞呈浸润性生长，细胞体积较小，核圆形或卵圆形，核膜厚，核染色质粗，部分核偏位。(图 3-3-5)

免疫组化：CD3（T 细胞＋），CD5（部分＋），CD19（弥漫＋），CD20（部分＋），PAX-5（部分＋），CD21（FDC 网破坏），CD23（弥漫＋），CD30（个别＋），Bcl-2（弥漫＋，约 80%），Bcl-6（＋，约 70%），MUM-1（＋，约

30%)，C-MYC（+，约40%+），SOX-11（-），Ki-67（+，约65%）。

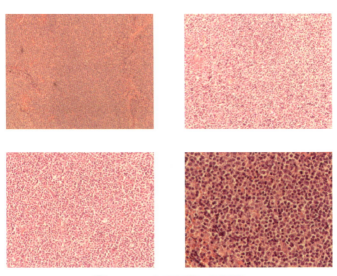

图3-3-5　左颈部淋巴结活检

病理诊断及建议：（左颈部淋巴结）非霍奇金B细胞淋巴瘤，镜下形态结合免疫表型及临床病史，考虑CLL/SLL伴广泛增殖中心形成（加速期）。

疾病诊断

CLL，伴广泛增殖中心形成，加速期，Binet B期，Rai Ⅱ期，CLL-IPI评分7分

治疗历程

2019-06 至 2020-04
伊布替尼 420mg qd 治疗，PFS 为 20 个月。

2020-04 至 2022-02
予以伊布替尼 420mg qd、苯达莫司汀 70mg/m² 和利妥昔单抗 375mg/m² 联合治疗，PFS 为 10 个月，疗效评价为 PD。

2022-02 至 2022-05
予以泽布替尼 160mg bid 治疗，疗效评价为 PD。

2022-05 至今
奥妥珠单抗联合维奈克拉治疗[奥妥珠单抗 1000mg d1、8、15 cycle1；奥妥珠单抗+维奈克拉（爬坡）1000mg q4w×5 个周期；维奈克拉维持治疗至 PD 或不可耐受]。疗效评价为 PR。

疗效总结

本例患者完善相关检查后予伊布替尼治疗，患者 PFS 为 20 个月，后予伊布替尼、苯达莫司汀和利妥昔单抗联合治疗以及改泽布替尼治疗，患者基本均出现病情进展，随后予奥妥珠单抗联合维奈克拉治疗,现维奈克拉维持治疗,C1D1 后腹痛、腹胀明显缓解。2022-05-27 至 2023-03-07 期间,多次超声提示双侧颈部淋巴结、双侧腋窝淋巴结、腹膜后淋巴结明显缩小,肝、脾无明显异常,现疗效评价为 PR。

考虑患者为加速期 CLL,在治疗过程中,需要密切监测治疗效果和不良反应,及时进行方案调整。

专家点评

CLL 通常具有慢性进展的特点,但会出现加速期和 Richter 转化,其中加速期 CLL 是相对罕见的组织学进展类型,占所有 CLL 病例不足 1%(可能被低估),这部分患者通过传统免疫化疗治疗后 OS 不佳[1]。该患者初始诊断为 CLL(17p-,IGHV 未突变),外院予伊布替尼单药及其联合化疗、泽布替尼靶向药治疗,患者仍出现疾病进展,为进一步求治就诊于我院,经过检查诊断为 CLL(伴广泛增殖中心形成,加速期,Binet B 期,Rai Ⅱ期,CLL-IPI 评分 7 分),这部分患者预后较差。

迄今为止,加速期 CLL 患者的最佳治疗方案尚不统一,国内外多项指南建议临床实践中照 CLL 治疗方案[2,3]。该患者既往使用过 BTK 抑制剂、免疫化疗,同时伴有多项高危因素(17p-,IGHV 未突变、BTK C481 突变),此时患者的治疗选择较为有限，可选择临床试验、Bcl-2抑制剂等。鉴于直接使用Bcl-2抑制剂患者的溶瘤反应可能严重，我们选择联合抗CD20单抗-奥妥珠单抗减瘤后再进行维奈克拉治疗。根据CLL14研究结果，奥妥珠单抗联合维奈克拉较免疫化疗方案可显著延长PFS（76.2个月 vs 36.4个月，HR 0.4，$P<0.0001$），且OS的获益趋势随着随访时间延长逐渐显现，超过60%的患者无须二线治疗；无论各个亚组是否存在TP53突变/17p-或IGHV突变，PFS均有显著获益[4]。基于此，选择应用奥妥珠单抗联合维奈克拉方案，该例患者取得了理想疗效PR。可见，对于含有高危因素的复发或难治性CLL患者，奥妥珠单抗联合维奈克拉是不错的治疗选择。

病例作者　郭绪涛　南方医科大学南方医院

点评专家　冯　茹　南方医科大学南方医院

参考文献

[1] Xie J, Jang A, Vegel A, et al. Successful treatment of "accelerated" chronic lymphocytic leukemia with single agent ibrutinib: A report of two cases [J]. Leuk Res Rep, 2021, 15: 100247.
[2] NCCN Guidelines: B-Cell Lymphomas. Version 3.2022 [EB/OL]. http://www.nccn.org.
[3] 中国抗癌协会血液肿瘤专业委员会，中华医学会血液学分会，中国慢性淋巴细胞白血病工作组. 中国慢性淋巴细胞白血病/小淋巴细胞淋巴瘤的诊断与治疗指南（2022年版）[J]. 中华血液学杂志, 2022, 43(5): 353-358.
[4] l-Sawaf O, Sandra Robrecht, Can Zhang, et al. VENETOCLAX-OBINUTUZUMAB FOR PREVIOUSLY UNTREATED CHRONIC LYMPHOCYTIC LEUKEMIA: 6-YEAR RESULTS OF THE RANDOMIZED CLL14 STUDY [Z]. 2023 EHA, Abstract: S145.

别开生面
——一例年轻初治慢性淋巴细胞白血病患者经二代汉堡包方案治疗后完全缓解

一般情况

患者，男性，52岁。

主诉：右颈部淋巴结肿大3月余。

现病史：2019-07患者发现右颈部淋巴结肿大，约花生米大小，质韧，无压痛，无发热盗汗，无恶心呕吐，无头痛头晕，无腹痛腹泻等不适。在外院完善检查考虑"慢性淋巴细胞性白血病/B小淋巴细胞性淋巴瘤（B-CLL/SLL）"，定期复查，后淋巴结明显增大，至我院就诊。

外院首次就诊（2019-07）、定期复查结果如下。

2019-10 PET-CT：双侧颌下、颏下、颈深、颈血管间隙、下颈部、锁区、胸肌后及腋下、纵隔内气管右旁、右侧头臂静脉周围、腔静脉后、主肺窗、隆突下、右侧心膈角及肋膈角、肠系膜根部及肠系膜间、腹膜后腹主动脉周围及下腔静脉周围、双侧髂总血管周围、双髂脉区及腹股沟多发结节，PET-CT显像可见不同程度放射性浓聚，符合恶性淋巴瘤。SUV值3.6，大者约1.8cm×1.2cm。

B超引导下淋巴结穿刺活检（颈右穿刺），诊断为B-CLL/SLL。

定期复查，淋巴结增大明显。

2021-08 B超：腹膜后见低回声结节，约 2.1cm×1.9cm×1.2cm，边界清，回声不均质。双侧腹股沟区多个低回声结节，大者分别约 2.6cm×1.6cm，3.3cm×1.0cm，边界清，回声不均。颈部见多个大小不等的低回声结节，大者分别约 5.8cm×2.5cm，5.6cm×2.1cm，边界清，呈融合状，回声不均质。

实验室检查

血常规：WBC $10.11×10^9$/L，LYM $6.30×10^9$/L，NEU $3.15×10^9$/L，HB 134g/L，PLT $199×10^9$/L。

LDH：427U/L。

β2-MG：3.90mg/L。

影像学检查

PET-CT：1. 淋巴瘤治疗后，全身多发淋巴结肿大伴高代谢，SUVmax 4.8，较大者长径约 4.1cm。（纵隔血池 SUVmax 1.8，肝血池 SUVmax 2.4）。2. 双侧扁桃体饱满伴高代谢，SUVmax 6.7，建议观察除外受累。3. 左肺上叶混合磨玻璃结节，建议短期随诊；双肺多发小结节，考虑良性结节。4. 肝囊肿。（图 3-4-1）

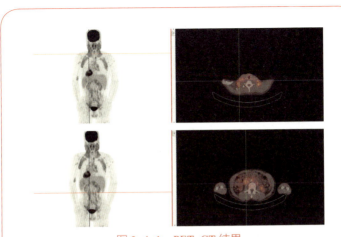

图 3-4-1 PET-CT 结果

体格检查

骨髓流式：可见 81.67% 的异常成熟 B 淋巴细胞，FSC 较小。

免疫表型：CD5（+），CD19（+），CD23（+），CD200（+），CD20（+）部分，CD43（部分+），CD79b（部分+），IgM（少量+），FMC-7（-），CD10（-），CD38（-），胞膜免疫球蛋白 κ 轻链限制性表达，提示为单克隆 B 细胞。

MBC：$3.5 \times 10^9/L$。

骨髓活检：骨髓有核细胞增生明显活跃，造血容量约 70%。结合组织形态和免疫组化，符合 CLL/SLL。

骨髓 IGHV 突变：突变型，突变程度 7.2%（IGHV3-66×01）。

骨髓 FISH：检测到 12 号染色体数目增加，占比 69%。检测到 13q34、13q14.3 基因缺失，占比 74%。未检测到 ATM 基因缺失。未检测到 t（11；14）易位形成的 IGH/CCND1 融合基因。未检测到 p53 基因缺失。

骨髓染色体核型分析：46,X,-Y,+12[13]/46,XY[7]。

外周血流式：符合 CLL 免疫表型，可见 34.75% 的异常成熟 B 淋巴细胞，FSC 较小。

疾病诊断

CLL/SLL，Binet B 期，CLL-IPI 评分 3 分，中危；+12，13q34-，13q14.3-，ECOG 评分 0 分

伴多发性进行性淋巴结肿大

IGHV- 突变型，+12，13q34-，13q14.3-

治疗历程

2021-10 至 2022-05

采用标准剂量 FCG 方案（氟达拉滨 25~30mg/m² d1—3，环磷酰胺 250mg/m² d1—3，奥妥珠单抗 1000mg d0）1 个周期，后续口服泽布替尼 160mg bid 3 个月和 FCG 1 个周期交替治疗共 2 个循环。

疗效总结

2022-02-18 上腹部平扫+增强 CT：双锁上、双颈部、双腋窝见多发肿大淋巴结，大者直径约 0.8cm。腹腔及腹膜后见肿大淋巴结，大者直径约 1.0cm。骨髓及外周血 MRD 均阴性，疗效评估为 CR。

2022-05-22 外周血及骨髓 MRD 阴性，疗效评估为 CR。

专家点评

CLL/SLL 的传统治疗，主要是 FCR、BR 以及苯丁酸氮芥 ± 抗 CD20 单抗的方案，部分患者存在耐受性差、疗效不佳、生存期较短的难题。BTK 抑制剂是新型的治疗手段，但若单用 BTK 抑制剂需长期用药、价格昂贵，且长期用药容易出现耐药和不可耐受的不良反应，本例为年轻患者，预期治疗时间长，耐药和不可耐受的不良反应概率更高。

研究显示，FCG/R 联合 BTK 抑制剂的固定周期治疗，在 CLL 患者中疗效显著，CR 及 MRD 阴性率高，并且联合 BTK 抑制剂治疗时，FCG 优于 FCR，故该患者选用泽布替尼联合 FCG 方案[1,2]。患者接受 FCG 和泽布替尼各 1 个周期治疗后即达 CR，外周血及骨髓 MRD 均为阴性，继续 FCG 和泽布替尼各 1 个周期后复查外周血及骨髓 MRD

仍为阴性。

本例患者采用的联合治疗方案是我们团队设计的二代汉堡包方案（采用3个周期的FCR治疗与2个周期、每次为期3个月的伊布替尼治疗交替的方式），未来有望为更多患者带来深度缓解。

病例作者　邢立杰　山东省肿瘤医院

点评专家　李增军　山东省肿瘤医院

参考文献

[1] Davids MS, Brander DM, Kim HT, et al. Ibrutinib plus fludarabine, cyclophosphamide, and rituximab as initial treatment for younger patients with chronic lymphocytic leukaemia: a single-arm, multicentre, phase 2 trial[J]. Lancet Haematol, 2019, 6(8): e419-e428.

[2] Jain N, Thompson PA., Burger JA., et al. Ibrutinib, Fludarabine, Cyclophosphamide, and Obinutuzumab (iFCG) for First-Line Treatment of *IGHV*-Mutated CLL and without Del (17p) /Mutated *TP53* [J]. Blood, 2019, 134(Supplement_1): 357.

拨开云雾见月明
——一例老年慢性淋巴细胞白血病-Richter综合征患者经GB+伊布替尼方案治疗后获得部分缓解

一般情况

患者，男性，67岁。

主诉：反复颈部淋巴结肿大6年，腰骶部疼痛20天。

现病史：2016年无诱因出现颈部多发淋巴结肿大，最大约4cm×5cm，质中，活动度可，无触痛、压痛，局部无红肿，无其他不适，就诊外院，完善检查提示"CLL/SLL（Rai Ⅰ期，Binet A期）"，未予治疗。2017年前颈部淋巴结较前增多、增大，性质同前，完善检查诊断同前，予以FCR（氟达拉滨、环磷酰胺、利妥昔单抗）方案2个周期治疗，淋巴结肿大消失，后未遵嘱返院治疗。2020-08颈部淋巴结再次肿大，病理提示"CLL/SLL"，予伊布替尼口服治疗，后肿大淋巴结消失，继续伊布替尼治疗。2022-02颈部淋巴结再次肿大，左侧明显，伴腰骶部疼痛，伴消瘦，颈部淋巴结病理提示："转化为弥漫大B细胞淋巴瘤（Richter综合征）"。为进一步诊治，转诊我院。

既往史：糖尿病、高血压，平素规律降糖、降压治疗，有关指标稳定。

体格检查

查体：生命体征平稳，贫血貌，颈部、腋窝、腹股沟等部位可以触及多发肿大淋巴结，黄豆至鸡蛋大小。余无殊。

相关检查

首次就诊（2016-08）

血常规+手工分类：WBC 16.21×10^9/L，LYM% 70%，LYM 11.45×10^9/L，HGB149g/L，PLT 197×10^9/L。

外周血免疫分型：成熟B淋巴细胞肿瘤，倾向于慢性淋巴白血病/B小淋巴细胞淋巴瘤。

FISH：D13S25、P53、ATM、RB1位点未见缺失信号，CSP12未见扩增信号，IGH/CCND1位点未见融合信号。

骨髓染色体核型分析：46，XY[20]。

CT：纵隔及双腋下淋巴结肿大，腹腔内淋巴结肿大。

疾病进展（2017-11）

胸部CT：双侧颈部、双侧腋窝、纵隔、双侧腹股沟区、腹主动脉旁肿大淋巴结。

复发（2020-08）

骨髓常规：淋巴细胞增殖性疾病（LPD）。

颈部淋巴结病理：符合CLL/SLL，部分区域假增殖中心扩大，增殖活性增高。

再次复发（2022-02）

血常规：WBC 1.52×10^9/L，NEU 0.60×10^9/L，Hb 86.0g/L，

PLT 183×10^9/L。

血生化：球蛋白 18.7g/L，白蛋白 32.3g/L，葡萄糖 11.04mmol/L，乳酸脱氢酶 630IU/L。

PET-CT：淋巴瘤基线评价：1. 全身多部位多发淋巴结浸润，双侧腮腺浸润，全身骨髓浸润，左侧上颌窦、鼻咽及脾脏浸润（以腹腔病灶显著，大者大小约 8.0cm×7.7cm，其余直径多在 1.0cm~4.0cm 之间）；Deauville 评分 5 分。2. 右肺上叶多发炎性粟粒，贫血改变，前列腺钙化。3. 全身其他部位 ^{18}F-FDG PET-CT 显像未见明显异常。（图3-5-1）

心脏彩超检查：左房增大，主动脉瓣及二尖瓣轻度反流，三尖瓣轻度反流，估测肺动脉收缩压 37mmHg。

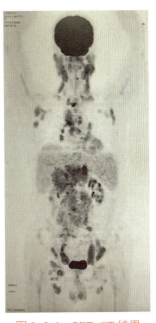

图 3-5-1　PET-CT 结果

颈部淋巴结病理：CLL/SLL，大部分区域转化为 DLBCL（Richter 综合征）。

FISH：D13S25、P53、ATM、RB1 位点未见缺失信号，CSP12 未见扩增信号，IGH/CCND1 位点未见融合信号。

IGHV 突变 4%。

骨髓染色体核型分析：46，XY［20］。

疾病诊断

DLBCL，Richter 转化，Ann Arbor ⅣB 期，IPI 评分 4 分，高危；NCCN-IPI 评分 5 分，高中危

2 型糖尿病

高血压病

治疗历程

2017-12 至 2018-02

FCR［氟达拉滨 25mg/m² d1—3，环磷酰胺 250mg/m² d1—3，利妥昔单抗 375mg/m² d0（C1）此后 500mg/m²；28 天/周期］治疗 2 个周期，后未遵嘱返院治疗，疗效评价为 PR。2020-08 颈部淋巴结再次肿大，完善颈部淋巴结活检，病理提示："CLL/SLL，部分区域假增殖中心扩大，增殖活性增高。"

2020-08 至 2021-12

予以伊布替尼 480mg qd 治疗 16 个周期，疗效评价为 CR。2022-02 颈部淋巴结再次肿大，左侧明显，伴腰骶部疼痛，伴消瘦，无发热、畏冷、寒战，无盗汗等不适，完善

2022-03 至 2022-06

颈部淋巴结活检，病理提示："转化为 DLBCL（Richter 综合征）。"

2022-03 至 2022-06 GB 联合伊布替尼方案治疗 4 个周期（奥妥珠单抗 1000mg/次，C1 d1/d2、d18、15，苯达莫司汀 120mg/次，d1—2，28 天/周期；伊布替尼 480mg qd），疗效评估为 PR。建议患者局部放射治疗和自体造血干细胞移植，患者随后自行停 GB 化疗，单药伊布替尼治疗。

2022-12

患者合并 COVID-19 重症感染，抢救未果，自动出院。

疗效总结

本例患者既往为 CLL，接受 FCR 和伊布替尼治疗后淋巴结均进行性肿大，完善检查后确诊转化为弥漫大 B 细胞淋巴瘤（Richter 综合征），予以奥妥珠单抗、苯达莫司汀联合伊布替尼方案治疗，4 个周期后复查 CT 病灶较前缩小，疗效评估为 PR。后患者拒绝局部放射治疗和自体造血干细胞移植，并自行停 GB 化疗，单药伊布替尼治疗。治

疗期间因合并COVID-19重症感染抢救未果，自动出院。（图3-5-2）

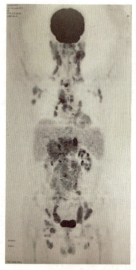
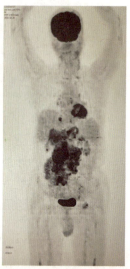

图3-5-2　PET-CT结果：治疗前（左），治疗后（右）

CLL/SLL

专家点评

CLL转化为侵袭性淋巴瘤称为Richter综合征，若转化为DLBCL，可具有DLBCL的组织学特征，但其分子特征不同，接受DLBCL的标准蒽环类或阿糖胞苷/铂类方案的缓解率为40%~65%，中位PFS均显著低于12个月[1]。

本病例患者多次行组织病理检查，Richter综合征诊断明确，但患者体能状态较差，难以耐受DLBCL的二线治疗方案。患者转化前未进行IGHV基因测序，不能确定转化前后是否为同一克隆起源，根据《CSCO恶性血液病诊疗指南（2022版）》[2]可考虑R为基础的免疫化疗方案治疗，该患者体能状况差，依从性欠佳，自行停药病情多次复发，予以奥妥珠单抗联合BTK抑制剂及化疗方案治疗，4个周期治疗后获得PR，后续再次自行停止GB治疗，仅BTK抑制剂维持治疗。说明G联合BTK抑制剂及化疗的方案在CLL及Richter患者中有一定疗效。

病例作者　　翁　萍　福建医科大学附属协和医院

点评专家　　许贞书　福建医科大学附属协和医院

参考文献

[1] Seymour JF. Approach to relapsed CLL including Richter Transformation [J]. Hematol Oncol, 2023, 41 (Suppl_1): 136–143.
[2] 中国临床肿瘤学会指南工作委员会. 中国临床肿瘤学会（CSCO）恶性血液病诊疗指南 2022 [M]. 北京：人民卫生出版社，2022.

一招制胜
——一例高危初治慢性淋巴细胞白血病病例分享

一般情况

患者，男性，67岁。

主诉：确诊淋巴瘤3年半，末次化疗后2年半。

现病史：2014年下旬无意间发现全身多发淋巴结肿大，局部无红肿、疼痛，未予重视。2016-10-05因包块缓慢增大，就诊于外院，完善检查提示浅表淋巴结多发肿大，行右腹股沟淋巴结切除活检常规病理及免疫组化诊断为SLL（骨穿资料未见），间断性服苯丁酸氮芥化疗，肿大淋巴结缩小。2019-05停服苯丁酸氮芥。2020-04-23因淋巴结增大增多第1次就诊于我院，完善相关检查无治疗指征于2020-04-28出院，出院后定期随访。2021-06开始患者无明显诱因逐渐消瘦并感疲倦乏力，4个月时间体重下降10kg，为求治疗于2021-10-11第2次就诊入我院。

体格检查

ECOG 评分 2 分，NRS 疼痛评分 0 分；颌下、双侧颈部、腋窝、腹股沟区及左侧锁骨上窝扪及多发肿大淋巴结，较大者约 22mm×6mm（右侧腹股沟区），14mm×7mm（左侧腹股沟区），39mm×7mm（左侧腋窝），33mm×9mm（右侧腋窝），19mm×6mm（右侧颈部），38mm×10mm（左侧颈部），9mm×5mm（左侧锁骨上窝），9mm×4mm（右侧锁骨上窝）。

实验室检查

血常规：WBC $26.16×10^9$/L，LYMP% 71%，NEUT $1.98×10^9$/L，Hb 115g/L，PLT $91×10^9$/L。

β2-MG：3.51mg/L。

LDH：136U/L。

ESR：12mm/h。

肝肾功能、免疫球蛋白等均正常。

影像学检查

2021-10-11 心脏彩超示：1. 主动脉瓣退行性变。2. 左室舒张功能减退及收缩功能正常。

2021-10-11 淋巴结彩超示：双侧颈部及双侧锁骨上窝、双侧腋窝、双侧腹股沟区多发异常淋巴结。

2021-10-12 胸腹部 CT 示：1. 符合淋巴瘤化疗后改变，双侧腋窝及纵隔、腹腔及腹膜后、双侧腹股沟多发肿大淋巴结，部分较前稍缩小，请结合病史及随访复查。2. 支气管疾患并肺气肿，肺大疱；右下部分支气管扩张。3. 右肺中叶小结节，建议追踪观察。4. 主动脉粥样硬化。5. 双肾小囊肿。（图 3-6-1）

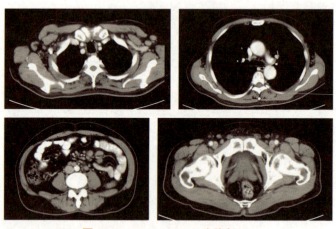

图 3-6-1　2021-10-12 胸腹部 CT

2021-10-13 颅脑 MRI 示：1. 双侧放射冠及半卵圆中心区多发小点片状异常信号灶，考虑为多发腔隙性脑梗死灶。请结合病史。2. 脑白质疏松；脑萎缩。

病理学检查

2016-10-18 常规病理及免疫组化:(右腹股沟淋巴结)符合 SLL;CD3(+),CD20(+++),CD21(+散),Ki-67(+,20%),CD10(-),CD79a(+++),Bcl-6(+),Bcl-2(++),MUM-1(++),Cyclin-D1(-),CD5(+++),CD23(+++),TdT(-)。

2021-10-13 骨髓细胞学示:CLL/SLL 治疗后,骨髓增生欠活跃,粒系占 57.5%,红系占 5%,巨核细胞未见,淋巴细胞比例增高占 36%,请结合临床及微小残留等相关检查综合考虑。

2021-10-15 外周血流式示:在 CD45/SSC 点图上设门分析,淋巴细胞约占有核细胞的 53.5%,其中 B 淋巴细胞约占淋巴细胞的 83%,表达 HLA-DR、CD5、CD19、CD20、CD22、CD23、CD200、sλ(dim),其中 CD5+、CD19+、CD23+ 细胞约占 74.5%。提示成熟 B 淋巴细胞增殖性疾病(B-CLL/SLL 可能)。

CLL 的 RMH 免疫标志积分系统:4 分。

2021-10-18 骨髓活检示:造血组织增生活跃,淋巴细胞比例稍高,建议加做免疫组化进一步明确诊断。

2021-10-14 CLL22 基因检测:IGHV 4-34 突变比例＞2%;IGHV 3-74 突变比例＜2%;SF3B1 突变。

疾病诊断

CLL,Binet C 期,Rai Ⅲ期,CLL-IPI 评分 6 分,高危

治疗历程

因患者对治疗能快速起效的意愿非常强烈,且长期服药的依从性欠佳,2021-10-30给予奥妥珠单抗+泽布替尼方案[奥妥珠单抗1000mg d1(C1为100mg d1+900mg d2、1000mg d8、1000mg d15)q21d,泽布替尼160mg bid]治疗6个周期。

治疗期间出现Ⅱ度骨髓抑制,1周左右得到缓解。患者因个人原因,治疗6个周期后拒绝继续治疗,劝说无效。

疗效总结

给予奥妥珠单抗+泽布替尼方案治疗6个周期,C2疗效评估为CR,浅表淋巴结彩超:右侧腹股沟区多发淋巴结可见,较大者约0.6cm×0.4cm。2022-01-05胸腹部CT与2021-10-12胸腹部CT对比示:腋窝及纵隔淋巴结较大者约0.6cm×0.7cm(原1.6cm×1.2cm),腹腔及腹膜后、腹股沟淋巴结较大者约0.7cm×1.4cm(原2.3cm×1.7cm)。血常规、外周流式细胞学检查、骨髓细胞学等均未见明显异常。C6后定期随访,未发现疾病复发进展,ECOG恢复至0分。(图3-6-2)

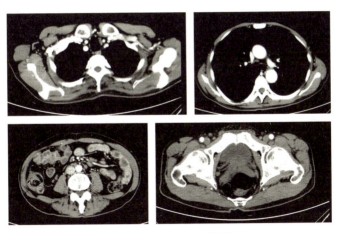

图 3-6-2　2022-01-05 胸腹 CT

专家点评

CLL 是一种惰性非霍奇金淋巴瘤，高危因素是影响其预后及治疗获益的关键。此例患者为高危 CLL，无 IGHV 突变，患者预后较差，传统免疫化疗方案对具有高危细胞遗传学特征的 CLL 患者疗效不佳。研究显示：BTK 抑制剂联合奥妥珠单抗的有限周期治疗有助于高危 CLL 患者获得深度缓解，ORR 为 100%[1]。Ⅲ期 ELEVATE-TN 研究表明：与 BTK 抑制剂单药相比，奥妥珠单抗联合 BTK 抑制剂方案在初治 CLL 患者中疗效更优，PFS 率分别为 93% vs

87%，ORR分别为94% vs 86%[2]。另外，一项泽布替尼联合奥妥珠单抗的1b期研究结果显示：TN CLL/SLL患者的中位随访时间为29个月，ORR为100%，30%的患者达到CR[3]；并且2021年V4版NCCN指南推荐奥妥珠单抗联合Bcl-2/BTK抑制剂为CLL患者一线优选方案，基于此，为患者选择奥妥珠单抗+泽布替尼方案进行治疗。

以奥妥珠单抗为基础的固定周期方案是CLL治疗领域的热点之一。抗CD20单抗、BTK抑制剂、Bcl-2抑制剂、PI3K抑制剂等不同作用机制的固定周期联合治疗，可能是避免耐药、改善患者缓解深度、提高PFS和OS获益的优选方案。

病例作者 唐娜萍 怀化市肿瘤医院

点评专家 傅 敢 中南大学湘雅医院

参考文献

[1] Cramer P, Tausch E, von Tresckow J, et al. Durable remissions following combined targeted therapy in patients with CLL harboring TP53 deletions and/or mutations [J]. Blood, 2021, 138(19): 1805-1816.

[2] Sharman JP, Egyed M, Jurczak W, et al. Acalabrutinib with or without obinutuzumab versus chlorambucil and obinutuzmab for treatment-naive chronic lymphocytic leukaemia (ELEVATE TN): a randomised, controlled, phase 3 trial [J]. Lancet, 2020, 395(10232): 1278-1291.

[3] Tam CS, Quach H, Nicol A, et al. Zanubrutinib (BGB-3111) plus obinutuzumab in patients with chronic lymphocytic leukemia and follicular lymphoma [J]. Blood, 2020, 4(19): 4802-4811.

危急时分见英雄
——伴有 IGHV、P53 突变的极高危慢性淋巴细胞白血病/小淋巴细胞淋巴瘤病例分享

一般情况

患者,女性,57 岁。

主诉:发现右腋窝肿物半年余。

现病史:患者自诉 2020-10 无意间触及右腋窝有一肿物,约 2cm×2cm 大小,无红肿,无疼痛,活动度良好,病理检查提示,CLL/SLL。未行治疗。2021-12 因"头晕、乏力"再次入院,查体触及双侧腋窝、颈部、腹股沟多发肿物,病程中患者无发热、盗汗,体重减轻。

实验室检查

血常规:WBC 53.69×10^9/L,RBC 1.89×10^{12}/L,Hb 57g/L,PLT 198×10^9/L,N% 2.8%,L% 95.8%。

血生化:LDH 217U/L,ALB 36g/L,β2-MG 5.15mg/L。

乙肝表面抗原、丙肝抗体阴性。

影像学检查

CT 检查提示:双侧颈部、锁骨上窝、腋窝、纵隔肺门、膈前、腹腔腹膜后、盆壁髂血管旁及腹股沟区见全身广泛淋巴结不同程度肿大,部分呈融合表现,大者约 6.3cm×3.0cm;脾大。(图 3-7-1)

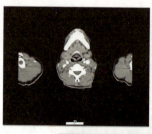
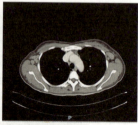
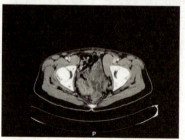

图 3-7-1　2021-12 CT

骨髓检查

骨髓细胞形态:骨髓增生明显活跃,粒、红两系比例减低,淋巴细胞比例增高(78%),血小板不少,未见原始细胞增多。

免疫分型：异常成熟 B 淋巴细胞 90.5%（占淋巴细胞），据免疫表型特征，考虑为成熟 B 淋巴细胞增殖性疾病。

基因检测：IGHV 突变阳性（突变比例＞2%）；P53 突变阳性（变异频率 73.3%）。（表 2）

表 2　基因检测

基因	检测结果
IGHV	IGHV 3-30 突变比例＞2% · IGHV 3-30 突变比例＞2%，在 CLL/SLL 患者中，提示预后良好（NCCN 指南）。 · 在 CLL 初治适合患者的特定亚组中，尤其是具有 IGHV 突变的患者，氟达拉滨、环磷酰胺和利妥昔单抗（FCR）可达到高缓解率并改善 OS 率，对于身体条件适合的患者是标准的一线治疗（NCCN 指南）。

基因	染色体坐标	变异位点	变异频率	变异来源
TP53 NM_000546.5	chr17:7577100	c.836_837del p.Gly279GlufsTer26	73.3% 测序深度：733X	—
	· NCCN 指南指出，TP53 基因突变，在 CLL/SLL 患者中提示预后不良；在伴 del（17p）或 TP53 突变 CLL/SLL 患者中依鲁替尼（ibrutinib）和阿卡鲁替尼（acalabrutinib）± 奥比妥单抗（obinutuzumab）是首选一线治疗方案。			

疾病诊断

CLL/SLL，Binet 分期 C 期，Rail 分期 Ⅲ 期，P53 突变，CLL-IPI 评分 7 分，极高危组

治疗历程

2021-12-15
予以口服奥布替尼 150mg qd 治疗。

2022-01-10
予以奥妥珠单抗 1000mg d1、8、15+奥布替尼 150mg qd 治疗。

2022-02-08 至 2022-07-05
予奥布替尼 150mg qd+ 奥妥珠单抗 1000mg d1+ 苯达莫司汀 90mg/m²（BTKi+GB）治疗。

3 个周期化疗后复查 CT 提示：双侧颈部、锁骨上窝、腋窝、纵隔肺门、膈前、腹腔腹膜后、盆壁髂血管旁及腹股沟区多发肿大淋巴结部分较前缩小，部分呈融合表现，大者约 1.5cm×1.0cm；脾大减轻。

6 个周期化疗后复查 PET-CT 提示：两侧耳前、腮腺区、两侧颈部Ⅰ~Ⅴ区、双侧锁骨上区、双侧腋窝、纵隔及双肺门、腹膜后、右侧冈下肌旁多发淋巴结较前缩小、减少，大部分显示不清，未见异常放射性摄取。疗效评价为 CR，外周血 MRD 阴性，骨髓 MRD 未转阴。

疗效总结

本例患者 2021 年 12 月开始使用奥布替尼进行治疗，后予奥布替尼+奥妥珠单抗+苯达莫司汀持续治疗。3 个周期化疗后行 CT 检查提示疗效评价 PR，未见明显化疗相关的毒性，继续原方案治疗。完成 6 个周期的 GB+BTKi 方案化疗后，行 PET-CT 检查、外周血 MRD 检测，疗效评价为 CR，外周血 MRD 阴性。后续口服奥布替尼维持治疗。目前患者复查疾病稳定，维持 CR，但骨髓 MRD 仍未转阴。（图 3-7-2、图 3-7-3）

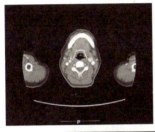
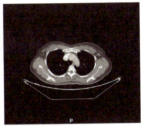
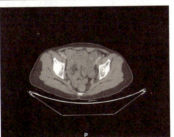

图 3-7-2　3 个周期化疗后 CT

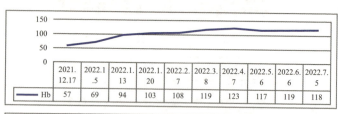

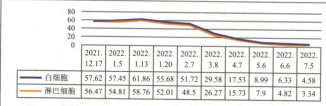

图 3-7-3 血象变化

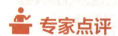 专家点评

本例患者病情进展较快,病情重,诊断 Binet 分期 C 期,Rail 分期 Ⅲ 期,P53 突变,CLL-IPI 评分 7 分,为极高危组,治疗难度大。在治疗过程中,使用 6 个周期 GB+BTKi 方案治疗后复查骨髓 MRD 未转阴,但 PET-CT 及外周血 MRD 检测提示疗效评价 CR,显示出 GB+BTKi 方案在极高危 CLL/SLL 中具疗效确切,化疗相关的毒性小。

ELEVATE TN 等多个研究已经证实 BTKi+ 奥妥珠单抗

联合化疗药物方案在 CLL/SLL 患者中的治疗优势，能使患者更早实现 MRD 转阴，从而实现生存获益[1]。该例患者选用奥布替尼+奥妥珠单抗+苯达莫司汀方案，主要是因为 CLL11 研究通过长期随访数据对比，奥妥珠单抗联合苯丁酸氮芥相较于利妥昔单抗联合苯丁酸氮芥联合疗法方案，在 CLL 一线治疗中疗效更优，治疗后骨髓和外周血中 MRD 的阴性率更高[2]。该病例的疗效评价也为 CR。

总之，对于 CLL/SLL，治疗方案的选择应该基于病情的严重程度、患者的年龄和健康状况、疾病的分子学和病理学特征等多种因素。针对不同的患者，需要精准制定个体化的治疗方案，并密切随访以监测疾病进展和治疗效果。

病例作者　王明月　广西医科大学附属肿瘤医院

点评专家　岑　洪　广西医科大学附属肿瘤医院

参考文献

[1] Sharman JP, Egyed M, Jurczak W, et al. Acalabrutinib ± obinutuzumab versus obinutuzumab + chlorambucil in treatment-naïve chronic lymphocytic leukemia: Five-year follow-up of ELEVATE-TN [Z]. 2022ASCO, Abstract: 7539.
[2] Goede V, Fischer K, Bosch F, et al. Updated Survival Analysis from the CLL11 Study: Obinutuzumab Versus Rituximab in Chemoimmunotherapy-Treated Patients with Chronic Lymphocytic Leukemia [J]. Blood, 2015, 126(23): 1733.

风雨同舟
——初治小淋巴细胞淋巴瘤伴 P53 突变病例分享

一般情况

患者，男性，51 岁。

主诉：因"两侧颌下淋巴结及腋下淋巴结肿大 3 年余"入院。

现病史：患者 3 年前无明显诱因出现两侧颌下淋巴结及腋下淋巴结肿大，质韧，活动性较差，无触痛。2019-09 至外院行左颌下肿物穿刺细胞学检查提示："见大量小淋巴细胞和部分免疫母样细胞，考虑淋巴结炎"，具体治疗不详。2021-04 为求进一步治疗，于外院完善左侧腋下淋巴结穿刺，细胞学检查提示："镜下见大量幼稚淋巴细胞。疑非霍奇金淋巴瘤"，收治入院。

既往史：乙肝小三阳病史，脑膜炎病史。

实验室检查

血常规：WBC 12.3×10^9/L，L 74%，Hb 141g/L，PLT 140×10^9/L。

β2-MG：2.71mg/L。
乙肝 DNA：正常。

影像学检查

腹部 B 超：脾大，脾厚 4.6cm，脾内多发实质性病灶（肿瘤性病变可能）；上腹部腹腔内及腹膜后多发实质性病灶（考虑肿瘤性病变，肿大淋巴结可能）其中一个大小 4.8cm×2.1cm。

PET-CT：1. 双侧颈部及双侧锁骨上区、双侧腮腺区、双侧腋窝、纵隔、腹盆腔、腹膜后、双侧爸壁多发肿大淋巴结，代谢轻度增高（SUVmax3.5），考虑为淋巴瘤浸润灶。2. 右肺上中叶微小结节，代谢无增高，建议观察。左肺上叶小钙化灶。双肺下叶条索灶。

病理学检查

骨髓细胞学，活检，FCM，阳性。
左侧腹股沟淋巴结病理：SLL。
免疫组化：肿瘤细胞 CD20（弥漫+，阳性对照+），CD19（+），CD22（+），CD79a（+），CD79b（+），CD5（+），CD23（+），Bcl-2（+），C-MYC（约 10%+），MUM1（部分弱+），CD43（弱+），Cyclin-D1（增殖中心散在+），CD10（-），Bcl-6（-），SOX11（-），IgD（-），κ 及 λ（-），

PD1（-），P53（弱+，提示野生型），Ki-67（+，L1增殖中心约30%）。

分子病理：EBER CISH（-，阳性对照+）。

淋巴结FISH：阴性。

淋巴结流式：约84%细胞（占全部有核细胞）考虑为单克隆性异常成熟B淋巴细胞，细胞大小与正常淋巴细胞大小相似，表达CD19，CD20，CD5（dim），CD79b（dim），不表达Ki-67、CD10，表型不似典型CLL/SLL、HCL、FL、MCL、DLBCL、BL，考虑为恶性成熟小B细胞淋巴瘤可能性大。

外周血IGHV突变：可变区类型为：IGHV3-15*05-IGHD2-2*01-IGHJ3*02，突变率为2.6%。

疾病诊断

SLL，Binet B期，Rai Ⅱ期，Ann Arbor Ⅳ期，CLL评分3分，CLL-IPI评分1分，低危

治疗历程

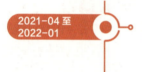

患者没有治疗指征，进行定期随访。后病情进展。

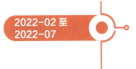
2022-02 至 2022-07

GB方案（奥妥珠单抗+苯达莫司汀）治疗6个周期，第1个周期时给予恩替卡韦。6个周期后复查提示疗效评价PR。

疗效总结

本例患者确诊后因未达到治疗指征定期随访，后淋巴结进行性增大，PET-CT排除转化后予以GB方案治疗。1个周期GB方案治疗后淋巴结已明显缩小，6个周期治疗结束后淋巴结较前进一步缩小，考虑PR。

CLL/SLL

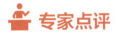
专家点评

CLL/SLL患者初次治疗时，可首先考虑靶向药物或抗CD20单抗为基础的联合治疗方案，其中新型抗CD20单抗奥妥珠单抗是《NCCN临床实践指南：慢性淋巴细胞白血病/小淋巴细胞淋巴瘤（2021 V3）》的优先推荐[1]。在接受抗肿瘤治疗时应关注并发症的可能性，如乙肝再激活、溶瘤综合征等，若患者既往乙肝病毒感染病史，需予以抗病毒治疗预防乙肝病毒再激活，治疗期间应监测乙肝病毒激活情况，及时处理。

本例患者为中年男性，以淋巴结无痛性肿大为表现，完善淋巴结活检后，病理诊断为SLL。考虑该患者无治疗指征，予以观察等待，定期随访。在随访过程中，发现患者淋巴结进行性肿大，完善PET-CT提示SUVmax小于5，排除转化后，予以GB方案治疗，患者接受GB方案治疗1个周期后病灶较前明显缩小，可见GB方案在SLL中可快速起效，6个周期后病灶较前进一步缩小，疗效可观。若有条件可完善患者微小残留病灶（MRD）情况，全面了解患者缓解深度，有助于进一步判断疗效和预后。

病例作者 汤 屹 华中科技大学同济医学院附属同济医院

点评专家 郑 邈 华中科技大学同济医学院附属同济医院

参考文献

[1] NCCN Guidelines：Chronic Lymphocytic Leukemia/Small Lymphocytic Lymphom.2021.V3［EB/OL］. NCCN，2023.http://www.nccn.org.

第四篇
边缘区淋巴瘤篇

边缘区淋巴瘤（MZL）是一组B细胞淋巴瘤，约占所有非霍奇金淋巴瘤（NHL）的10%，包括黏膜相关淋巴组织（MALT）结外MZL、结内MZL和脾MZL 3种类型，其中MALT型结外MZL所占比例最高，可发生于胃、甲状腺、肺、唾液腺、皮肤等部位，而原发胃的MZL最为常见[1,2]。

MZL起源于淋巴滤泡的边缘区，与滤泡性淋巴瘤一样起源于淋巴滤泡，由于MZL患者人群相对较少，缺乏大样本前瞻性随机对照研究，其标准治疗方案仍存在争议，可参考疾病性质相似的滤泡性淋巴瘤的治疗原则。目前Ⅰ～Ⅱ期MZL患者推荐根据病情进行抗病原体治疗、放疗、手术或抗CD20单抗治疗，尤其对于原发胃以外部位的Ⅰ/Ⅱ期结外MZL和Ⅰ/Ⅱ期结内MZL不适合放疗的患者，可考虑抗CD20单抗单药治疗。对于HCV（丙型肝炎病毒）阴性且具有脾肿大导致的血细胞下降或不适症状的脾MZL患者，首选抗CD20单抗治疗。对于Ⅲ～Ⅳ期患者根据症状选择观察、抗CD20单抗±化疗或BTK抑制剂治疗。一线治疗后肿瘤缓解的患者，可考虑抗CD20单抗维持治疗[1]。

MZL虽属于惰性淋巴瘤，但仍有部分患者面临着疾病进展、复发或转化为侵袭性B细胞淋巴瘤的困境，预后不良。在2年内复发或进展的MZL患者中，约20%的患者中位总生存期

（OS）仅为3~5年，且有研究结果显示一线利妥昔单抗单药治疗与MZL患者2年内疾病进展相关，抗CD20单抗是MZL治疗中的关键药物，MZL的治疗困境有望借着新型抗CD20单抗奥妥珠单抗改善[3,4]。此外，BTK抑制剂、PI3K抑制剂在MZL治疗中也显示出初步疗效。

对于初治MZL患者，GALLIUM研究回顾性MZL亚组分析结果显示，尽管奥妥珠单抗联合化疗组患者中，结外/骨髓受累及大包块和高IPI评分比例更高，该组在无进展生存期（PFS）、至下次抗淋巴瘤治疗的时间（TTNLT）等方面也较利妥昔单抗联合化疗组体现了更优的临床获益趋势。GALLIUM研究并未预先设计针对MZL人群的随机对照研究，该亚组分析是基于GALLIUM研究进行的探索性分析，期待未来能有更多研究进一步佐证[5]。

GADOLIN研究结果显示，联合应用奥妥珠单抗和苯达莫司汀较苯达莫司汀单药治疗利妥昔单抗难治的MZL患者，可显著延长PFS、总生存期（OS）、TTNT，降低疾病进展和死亡风险，同时表明在利妥昔单抗难治的MZL患者中奥妥珠单抗仍可发挥抗肿瘤作用[6]。含奥妥珠单抗的联合方案已被《CSCO淋巴瘤指南（2023版）》和《NCCN B细胞淋巴瘤指南（2023 v3版）》优先推荐用于治疗R/R MZL患者[1,7]。

近日，BTK抑制剂奥布替尼在我国获批用于治疗R/R MZL患者，MZL治疗相关研究也正在积极进行中。LYSA研究结果显示应用奥妥珠单抗联合阿替利珠单抗和维奈克拉（G-Atezo-Ven）方案治疗R/R MZL患者具有较高缓解率[8]。CHRONOS-3研究结果表明PI3K抑制剂可泮利塞联合利妥昔单抗较安慰剂组可显著改善PFS[9]。OLYMP-1研究正在探索奥妥珠单抗单药治疗不适合局部放疗的初治MZL患者的疗效和安全性[10]。探索CD20/CD3双特异性抗体Odronextamab在R/R MZL疗效和安全性的 ELM-2 研究也在进行中[11]。期待后续有更多研究及真实应用结果公布，为 MZL 患者的治疗提供助力。

本篇章共纳入 14 例精彩病例。第 1 例是北京协和医院内科的阮菁医生分享的一例发现淋巴细胞增多、脾大 6 年的患者。2022 年 9 月检测白细胞逐渐增多、脾增大，入院经完善检查后诊断为 SMZL，患者经 1 个周期 G-CVP 后疗效为 PR，可见奥妥珠单抗在 MZL 患者中起效迅速、疗效良好。

第 2 例是广东省人民医院林蔡弟医生分享的一例胃 MALT 淋巴瘤病例。该患者反复上腹痛 8 年余，前期于当地医院诊断为慢性胃炎、十二指肠溃疡、反流性食管炎，经抗 Hp 治疗后好转。后续复查过程中发现病变，病理活检符合胃 MALT 淋巴瘤，后就诊于广东省人民医院，经影像学检查、病理活检后确诊为胃 MALT 淋巴瘤，Hp 阴性。予四联抗 Hp 治疗 1 个周期，同时予奥妥珠单抗治疗 1 个周期，3 个月后复查胃镜疗效评估为 PR。后建议行局部放疗，患者因个人原因拒绝，遂予奥妥珠单抗维持治疗 2 次，疗效评估达 CR。

第 3 例是北京大学肿瘤医院淋巴瘤科胡少轩医生分享的一例经多线治疗 MZL 患者的诊疗过程。该病例系Ⅳ期 MZL，原发于双侧眼眶，后累及全身多部位。患者一线接受 R-CHOP 方案治疗 6 个周期，最佳疗效为 CR，PFS 为 3.6 年；二线接受重组人 - 鼠嵌合抗 CD20 单抗治疗，最佳疗效为 CR，PFS 为 3.2 年；三线接受奥布替尼治疗，最佳疗效为 PR，PFS 为 8 个月；四线接受 Bcl-2 抑制剂（ZN-d5）治疗，治疗后出现 PD，PFS 为 2 个月。该病例既往经多线治疗，属高度难治患者，目前尚无标准治疗方案，本中心选用奥妥珠单抗联合 GEMOX 方案治疗 6 个周期，治疗期间耐受性良好，未调整剂量。治疗结束后疗效评估达 CR，因患者意愿未进行奥妥珠单抗维持治疗，约 7 个月后复查仍维持 CR 状态，PFS > 1 年，疗效较优，为既往经多线治疗的难治患者带来了新希望。

第 4 例是哈尔滨医科大学附属肿瘤医院张清媛团队的王静萱医生分享的一例高危 R/R MZL 病例。该患者于 2021 年 11 月首次于该院确诊 MZL，遂开始行 R-CHOP 治疗 6 个周期，治疗结束后 CT 疗效评价为 CR。但因疫情原因本例患者后续未行维持治疗，2023 年 2 月疾病进展，诊断为 MZL Ⅲ期 A，IPI 评分 3 分，高中危组，累及全身多处淋巴结、脾脏。该患者为一线治疗早期进展患者，二线希望采取疗效和安全性好的治疗方案，延长生存期、减少复发。既往研究显示奥妥珠单抗联合化疗对于 R/R MZL 有效，特别是对于一线使用利妥昔单抗治疗失败的患者。故该患者于 2023 年 2 月 3 日开始行奥妥珠单抗 + 苯达莫司汀方案治疗，2023 年 4 月 12 日 CT 疗效评价为 CR。

第 5 例是天津医科大学肿瘤医院李维医生分享的一例复发性 MZL 病例。该患者分期为 Ⅱ A 期，伴多发颈部淋巴结受累。一线使用 R-CHOP 方案治疗 6 个周期后获得 CR，之后定期复查，3 年余再次发现颈部淋巴结肿大，经相关检查确认疾病复发。本院给予奥妥珠单抗 + 泽布替尼的无化疗方案进行治疗，以期降低肿瘤负荷，减少化疗所致毒性。本病例使用奥妥珠单抗 + 泽布替尼方案治疗 2 个周期后，行 PET-CT 检查未见明显放射性浓聚，重新获得疾病缓解；故行该方案继续治疗，缓解状态得以维持。提示含奥妥珠单抗的无化疗方案有望为 R/R MZL 患者提供新的高效低毒治疗方案，助力 MZL 的治疗早日迈向无化疗时代。

第 6 例是山东省立医院葛学玲医生分享的一例中年晚期 MZL 病例。该患者为女性，54 岁，腹胀伴疼痛半年余，完善影像学、病理学等检查后，确诊为 MZL，Ⅳ期 B，IPI 评分 2 分，低中危组，病变累及双颈部、双锁骨区、纵隔、腹腔、盆腔、腹膜后及双侧腹股沟区淋巴结、脾脏、骨髓。给予 G-CHOP 方案治疗3个周期后,中期疗效评估达PR,继续给予G-CHOP方案治疗3个周期后,PET-CT示全身未见明显肿大及FDG高代谢淋巴结,Deauville评分为1.0分,疗效评估为CR。目前患者每2个月应用奥妥珠单抗单药维持治疗1次,处于持续CR状态。

第7例是中国医科大学附属盛京医院李旸医生分享的一例伴WM特征的高危、肿瘤负荷较大的晚期MALT淋巴瘤病例。该患者为女性,54岁,确诊为唾液腺MALT淋巴瘤Ⅳ期A组,MALT-IPI评分2分,高危组,并伴有干燥综合征和凝血功能异常,具备治疗指征。研究表明伴有WM特征对MALT淋巴瘤整体预后无明显差别,可选择MALT淋巴瘤的常规推荐方案。虽然在NCCN指南MALT淋巴瘤的治疗中R-chemo作为一线推荐,G-chemo作为二线优选推荐,但是奥妥珠单抗作为新型的全人源化抗CD20单抗,基于其更优效、更全面的肿瘤细胞杀伤机制以及良好的疗效和安全性,综合分析后决定给予患者G-chemo方案治疗。在G-chemo方案中,考虑到G-CHOP对比GB方案,对干细胞损伤的影响更小,且糖皮质激素有助于缓解干燥综合征,最终决定给予G-CHOP方案,患者治疗6个周期后获得CR。

第8例是苏州大学附属第一医院血液科何海菊医生分享的一例年轻MZL病例,诊断为黏膜相关淋巴组织结外MZL。予奥妥珠单抗+苯达莫司汀方案治疗6个周期,奥妥珠单抗单药治疗2个周期,治疗后患者PET-CT检查提示病灶缩小,代谢减低,疗效判定为CR,随访持续缓解状态。该病例印证了新一代抗CD20单抗——奥妥珠单抗在MZL患者治疗中的有效性与安全性。

第9例是四川大学华西医院周卉洁医生带来的一例初治MZL(EBV+)病例。该例患者病理提示:B细胞淋巴瘤,

EBER1/2-ISH（+，>50个/HPF），Ki-67（+，约10%~15%）。骨髓FCM分析提示表型符合边缘带来源，外周血EBV复制为阳性，遂予以G-CHOP治疗。治疗2个周期后复查提示肿瘤消退明显，EBV转阴，遂继续予以G-CHOP方案治疗，6个周期后PET-CT疗效评价为CR，且患者耐受性良好，目前予以奥妥珠单抗维持治疗。

第10例是浙江大学医学院附属第一医院周一乐医生带来的一例初治MZL的治疗病例。该患者系晚期（ⅣB期）、低危患者，初诊时伴三系（白细胞、红细胞、血小板）减少。2022年9月开始，本院给予奥妥珠单抗+苯达莫司汀方案4个周期治疗，治疗过程中出现3~4级中性粒细胞减少症，但血红蛋白和血小板计数呈上升趋势，末次治疗后血红蛋白和血小板计数恢复至正常水平；治疗结束后行PET-CT检查发现与治疗前相比病灶明显缩小、代谢降低，大部分消失；且骨髓活检复查结果未见异常淋巴细胞，患者达CR）。后考虑患者年龄较大，且一线治疗过程中出现骨髓抑制现象，故后续维持治疗采用奥妥珠单抗单药方案，每2个月一次，截至2023年7月，患者血象稳定。提示新型抗CD20单抗奥妥珠单抗在初治MZL患者中具有较优治疗潜力。

第11例是上海交通大学医学院附属瑞金医院郑重医生分享的一例老年MZL患者。该患者被诊断为结内边缘区B细胞淋巴瘤Ann Arbor Ⅳ期，IPI评分3分，FLIPI评分4分。予利妥昔单抗联合来那度胺方案治疗3个周期，治疗中患者均出现严重输注反应，予以对症治疗，治疗后患者骨穿MRD为阴性，疗效评价为CR。续改奥妥珠单抗联合来那度胺方案治疗3个周期，无输注反应，末期患者骨穿MRD为阴性，疗效评价为CR。该病例表明了新一代抗CD20单抗——奥妥珠单抗联合化疗的疗效显著，奥妥珠单抗在治疗中具有有效性与安全性。

第 12 例是青岛大学附属医院宋伟医生分享的一例老年 MALT 淋巴瘤病例。本例患者为男性，72 岁，因"确诊淋巴瘤 8 年余，发现左侧腋下淋巴结肿大 1 月"入院，先后经 CHOP、CC（克拉屈滨 + 环磷酰胺）+ 硼替佐米、CPER 等方案治疗，均达 CR 后复发，最终诊断为 MALT 淋巴瘤，予 G-BPEL 治疗 4 个周期后疗效良好，即使在新冠病毒感染期间患者亦能有较好的耐受性，可见含奥妥珠单抗方案在 MZL 患者中疗效和耐受性良好，尤其适用于老年耐受性低下的患者。

第 13 例是湖南省肿瘤医院周芳医生分享的一例一线治疗获得 CR 的初治 MZL 患者。该患者为老年男性，既往血吸虫、甲状腺功能减退病史，此次因耳鸣鼻塞入院，入院完善检查考虑为结外 MZL，结合相关研究及指南予以患者奥妥珠单抗联合苯达莫司汀方案治疗。4 个周期治疗后 PET-CT 评估可见病灶较前明显缩小，部分病灶已消失，疗效评估为 CR，后继续予以奥妥珠单抗联合苯达莫司汀治疗 2 个周期，并行奥妥珠单抗维持治疗。可见奥妥珠单抗联合苯达莫司汀方案可作为初治 MZL 患者的有力治疗选择。

第 14 例是昆明医科大学第一附属医院李德云医生分享的一例以"发现右侧耳前区肿物 5 月余"为主诉的 69 岁女性患者。该患者入院后行右侧腮腺肿物切除等手术，完善病理及 PET-CT 检查后，诊断为 MALT 淋巴瘤（Ⅱ期 A 组；IPI 评分 1 分，低危组；累及右侧腮腺、右侧Ⅱ、Ⅴ区；右侧锁骨上下窝多发肿大淋巴结）。综合考虑后最终使用了奥妥珠单抗 + 苯达莫司汀治疗方案，治疗 4 个周期后疗效评估结果为 CR。治疗期间未出现药物相关严重不良反应，疗效及安全性满意。

张　薇　李文瑜

参考文献

[1] 中国临床肿瘤学会指南工作委员会. 中国临床肿瘤学会（CSCO）淋巴瘤诊疗指南2023[M]. 北京：人民卫生出版社，2023.

[2] Rossi D, Bertoni F, Zucca E. Marginal-Zone Lymphomas[J]. N Engl J Med, 2022, 386(6): 568-581.

[3] Peters A, Keating MM, Nikonova A, et al. Management of Marginal Zone Lymphoma: A Canadian Perspective[J]. Curr Oncol, 2023, 30(2): 1745-1759.

[4] Epperla N, Welkie RL, Torka P, et al. Impact of early relapse within 24 months after first-line systemic therapy (POD24) on outcomes in patients with marginal zone lymphoma: A US multisite study[J]. J Hematol Oncol, 2023, 16(1): 49.

[5] Herold M, Hoster E, Janssens A, et al. Immunochemotherapy and Maintenance With Obinutuzumab or Rituximab in Patients With Previously Untreated Marginal Zone Lymphoma in the Randomized GALLIUM Trial[J]. Hemasphere, 2022, 6(3): e699.

[6] Cheson BD, Chua N, Mayer J, et al. Overall Survival Benefit in Patients With Rituximab-Refractory Indolent Non-Hodgkin Lymphoma Who Received Obinutuzumab Plus Bendamustine Induction and Obinutuzumab Maintenance in the GADOLIN Study[J]. J Clin Oncol, 2018, 36(22): 2259-2266.

[7] NCCN Guidelines: B-Cell Lymphomas Version 5.2023[EB/OL]. http://www.nccn.org.

[8] Herbaux C, Bachy E, Colella JMS, et al. Atezolizumab + obinutuzumab + venetoclax in patients with relapsed or refractory indolent non-hodgkinqs lymphoma (R/R iNHL): Primary analysis of a phase 2 trial from LYSA[Z]. 2021 EHA, Abstract: S212.

[9] Matasar MJ, Capra M, Özcan M, et al. Copanlisib plus rituximab versus placebo plus rituximab in patients with relapsed indolent non-Hodgkin lymphoma (CHRONOS-3): a double-blind, randomised, placebo-controlled, phase 3 trial[published correction appears in Lancet Oncol. 2021 Jun;22(6): e239][J]. Lancet Oncol, 2021, 22(5): 678-689.

[10] Grunenberg A, Kaiser LM, Woelfle S, et al. Phase II trial evaluating the efficacy and safety of the anti-CD20 monoclonal antibody obinutuzumab in patients with marginal zone lymphoma[J]. Future Oncol, 2020, 16(13): 817-825.

[11] Cho SG, Kim TM, Taszner M, et al. Trial in progress: Odronextamab, a cd20×cd3 bispecific antibody, for the treatment of patients with relapsed/refractory marginal zone lymphoma (MZL) – a cohort from the ELM-2 study[Z]. 2023 EHA, Abstract: PB2279.

一击即中
——一例超高危边缘区 B 细胞淋巴瘤的诊疗经过

一般情况

患者,男性,59 岁。

主诉:因"发现淋巴细胞增多、脾大 6 年余"于 2022-09 入院。

现病史:患者于 2016 年体检发现淋巴细胞增多,腹部 B 超提示脾大,胸腹盆 CT 存在多发小淋巴结,骨髓活检造血组织中见多量小淋巴细胞浸润,结合免疫组化符合惰性 B 细胞性淋巴瘤累及骨髓,可能为 MZL。定期复查。2022-09 监测白细胞逐渐增多、脾增大,伴有盗汗,完善血常规、免疫组化、影像学等检查,复查骨髓涂片活检符合 SMZL 骨髓受累。

实验室检查

血常规:WBC 25×10^9/L,LYM 17×10^9/L,HGB 161g/L,PLT 167×10^9/L。

肝肾功大致正常,LDH 151U/L,β2-MG 2.7mg/L。

M 蛋白:M protein% 1.6%,IgGκ(+),IgG 4.10g/L,

IgA 0.39g/L，IgM 0.10g/L。

基因检测：MFHAS1、TNFAIP3、CXCR4、BIRC3 突变。

免疫球蛋白重链可变区（IgH–VDJ）测序：IgH 重排 B 细胞占总 B 细胞的 98.97%，可用于 MRD 监测。此 IgH 重排序列经与 NCBI Ig blast 比对符合率 91.9%，V 区突变 +。

影像学检查

腹部 B 超：脾厚 4.9cm，长径 15.5cm，肋下 4.2cm。

胸腹部 CT：两肺门、双侧腋窝及纵隔多发小淋巴结，大致同前；不均匀脂肪肝，肝多发囊肿；脾大，下缘达脐水平；腹膜后及肠系膜根部多发小淋巴结，部分饱满，较前稍增大，短径约 14mm。

病理学检查

骨髓细胞形态学分析：增生明显活跃，粒系占 23%，红系占 9%，粒：红为 2.56：1。粒系中性分叶核粒细胞比例正常，余各阶段比例减低，形态大致正常。红系晚幼红细胞比例减低，淋巴细胞比例增高，占 67%，部分淋巴细胞边缘可见小绒毛或伪足突出。考虑脾边缘带淋巴瘤骨髓受累。

骨髓穿刺活检病理：骨髓组织中造血组织增多，造血组织中大部为小B淋巴细胞,结合病史及免疫组化,病变符合惰性B细胞性淋巴瘤累及骨髓。免疫组化结果:CD15(散在+)、MPO(散在+)、Ki-67(+,index10%)、TdT(-)、CD20(+)、CD23(-)、CD3(散在+)、Bcl-2(+)、CD10(-)、CD38(-)、CD5(-)、Cyclin-D1(-)。IgH重排B细胞占总B细胞的98.97%,可用于MRD监测。

疾病诊断

SMZL

治疗历程

2022-10-13

予患者1个周期G-CVP:奥妥珠单抗(1g d0)、环磷酰胺(1.3g d1)、长春地辛(4mg d1)、泼尼松(100mg d1—5);磺胺预防PCP,阿昔洛韦预防带状疱疹。患者于输注过程中出现喘憋,SPO2min 88%RA,评估输液反应Ⅲ级,予奥妥珠单抗脱敏治疗方案进行输注,此后输注顺利。2022-10-14

患者痰中带血、黑便，查血小板下降到个位数，凝血功能恶化、次日查PLT8，凝血PT 21.4，Fbg1.07g/L，APTT 41.0s，D-Dimer84.79mg/L FEU，FDP 178.7μg/ml；符合DIC表现，予禁食水、静脉PPI、输血、人纤维蛋白原等支持治疗后好转，期间出现粒缺，升白后好转，约2022-10-23血常规及凝血恢复正常。

2022-10-20

完善胸腹部CT：新见双肺多发斑片、磨玻璃密度影、考虑不除外靶向治疗相关间质性肺炎，同时见脾大较前明显减小、考虑治疗有效。（图4-1-1、图4-1-2）

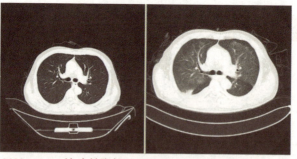

2022-09-23 治疗前胸部CT　　2022-10-20 治疗后胸部CT
图 4-1-1

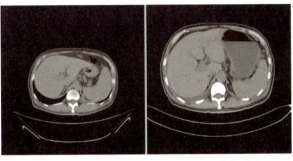

2022-09-23 治疗前腹部 CT　　2022-10-20 治疗后腹部 CT
图 4-1-2

疗效总结

本例患者经 1 个周期 G-CVP 后疗效为 CR，外周血细胞基本恢复正常。治疗过程中出现Ⅲ级输液反应、Ⅳ级骨髓抑制、DIC、AIP，经对症治疗后均有好转。此后休疗，监测血三系正常，2023-07 末次随诊持续 CR。（图 4-1-3）

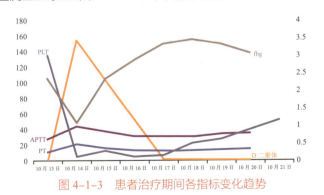

图 4-1-3　患者治疗期间各指标变化趋势

第四篇　边缘区淋巴瘤篇

专家点评

MZL 是 B 细胞 NHL 的第三大常见类型，仅次于 DLBCL 和 FL。MZL 症状多样，早期隐匿，目前尚无诊断性生物标志物，出现副蛋白血症或副肿瘤性自身免疫表现的患者应怀疑并行脾脏 MZL 和 CBL-MZ 相关检查。约 30% 的 SMZL 以 7q31-32 缺失为特征，如果存在 t（11;18），通常预示疾病晚期和抗 Hp 疗效欠佳[1]。

CSCO 淋巴瘤诊疗指南（2022 版）及 NCCN.V4 B 细胞淋巴瘤指南（2023 版）均推荐以抗 CD20 单抗为基石的单药或联合治疗模式作为晚期 MZL 的一线治疗。因此为本例患者选择抗 CD20 单抗进行治疗[2,3]。临床前研究结果显示：奥妥珠单抗对比利妥昔单抗具有更高的抗体稳定性、更强的 DCD 作用和 ADCC 作用[4]。故对本例 MZL 选用 G-CVP 方案治疗，患者 1 个周期后即获得了较长时间的 CR，本中心另两例 MZL 分别予以 2 个周期 G-CVP 和 4 个周期 G-CVP 后均达 PR，可见奥妥珠单抗在 MZL 中疗效良好。

MZL 患者大多对奥妥珠单抗较为敏感，因此，在对肿瘤负荷较大的患者使用奥妥珠单抗时，需警惕肿瘤溶解综合征的发生。对此，推荐肿瘤负荷较大的 MZL 患者可在第 1 个周期第 1 次给药时降低药物剂量，或先给予化疗使肿瘤负荷相对减小后，再给予奥妥珠单抗。

病例作者 阮 菁 北京协和医院

点评专家 张 薇 北京协和医院

参考文献

[1] Rossi D, Bertoni F, Zucca E. "Marginal-Zone Lymphomas."[J]. The New England Journal of Medicine, 2022, 386(6): 568-581.
[2] 中国临床肿瘤学会指南工作委员会. 中国临床肿瘤学会（CSCO）淋巴瘤临床诊疗指南 2022[M]. 北京：人民卫生出版社, 2022
[3] NCCN Guidelines: B-Cell Lymphomas Version 4.2023[EB/OL]. http://www.nccn.org.
[4] Mössner E, Brünker P, Moser S, et al. Increasing the efficacy of CD20 antibody therapy through the engineering of a new type II anti-CD20 antibody with enhanced direct and immune effector cell-mediated B-cell cytotoxicity[J]. Blood, 2010, 115(22): 4393-402.

驱散阴云
——一例奥妥珠单抗治疗胃黏膜相关淋巴组织淋巴瘤病例分享

一般情况

患者,男性,58岁。

主因"反复上腹痛8年余"于2021-11入院。

现病史:8年余前偶于空腹时出现上腹痛,未就诊治疗。7年余前因上腹痛、排黑便,至当地医院就诊,行胃镜检查示慢性胃炎、十二指肠溃疡、反流性食管炎,自诉当时Hp阳性,予抗Hp治疗后好转。近2年来偶有上腹痛,定期复查未见明显异常。半月前复查胃镜,示胃体黏膜下小隆起,组织病理符合胃MALT淋巴瘤,Hp阴性。肠镜示结肠多发息肉,病理回报示横结肠管状腺瘤,伴低级别上皮内瘤变。为进一步诊治收住我院。

体格检查

浅表淋巴结未触及肿大,心肺腹无特殊。

实验室检查

血常规：WBC 5.91×10^9/L，HGB 146g/L，PLT 302×10^9/L，N 3.98，L 1.45。

血生化：LDH 114U/L，ALB 46.2g/L，β2-MG 1.38mg/L。

HBV-DNA 定量：< 20IU/ml。

肝炎指标（-）。

血清免疫固定电泳：未见异常。

影像学检查

2021-11-16 PET-CT 检查示：胃壁 FDG 药物摄取轻度增高，SUVmax 3.2。CT 增强扫描胃壁未见明显增厚。

2021-11-19 胃镜检查示：胃体下部大弯侧靠后壁见一 2.0cm×1.5cm 扁平隆起病变，中央凹陷发红，NBI 观察呈褐色。后予胃体、胃底、胃角、胃窦多点活检。（图 4-2-1）

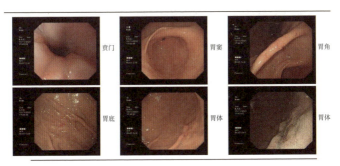

图 4-2-1　胃镜（2021-11-19）

病理学检查

骨髓活检未见淋巴瘤累及。

胃体活检免疫组化结果显示：肿瘤细胞 LMP1（-），LCA（弥漫强+），CD3（背景T细胞+），CD19（弥漫强+），CD20（弥漫强+），CD43（弥漫强+），CD79a（弥漫强+），CD5（背景T细胞+），CD23（-），CD10（-），Ki-67（+，约20%），Bcl-2（95%+），Bcl-6（-），TdT（-），CD21（FDC网架+），Cyclin-D1（-），SOX11（-），κ（-），λ（-），IgM（石蜡）（++），IgD（+），Cmyc（-），PD-1（MRQ-22）（-），C-MET（-），PD-L1（阴性试剂对照）（-），PD-L1（22C3）（CPS：5），EBNA2（-），GCET-1（-），LEF-1（-）。原位杂交检测示 EBERs(-)。MYD88 L265P 未检测到突变。MALT/IGH 基因无融合，MALT/API2 基因无融合。

疾病诊断

结外黏膜相关淋巴组织淋巴瘤（胃），Ⅰ期

治疗历程

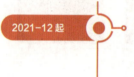

2021-12起　予四联抗 Hp 治疗（克拉霉素片500mg+ 阿莫西林胶囊 1000mg+ 枸橼酸铋钾胶囊 220mg+ 艾司奥美拉

唑镁肠溶片 20mg，bid）1 个周期，为提高疗效，予抗 CD20 单抗（奥妥珠单抗 1000mg，qw）治疗 1 个周期。

2023-03-06 至今

2022-04-25 PET-CT 示：胃充盈良好，胃壁 FDG 药物摄取轻度增高，SUVmax 2.9（肝 4.1，纵隔血池 2.6），CT 增强扫描胃壁未见明显增厚，未见异常强化灶。2022-04-27 复查胃镜，胃体活检示固有层局灶大量淋巴细胞浸润，结合病史及免疫组化结果：CD79a、CD19（+++），CD20（++），CD43（弥漫+），CD23、CD21（FDC+），CD3、CD5（背景 T 细胞+），Ki-67（+，3%），Bcl-2（90%+），Bcl-6（−），Cyclin-D1（−），SOX11（−），LEF-1（−），考虑为小灶肿瘤残余。疗效评估为 PR，复查 Hp 仍阴性。

对于 Hp 阳性患者，通常需在接受抗 Hp 治疗 1 年后观察病理 Hp 结果以判断疗效。考虑该患者 Hp 阴性，抗 Hp 治疗效果欠佳后建议行局部放疗。后因患者拒绝，2022-

07-04、2022-10-27予2次奥妥珠单抗维持治疗。2022-10-11复查胃镜未见肿瘤,病理诊断为轻度慢性胃炎,活动性(-),疗效评估达CR。后续停药,建议患者定期随访。(图4-2-2)

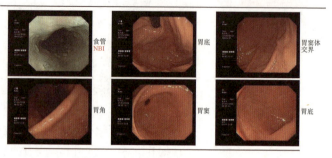

图4-2-2 胃镜(2022-10-11)

疗效总结

该患者属Hp阴性的胃MALT淋巴瘤,考虑部分Hp阴性患者抗Hp治疗仍有效,予四联抗Hp治疗(克拉霉素+阿莫西林+枸橼酸铋钾+艾司奥美拉唑镁)和奥妥珠单抗治疗各1个周期,疗效评估为PR。后行奥妥珠单抗维持治疗2次,复查胃镜提示已达CR,后续观察随访中,建议患者每3个月复查。

专家点评

MALT 结外 MZL 中以原发胃的 MZL 最为常见,大部分患者诊断时为早期甚至 I 期,主要影响其预后的因素包括淋巴瘤分期、年龄和 LDH 水平。该病例系胃 MALT 淋巴瘤,患者年龄较低,且 LDH 水平正常,预后尚可,胃镜检查示 Hp 阴性。对于 Hp 阴性的胃 MALT 淋巴瘤,meta 分析显示仍有一定比例的患者对抗 Hp 治疗有效,这可能与假阴性或感染其他细菌所致,但治疗中需要密切观察以防短期内疾病进展[1],因此仍予该患者以根除 Hp 治疗。NCCN 指南(2023 V5)推荐 Hp 阴性的早期胃 MALT 淋巴瘤患者可行放疗或抗 CD20 单抗治疗[2],在考虑患者对生活质量要求的同时,为进一步提高疗效,予奥妥珠单抗治疗 1 个周期,疗效评估为 PR。

对于抗 Hp 治疗后肿瘤持续残留患者,常用放疗。单纯放疗治疗胃 MALT 淋巴瘤 CR 率高逾 96%[3],但仍有部分患者放疗后复发,且放疗不良反应及诱发第二肿瘤等问题也需重视。部分不适合放疗患者可考虑抗 CD20 单抗单药治疗,适合放疗患者也可在放疗基础上联合抗 CD20 单抗奥妥珠单抗治疗,以降低照射野外复发率。后因患者无意愿行局部放疗,遂继续予奥妥珠单抗单药维持 2 次,疗效评估达 CR。可见早期患者的治疗应基于年龄、身体状况等因素以平衡疗效和安全性。对于晚期或经局部放疗失败的 MZL,如合并 B 症状、出血、血细胞下降、大包块或肿瘤快速进展等情况,在化疗基础上联合抗 CD20 单抗的免疫化疗方案也有助于降低复发风险，并最大化患者治疗获益，如联合苯达莫司汀或CHOP方案等[2]。对于一线治疗后肿瘤缓解的患者，可予抗CD20单抗维持治疗[1]。

该病例患者反复上腹痛8年余，饱受病痛折磨，经抗Hp治疗和奥妥珠单抗诱导/维持后获得了快速和持久缓解，有效延缓了疾病进展。尽管现已停药，但仍需坚持长期随访评估，以早期发现淋巴瘤复发或进展，如复发也可采用奥妥珠单抗联合化疗或BTK抑制剂等方案。

病例作者	林蔡弟　广东省人民医院
点评专家	李文瑜　广东省人民医院

参考文献

[1] 中国临床肿瘤学会指南工作委员会. 中国临床肿瘤学会（CSCO）淋巴瘤临床诊疗指南2023 [M]. 北京：人民卫生出版社，2023.
[2] NCCN Guidelines：B-Cell Lymphomas Version 5.2023 [EB/OL]. http://www.nccn.org.
[3] Vrieling C, Saarilahti K, Arponen P, et al. The effect of intensity-modulated radiotherapy and high dose rate brachytherapy on acute and late radiotherapy-related adverse events following chemoradiotherapy of anal cancer [J]. Radiother Oncol, 2008, 87(3): 405.

绝处逢生
——奥妥珠单抗联合化疗方案重燃希望之光

一般情况

患者,男性,60岁。

主诉:双侧眼眶肿胀3月余。

现病史:患者2012-03出现双侧眼眶肿胀,伴异物感,2012-06行右侧眼眶肿物切除术,术后病理提示非霍奇金淋巴瘤,符合MZL。术后行双眼眶局部放疗。2013-12患者触及右颈部淋巴结肿大,于外院行右颈部淋巴结切除活检,术后病理提示MZL;复查PET-CT显示双颈部及锁骨上、纵隔、双肺门、腹膜后、左腹股沟多发高代谢肿大淋巴结,考虑淋巴瘤累及;前纵隔、T7椎体旁、左输尿管中上段软组织占位代谢增高,考虑淋巴瘤浸润;骨髓细胞学及病理活检未见淋巴瘤累及;为进一步治疗收入我院。

既往史:白癜风病史3年余,未规律治疗。

病理学检查

2014-01 行右颈部淋巴结、右眼眶活检：非霍奇金淋巴瘤，MZL；可见弥漫浸润一致性小－中等淋巴细胞，该细胞少许透明胞质和轻度核不规则。

免疫组化：CD20（强+），CD5（散在+），CD3（散在+），CD10（－），CD23（－），CD21（不规则+），Bcl-2（+），CD38（散在+），CD138（－），Ki-67（+，10%）。

疾病诊断

非霍奇金淋巴瘤，MZL，Ⅳ期，侵及双颈部、双锁骨上、纵隔、双肺门、腹膜后、左腹股沟淋巴结，侵及前纵隔、T7 椎体旁软组织、左输尿管中上段。

治疗历程

2014-01 至 2015-05

R-CHOP 方案（利妥昔单抗 375mg/m² d1，环磷酰胺 750mg/m² d1，长春新碱 1.4mg/m² d1，多柔比星 50mg/m² d1，泼尼松 100mg d1—5）6 个周期，治疗 2 个周期、4 个周期时疗效评估为 CRu，治疗 6 个周期后疗效评估为 CR，此后随诊观察，2017-08 疾病进展。

2017-09 至 2020-10

入组临床试验，接受重组人-鼠嵌合抗 CD20 单抗治疗，治疗 13 个周期后达 CR，后继续维持治疗，2020-12 疾病进展。

2021-01 至 2021-09

入组临床试验，接受奥布替尼 150mg qd 治疗，最佳疗效评估达 PR，2021-09 疾病进展。

2021-10 至 2021-12

入组临床试验，接受 Bcl-2 抑制剂（ZN-d5）治疗 2 个周期，2021-12 出现疾病进展。

2022-01 至 2022-05

奥妥珠单抗+GEMOX［奥妥珠单抗 1000mg d1（首次 d8、15），吉西他 1g/m^2 d1、15+奥沙利铂 100mg/m^2 d1、15］方案 6 个周期，治疗 2 个周期后疗效评估为 PR，治疗 4 个周期、6 个周期后疗效评估为 CR。后续因患者意愿未进行奥妥珠单抗维持治疗，目前处于观察随访中。

疗效总结

本例患者入院后诊断为Ⅳ期 MZL，患者先后经 R-CHOP、重组人-鼠嵌合抗 CD20 单抗、BTK 抑制剂、Bcl-2 抑制剂治疗，虽有缓解，但最终仍复发。

2022-01 患者五线接受奥妥珠单抗+GEMOX 方案治疗 6 个周期，期间无剂量调整，治疗 2 个周期后疗效评估为 PR，治疗 4 个周期、6 个周期后疗效评估均达 CR，与治疗前相比，治疗后经 PET-CT 检查显示患者腋窝、纵隔、腹腔等多处淋巴结均达到完全代谢缓解。2023-01 复查仍维持 CR，2023-04 复查时显示右腋窝淋巴结较前增大，其余病灶保持稳定，目前仍在随访中，五线 PFS＞1 年。（图 4-3-1）

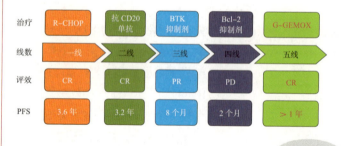

图 4-3-1　患者治疗经过

专家点评

本病例为复发难治 MZL 患者,原发于双侧眼眶,后累及全身多部位。既往经四线治疗后复发,且接受三、四线治疗后的 PFS 仅数月,预后较差,属高度难治患者。对于既往经多线治疗的 MZL 患者,目前尚无标准治疗方案,可根据既往治疗类型尝试新的疗法[1]。2022 版 CSCO 淋巴瘤诊疗指南指出对于经二线治疗失败的 MZL 患者,可换用其他化疗组合联合抗 CD20 单抗[2]。奥妥珠单抗是一种新型抗 CD20 单抗,具备独特的作用机制,是克服利妥昔单抗耐药的良好选择[3]。

本病例五线选用奥妥珠单抗 +GEMOX 方案治疗 6 个周期,治疗期间未调整剂量,耐受性好。治疗结束后疗效评估达 CR,后续未行维持治疗,但 PFS 仍然超过 1 年,疗效较优。本病例经多线治疗后复发,接受奥妥珠单抗 + 化疗方案治疗后仍可获得较长时间疾病缓解,提示含奥妥珠单抗的联合方案可能为部分复发难治性 MZL 患者带来良好疗效,为 MZL 后续治疗提供了新选择。

病例作者　胡少轩　北京大学肿瘤医院

点评专家　谢　彦　北京大学肿瘤医院

参考文献

[1] Peters A, Keating MM, Nikonova A, et al. Management of Marginal Zone Lymphoma: A Canadian Perspective [J]. Curr Oncol, 2023, 30(2): 1745-1759.

[2] 中国临床肿瘤学会指南工作委员会. 中国临床肿瘤学会（CSCO）淋巴瘤诊疗指南 2022 [M]. 北京：人民卫生出版社，2022.

[3] Payandeh Z, Bahrami AA, Hoseinpoor R, et al. The applications of anti-CD20 antibodies to treat various B cells disorders [J]. Biomed Pharmacother, 2019, 109: 2415-2426.

寸步难行

——且看含奥妥珠单抗方案如何为高危复发/难治性边缘区淋巴瘤带来希望

一般情况

患者，女性，45岁。

主诉：确诊MZL 1年余。

现病史：患者2021-11自觉颈部淋巴结渐进性增大，伴吞咽困难，于我院行CT发现双侧锁骨上窝、双侧腋下及双腹股沟多发淋巴结肿大，遂行超声引导下淋巴结穿刺活检，报结内边缘区B细胞淋巴瘤（NMZL），遂开始行R-CHOP治疗6个周期。2023-02自觉腹部胀痛，左下肢浮肿，双下肢有出血点，遂来我院就诊。2023-02行CT检查示：1.多发淋巴结肿大，脾大，符合淋巴瘤。2.腹膜结节，考虑恶性可能。

实验室检查

血常规：WBC 5.88×10^9/L，Hb 158g/L，MCV 86.8fL，MCHC 342g/L，PLT 197×10^9/L。

LDH：562U/L。

血清总胆红素27.6μmol/L，血清直接胆红素4.3μmol/L，尿酸 321μmol/L。

血糖 5.3mmol/L。

凝血常规，尿常规，肾功能，血离子，未见异常。

HBV，HCV，HIV，VP 未见异常。

影像学检查

CT（2021-11-02）：双侧锁骨上窝、双侧腋下及双腹股沟多发淋巴结肿大，较大者 3cm×3cm。

CT（2021-11-02）：1.腹腔多发淋巴结肿大，脾大，符合淋巴瘤。2.腹膜结节，考虑恶性可能。

病理学检查

左锁上、左腋下淋巴结活检病理示：恶性肿瘤，经免疫组化证实符合结内边缘区 B 细胞淋巴瘤骨髓穿刺及活检：未见肿瘤浸润。

免疫组化：CK（−），CD3（−），CD5（−），CD20（+），PAX5（+），CD21FDC（+），Bcl-2（+），Bcl-6（+），CD10（−），MUM-1（灶+），Cyclin-D1（−），C-MYC（阳性细胞约 8%），CD309（灶+），TTF-1（−），CD56（−），Ki-67 残留生发中心约 50%，滤泡间约 10%。

骨髓检查未见异常。

疾病诊断

非霍奇金淋巴瘤-边缘区淋巴瘤Ⅲ期A，IPI评分3分，高中危组，累及全身多处淋巴结、脾脏

治疗历程

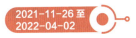
2021-11-26至2022-04-02

R-CHOP方案，共6个周期，CT疗效评价为CR。（图4-4-1）

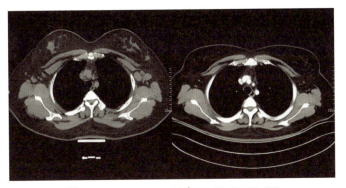

图4-4-1　2021-11-02与2022-01-20 CT

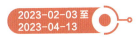
2023-02-03至2023-04-13

奥妥珠单抗+苯达莫司汀方案，CT疗效评价为CR。（图4-4-2）

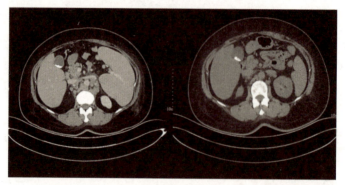

图 4-4-2　2023-02-03 与 2023-04-12 PET-CT

疗效总结

本例患者 2021 年 11 月自觉颈部淋巴结渐进性增大，伴吞咽困难，于我院行 CT 发现双侧锁骨上窝、双侧腋下及双腹股沟多发淋巴结肿大，遂行超声引导下淋巴结穿刺活检，报 NMZL，遂开始行 R-CHOP 治疗 6 个周期，治疗结束 CT 疗效评价为 CR。

2023 年 2 月疾病进展，诊断为非霍奇金淋巴瘤-边缘区淋巴瘤Ⅲ期 A，IPI 评分 3 分，高中危组，累及全身多处淋巴结、脾脏。2023 年 2 月 3 日开始行奥妥珠单抗+苯达莫司汀方案治疗，2023 年 4 月 12 日 CT 疗效评价为 CR。

专家点评

MZL 是惰性 B 细胞淋巴瘤的一种常见病理亚型，该患者一线治疗发生 POD24，脾脏增长迅速伴腹胀。GALLIUM 研究显示[1,2]，含奥妥珠单抗的联合化疗方案可使进展/复发或死亡风险显著降低 34%，PFS 显著延长，POD24 事件风险降低 46%，中国亚组分析疗效更佳。

GALLIUM 研究的 MZL 亚组分析显示[3]，奥妥珠单抗联合化疗组和利妥昔单抗联合化疗组的 PFS 未显示存在差异，且奥妥珠单抗联合化疗组的耐受性低于利妥昔单抗联合化疗组，因此不将奥妥珠单抗联合化疗作为 MZL 一线治疗推荐。但对于 R/R MZL，尤其是出现 POD24 者，其预后与 DLBCL 相似，无法实现长期带瘤生存，目前临床中比较棘手。Ⅲ期临床研究 GADOLIN 研究[4]提示奥妥珠单抗联合化疗对于 R/R MZL 有效，该方案也被 2023 年 NCCN 指南推荐[5]，因此该患者选择奥妥珠单抗＋苯达莫司汀方案治疗。

利妥昔单抗在国内的应用改写了中国淋巴瘤的治疗史，中国淋巴瘤患者的疗效及生存期随之不断改善，但仍有众多患者疗效不佳，渴望更有效的治疗选择。奥妥珠单抗的应用为我国惰性 B 细胞淋巴瘤患者治疗带来了新希望，显著降低了患者复发和死亡风险。

病例作者 王静萱 哈尔滨医科大学附属肿瘤医院

点评专家 张清媛 哈尔滨医科大学附属肿瘤医院

参考文献

[1] Robert Marcus, Davies A, Ando K, et al. Obinutuzumab for the First-Line Treatment of Follicular Lymphoma [J]. N Engl J Med, 2017, 377(14): 1331-1344.

[2] Seymour John F, Marcus R, Davies A, et al. Association of early disease progression and very poor survival in the GALLIUM study in follicular lymphoma: benefit of obinutuzumab in reducing the rate of early progression [J]. Haematologica, 2020, 105(5): 1465.

[3] Michael Herold, Herold M, Hoster E, Janssens A, et al. Immunochemotherapy and Maintenance With Obinutuzumab or Rituximab in Patients With Previously Untreated Marginal Zone Lymphoma in the Randomized GALLIUM Trial [J]. Hemasphere, 2022, 6(3): e699.

[4] Laurie H Sehn, Chua N, Mayer J, et al. Obinutuzumab plus bendamustine versus bendamustine monotherapy in patients with rituximab-refractory indolent non-Hodgkin lymphoma (GADOLIN): a randomised, controlled, open-label, multicentre, phase 3 trial [J]. Lancet Oncol, 2016, 17(8): 1081-1093.

[5] NCCN Guidelines: Marginal Zone Lymphomas Version 5.2021. [EB/OL]. http://www.nccn.org.

无畏山高水长,迎难而上
——一例复发边缘区淋巴瘤患者接受奥妥珠单抗+泽布替尼治疗获得完全缓解

一般情况

患者,女性,55岁。

主诉:确诊(左腮腺区)非霍奇金淋巴瘤7年余,复发后再次缓解2年余。

现病史:患者于2016-03无意中发现左腮腺区肿物,质硬,固定。就诊于当地医院,B超示:左颈多发淋巴结肿大,大者约2.8cm×1.4cm。无发热、盗汗和体重减轻。当地医院考虑"淋巴结增生",予以消炎治疗后肿物无明显变化。

2016-06-09 当地医院行肿物切检术,病理我院会诊示:(左腮腺区)MZL,无化疗禁忌,于2016-07至2016-12给予R-CHOP方案化疗6个周期,疗效评价为CR。其后定期复查。于2020-04再次发现颈部淋巴结肿大,无发热、无盗汗、无体重减轻。

既往史:无高血压、心脏病、糖尿病、脑血管病、肝炎、结核、疟疾等病史。

实验室检查

血常规:WBC 8.77×10^9/L,LYM 4.73×10^9/L,HGB 149g/L,PLT 169×10^9/L。

LDH:253U/L。

病毒检测:EBV-DNA < 400基因拷贝/ml,HBV-DNA 阴性。

其他辅助检查

心电图:正常。

肝、肾、电解质及心功能正常。

影像学检查

初诊PET-CT(2016-06-27):左侧颈血管间隙、颈深下后颈及锁区多发结节,大者约1.3cm×1.0cm,符合恶性淋巴瘤。(图4-5-1)

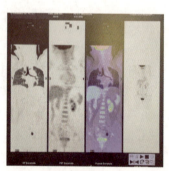

图4-5-1 初始PET-CT(2016-06-27)

R-CHOP治疗3个周期后PET-CT(2016-10-11):

1. 与前次PET-CT（2016-06-27）相比较提示：左侧颈血管间隙、颈深、下后颈及锁区多发小结节，PET显像未见明显放射性浓聚，提示局部代谢较低，病灶活性受抑制。2. 双肺纹理增粗，多发斑片影，PET显像可见放射性浓聚，考虑为炎性病，建议抗炎后复查。3. 盆腔积液吸收。其余全身PET代谢显像及CT显像较前未见明显变化。疗效CR，共进行6个周期，终末疗效为CR。（图4-5-2）

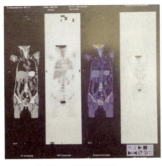

图4-5-2　R-CHOP治疗3个周期后PET-CT（2016-10-11）

复发时彩超（2021-03-29）：1. 左颈部多发肿大淋巴结，考虑淋巴类肿物与反应性增生。2. 右上颈多发肿大淋巴结，考虑反应性增生可能性大。3. 肝左叶囊肿；胆囊息肉；双腋下、腹股沟未见明显肿大淋巴结。

病理学检查

初诊（2016-06-29）

病理诊断：（左腮腺区）淋巴结 MZL。

免疫组化（当地医院）：CD20（+），CD79a（+），CD3（-），CD5（-），Bcl-2（+），CD21（FDC+）。

免疫组化（本院）：CD43（+），CD10（-），Cyclin-D1（-），Ki-67（+，5%~10%）。

复发（2021-05-26）

病理诊断：淋巴结非霍奇金边缘区淋巴瘤。

免疫组化（当地医院）：CD20（滤泡区+），CD3（滤泡间区+），Bcl-2（GC-），CD21（FDC+）。

免疫组化（本院）：CD20（+），CD79a（+），CD3（-），CD5（微弱+），κ∶λ约1∶4，Ki-67（GC高表达，其余5%~10%+），CD21（FDC+），Cyclin-D1（-），CD43（+），CD10（GC+），Bcl-6（GC+），Bcl-2（GC-）。

基因重排（本院）：IGH（+），IGK（+）。

疾病诊断

MZL 伴多发颈部淋巴结受累，ⅡA 期

治疗历程

2016-07 至 2016-12
R-CHOP（利妥昔单抗 375mg/m² d0，环磷酰胺 750mg/m² d1，多柔比星 70mg/m² d1，长春新碱 2.8mg/m² d1，泼尼松 60mg/m² d1、d1—5）方案，共 6 个周期，达 CR。

2016-12 至 2021-03
定期复查。

2021-04
病情复发，再次完善检查，病理提示仍为 MZL。

2021-07 至 2021-11
奥妥珠单抗 1000mg d1 联合泽布替尼 160mg bid 方案。6 个周期后获得 CR。其后维持治疗。

疗效总结

本例 MZL 患者一线接受 R-CHOP 治疗 6 个周期后获得完全缓解，3 年余复发。本院给予 CD20 单抗 +BTK 抑制剂方案治疗 6 个周期。2022-02-15 行 PET-CT 检查：1. 原左下颈、锁区多发结节较前减少、减小，PET 显像仍未见明显放射性浓聚，提示病灶代谢较低或活性受抑制。2. 双

肺多发斑片此次显像未见明确显示,提示炎症较前好转。患者仍维持 CR 状态。(图 4-5-3)

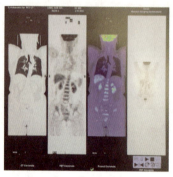

图 4-5-3　PET-CT 检查(2022-02-15)

专家点评

本例患者确诊 MZL 后给予 6 个周期 R-CHOP 方案治疗,达 CR。后定期复查,3 年余再次发现颈部淋巴结肿大,影像学和病理结果提示复发。对于复发 MZL 患者,NCCN B 细胞淋巴瘤指南(2023 V5)推荐抗 CD20 单抗 + 化疗、BTK 抑制剂等方案作为首选治疗方案[1]。由于化疗毒性较高,近年来无化疗方案备受关注。奥妥珠单抗是一种新型抗 CD20 单抗,与利妥昔单抗相比,其 ADCC、DCD 作用更强,去化疗后可保证治疗深度[2]。本病例选用奥妥珠单抗 + 泽布替尼的无化疗方案进行挽救治疗,以期通过该策略可降低肿瘤负荷，减少化疗所致毒性。该方案已在 R/R FL 患者中取得较优疗效（ORR 69%，CR 率 39.3%）[3]，希望在 R/R MZL 患者中同样获得较积极的治疗效果。

本病例经奥妥珠单抗＋泽布替尼治疗 2 个周期后，行 PET-CT 检查提示达疾病缓解，故后续继续使用该方案治疗，经评估确认缓解状态得以维持。含奥妥珠单抗的无化疗方案在本病例的成功应用验证了其在 R/R MZL 领域的潜在价值，有望为该类患者提供一种新的高效低毒方案，期待后续更多数据的产生进一步阐释该无化疗方案在 R/R MZL 患者中的疗效及安全性。

病例作者　李　维　天津医科大学肿瘤医院

点评专家　张会来　天津医科大学肿瘤医院

参考文献

[1] NCCN Clinical Practice Guidelines in Oncology-B cell lymphoma (2023 Version 5) [EB/OL]. http://www.nccn.org.
[2] Mössner E, Brünker P, Moser S, et al. Increasing the efficacy of CD20 antibody therapy through the engineering of a new type II anti-CD20 antibody with enhanced direct and immune effector cell-mediated B-cell cytotoxicity [J]. Blood, 2010, 115 (22): 4393-4402.
[3] Zinzani P. L., Mayer J, Trotmanet J, et al. Zanubrutinib Plus Obinutuzumab Versus Obinutuzumab in Patients With Relapsed/Refractory Follicular Lymphoma: Updated Analysis of the ROSEWOOD Study [Z]. 2023 ICML, Oral 81.

一招中的
——一例初治边缘区淋巴瘤接受 G-CDOP 治疗获得完全缓解

一般情况

患者，女性，54 岁。

主诉：腹胀伴疼痛半年余。

现病史：患者近半年来无明显诱因出现腹部胀痛，下腹部为著，活动时明显，伴消瘦，无发热、盗汗、咳嗽、咳痰、头痛、腹泻等不适，至当地医院行 CT 检查发现"腹腔多发淋巴结肿大"（未见相关检查报告），未予特殊治疗。2022-03-23 于我院行全腹部（含盆腔）CT 平扫+增强示：腹盆腔多发淋巴结肿大，不除外淋巴瘤。2022-04-08 于我院行 MRI 引导下腹部淋巴结穿刺活检术。

体格检查

中年女性，神志清，精神可。左侧锁骨上可触及数枚肿大淋巴结，大者约 1.5cm×0.5cm，质韧，边界清，活动度可，无触痛。全身皮肤黏膜无皮疹、出血点、瘀斑，胸骨无压痛，心肺腹查体无异常，肝脾肋下未触及，双下肢无水肿。

实验室检查

血常规:WBC 7.2×10^9/L, LYMP% 49.7%, HGB 133g/L, PLT 186×10^9/L。

LDH 266.7U/L, β2-MG 1.87mg/L。

其他未见明显异常。

影像学检查

2022-04-19 PET-CT 示:1. 双颈部、双锁骨区、纵隔、腹腔、盆腔、腹膜后及双侧腹股沟区多发肿大淋巴结,高FDG代谢;脾大,FDG代谢略增高,结合病史符合淋巴瘤表现。2. 双侧顶枕叶区FDG代谢不对称,左侧增高,考虑生理性摄取可能,建议必要时MRI检查。3. 副鼻窦炎。4. 口咽双侧壁软组织高FDG代谢,右侧为著,考虑炎性所致可能,建议随访。5. 甲状腺右侧叶钙化灶;甲状腺右侧叶低密度结节,未见FDG代谢,建议超声检查。(图4-6-1)

2022-04-20 超声示:1. 甲状腺结节,TI-RADS 3类。2. 左侧颈根部及左侧锁骨上多发淋巴结肿大。3. 双侧乳腺增生。4. 右肾错构瘤。5. 腹腔及腹膜后多发淋巴结肿大。

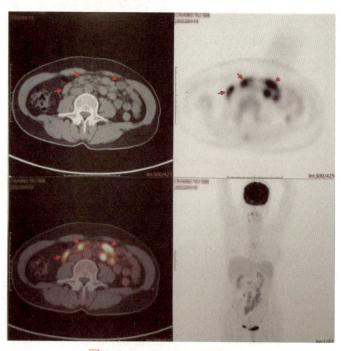

图 4-6-1　2022-04-19 PET-CT

病理学检查

腹部淋巴结穿刺示：异常淋巴细胞广泛增生，胞体小，核多不规则，染色质粗。原单位免疫组化示肿瘤细胞：CD20（+），PAX5（+），CD3（-），CD5（-），Cyclin-D1（-），CD43（-），Igκ（-），Igλ（-），Ki-67 阳性率＜1%，CD21FDC（+）。诊断为 MZL。

2022-04-19骨髓细胞形态学检查示：骨髓增生明显活跃，淋巴细胞占16.5%，其中可见部分异常淋巴细胞，其胞体偏大，核浆比大，核圆形、类圆形、不规则形，可见核扭曲、折叠或分叶，髓象及血象形态异常淋巴细胞分别占9%、7%。

骨髓活检示：少量骨髓增生大致正常，粒红巨三系增生，少量B淋巴细胞，建议结合流式细胞学检查进一步确诊。（图4-6-2）

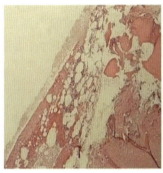
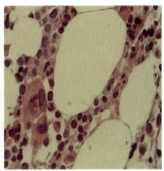

图4-6-2　骨髓活检

2022-04-20流式细胞学检测示：异常单克隆成熟小B细胞占有核细胞0.92%；异常单克隆成熟大B细胞占有核细胞6.86%。

其他辅助检查

基因重排-IGH：阳性（+）；基因重排-IGK：阳性（+）；基因重排-TCRB：阴性（-）；基因重排-TCRG：阴性（-）。

2022-04-25 血液病染色体核型意见示：46，XX[5]。

疾病诊断

MZL Ⅳ期 B，IPI 评分 2 分，低中危，累及双颈部、双锁骨区、纵隔、腹腔、盆腔、腹膜后及双侧腹股沟区淋巴结、脾脏、骨髓

治疗历程

2022-04 至 2022-06

给予 G-CDOP（奥妥珠单抗 1000mg d0，环磷酰胺 750mg/m² d1，长春新碱 1.4mg/m² d1，PLA 25~30mg/m² d1，泼尼松 100mg d1—5）方案治疗 3 个周期，第 1 个周期同时给予保肝护肾治疗，第 2~3 个周期同时给予 PEG-GSF 预防治疗，2022-07 中期疗效评估为 PR。

| 2022-07 至 2022-08 | 给予 G-CDOP 方案治疗 3 个周期，同时给予 PEG-GSF 预防治疗后，疗效评估为 CR。 |

| 2022-09 至今 | 每 2 月给予奥妥珠单抗单药 1000mg 维持治疗 1 次，目前已维持治疗 5 次，患者处于持续 CR 状态。 |

疗效总结

此例患者为晚期 MZL，初次确诊后给予 G-CDOP 方案治疗 6 个周期，同时给予患者 PEG-GSF 预防治疗，在治疗 3 个周期后，中期疗效评估达 PR；在治疗 6 个周期后，PET-CT 示全身未见明显肿大及 FDG 高代谢淋巴结，Deauville 评分 1 分，疗效评估为 CR，目前患者应用奥妥珠单抗单药维持治疗，并处于持续 CR 状态。（图 4-6-3）

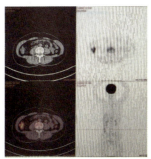
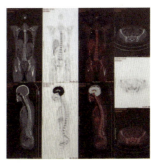

图 4-6-3　2022-09-29 PET-CT

专家点评

MZL 是一组 B 细胞淋巴瘤，起源于淋巴滤泡的边缘区，可发生于脾、淋巴结和黏膜淋巴组织。MZL 异质性较强，治疗时需考虑发病部位、感染状态、疾病分期、分子状态等因素。此例患者为一例中年晚期 MZL 患者，病变累及双颈部、双锁骨区、纵隔、腹腔、盆腔、腹膜后及双侧腹股沟区淋巴结、脾脏、骨髓。《CSCO 淋巴瘤诊疗指南（2023 版）》及 2023 年 V5 版 NCCN B 细胞淋巴瘤指南均推荐以抗 CD20 单抗为基石的单药或联合治疗模式作为晚期 MZL 的一线治疗。因此为本例患者选择抗 CD20 单抗进行治疗。

奥妥珠单抗是全球首个Ⅱ型经糖基化改造的人源化抗 CD20 单抗，其免疫原性低，对比利妥昔单抗具有更高的抗体稳定性、更强的 DCD 作用和 ADCC 作用[1-4]。GALLIUM 研究表明：G-chemo 用于初治惰性 NHL（iNHL）一线治疗长期生存获益显著，G-chemo 组 PFS 风险降低 24%，至使用新治疗方案的时间间隔（TTNT）风险降低 28%，POD24 风险降低 47.6%[5]。GALLIUM 研究 MZL 亚组分析结果显示：即使 G-chemo 组结外/骨髓受累及大包块患者和 IPI 评分高患者比例更高，但从临床获益趋势来看，研究者评估（INV）的 4 年 PFS 率、4 年 OS 率、4 年 TTNT 率，G-chemo 组均优于 R-chemo 组，体现了更优的临床获益趋势[6]。基于此，为患者选择奥妥珠单抗联合

CHOP方案进行治疗,患者在治疗6个周期后,取得了理想效果,疗效评估为CR。

病例作者 葛学玲 山东省立医院

点评专家 王 欣 山东省立医院

参考文献

[1] Herter S, Herting F, Mundigl O, et al. Preclinical activity of the type II CD20 antibody GA101 (obinutuzumab) compared with rituximab and ofatumumab in vitro and in xenograft models [J]. Mol Cancer Ther, 2013, 12(10): 2031-2042.

[2] Golay J, Da Roit F, Bologna L, et al. Glycoengineered CD20 antibody obinutuzumab activates neutrophils and mediates phagocytosis through CD16B more efficiently than rituximab [J]. Blood, 2013, 122(20): 3482-3491.

[3] Goede V, Klein C, Stilgenbauer S. Obinutuzumab (GA101) for the treatment of chronic lymphocytic leukemia and other B-cell non-hodgkin's lymphomas: a glycoengineered type II CD20 antibody. [J] Oncol Res Treat, 2015, 38(4): 185-192.

[4] Mössner E, Brünker P, Moser S, et al. Increasing the efficacy of CD20 antibody therapy through the engineering of a new type II anti-CD20 antibody with enhanced direct and immune effector cell-mediated B-cell cytotoxicity [J]. Blood, 2010, 115(22): 4393-4402.

[5] Townsend W, Buske C, Cartronet G, et al. Comparison of efficacy and safety with obinutuzumab plus chemotherapy versus rituximab plus chemotherapy in patients with previously untreated follicular lymphoma: Updated results from the phase III Gallium Study [Z]. 2020 ASCO, Abstract: P8023.

[6] Herold M, Hoster E, Janssens A, et al. Immunochemotherapy and Maintenance With Obinutuzumab or Rituximab in Patients With Previously Untreated Marginal Zone Lymphoma in the Randomized GALLIUM Trial [Z]. Hemasphere, 2022, 6(3): e699.

变危为安
——一例伴华氏巨球蛋白血症特征的高危、肿瘤负荷较大的Ⅳ期黏膜相关淋巴组织淋巴瘤病例分享

一般情况

患者，女性，54岁。

现病史：于2021-11无明显诱因出现乏力，爬楼梯或者拎重物后明显，伴心悸和呼吸急促，无发热、盗汗、消瘦，进食差，未就医。患者因周身乏力伴活动后心悸持续1个月无改善，遂就诊我院心内科，血常规提示白细胞减少及重度贫血。于2021-12转诊我院血液科门诊，复查血常规显示：WBC 1.91×10^9/L，HGB 56g/L，外周血红细胞形态呈小细胞低色素性改变，进一步查贫血原因并非造血原料缺乏，随后收入血液病房。

实验室检查

血常规：WBC 1.8×10^9/L，LYMP% 52.2%，HGB 54g/L，RC 0.09%。

贫血检测：铁蛋白 244.6ng/ml，叶酸 9.55ng/ml，维生素 B_{12}：467pg/ml，EPO > 758mIU/ml。

凝血常规：PT 15.1s，APTT 50.7s（输血浆无法纠正），FIB 1.83g/L，TT 18.1s，DD 81μg/L。无溶血改变。

凝血因子检测：F Ⅷ 4.3%（50%~150%），F Ⅸ 12.9%（60%~120%），F Ⅺ 6%（60%~150%），vWF 541。

免疫球蛋白+补体：C3 0.685g/L，C4 0.031g/L，IgA 1.58g/L，IgG 8.96g/L，IgM 5.04g/L（0.4~2.3g/L）。

血总轻链：κ、λ、κ/λ比值均正常。

血清游离轻链：游离κ 24.7mg/L（6.7~22.4），游离λ 14.1mg/L（8.3~27），K/L 1.752（0.31~1.56）。

血免疫固定电泳：疑似κ型IgM单克隆免疫球蛋白(+)。

抗核抗体谱：ANA滴度1∶80，抗SSA60抗体（+, 6.7）。

LDH 256U/L（103~227）。

其他：24h尿轻链和尿蛋白、甲功、生化指标（总蛋白、白蛋白、转氨酶、肌酐、血清离子）肝炎病毒、EBV、CMV病毒、肿瘤标志物、CD55，CD59和CRP均未见异常。

影像学检查

胸部CT示：双侧胸腔少量积液，双肺略膨胀不良伴散在少许炎症，双肺下叶小结节，甲状腺改变，贫血。

腹部CT示：肝左叶、双肾小囊肿，脾略大，腹膜后多发稍大淋巴结，盆腔积液。

浅表淋巴结超声示：颈部右侧有一个1.0cm×0.5cm的淋巴结检出略丰富的血流信号。

病理学检查

骨髓涂片：（髂后上棘）骨髓增生重度减低。（胸骨）骨髓增生减低，红系增生重度减低，少量不典型淋巴细胞占2.4%。

骨髓流式细胞术：（髂后上棘）检测到0.2%细胞为恶性单克隆B淋巴细胞。（胸骨）检测到8.25%细胞为恶性单克隆B淋巴细胞，符合B细胞淋巴瘤特征。

骨髓活检及免疫病理：骨髓中存在异常B淋巴细胞增生（5%~10%），形态略不规则，比例较低。（图4-7-1）

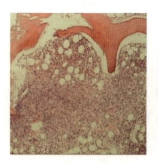 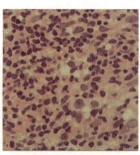

图4-7-1　治疗前骨髓活检

骨髓B细胞淋巴瘤高通量测序：CXCR4突变（3.6%），CD58突变（7%），TP53突变（89.74%）。

淋巴结活检：可见颈部淋巴结一个，结节直径为2cm。（图4-7-2）

免疫组化检测：P63

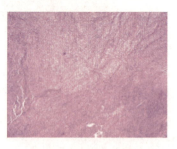

图4-7-2　淋巴结活检

（−），CD3（部分+），CD20（弥漫+），CD21（FDC网不规则），CD10（−），Bcl-6（灶性+），Bcl-2（+），Ki-67（生发中心外约20%+），CD30（个别+），Cyclin-D1（−），EBER（−），MUM-1（散在+），CD23（同CD21），CD5（−），CD19（+），CXCL-13（少量+）。

疾病诊断

唾液腺MALT淋巴瘤，Ⅳ期A组，MALT-IPI评分2分，高危组

干燥综合征

凝血功能异常

治疗历程

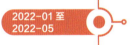
2022-01至2022-05

给予G-CHOP(奥妥珠单抗1000mg d1，环磷酰胺750mg/m² d1，多柔比星50mg/m² d1，长春新碱1.4mg/m² d1，泼尼松100mg d1—5)方案治疗6个周期后，患者达到CR。

第四篇　边缘区淋巴瘤篇

疗效总结

此例患者为晚期高危 MALT 淋巴瘤伴贫血及凝血功能异常,初次确诊后给予 G-CHOP 方案治疗 6 个周期,患者的贫血、凝血功能障碍的临床症状明显好转,骨髓流式细胞术无法检出恶性单克隆 B 淋巴细胞,且腮腺 MRI 显示无肿大淋巴结,提示患者达到 CR。(表3)(图 4-7-3)

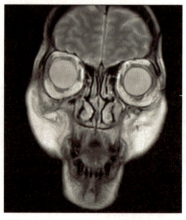

图 4-7-3　2022-05-02 腮腺 MRI

表 3　G-CHOP 治疗期间的疗效评价

	白细胞 (10^9/L)	血红蛋白 (g/L)	RC (%)	PT (s)	APTT (s)	IgM (g/L)	游离 κ 轻链 (mg/L)	骨髓 流式 (%)
治疗前	1.8	54	0.09	18.5	60.4	5.04	24.7	8.25
Cycle1 后	6.4	74	1.72	15.3	41.2	2.61	16	—
Cycle2 后	3.8	101	5.33	14.1	43	3.42	21.6	—
Cycle3 后	4.3	104	2.38	13.5	47.1	3.05	17.2	—

续表

	白细胞 (10^9/L)	血红蛋白 (g/L)	RC (%)	PT (s)	APTT (s)	IgM (g/L)	游离κ轻链 (mg/L)	骨髓流式 (%)
Cycle4后	4.1	103	1.55	12.7	40.2	2.78	12.2	—
Cycle6后	4.2	109	1.16	14.7	39.5	2.75	16.5	0

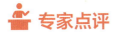

专家点评

MALT淋巴瘤为MZL中占比最高的类型，患者由于临床表现多样，常伴随其他疾病，容易误诊。本例高危MALT淋巴瘤患者以WM样特征起病，包括以骨髓侵犯为主，IgM+κ轻链升高为特点，但是患者MYD88 L265P突变为阴性，涎腺病理最终排除LPL，诊断为唾液腺MALT淋巴瘤，诊断过程较为曲折。研究显示伴有WM样特征不影响患者整体预后，可根据指南推荐的抗CD20单抗联合化疗方案进行一线治疗。

奥妥珠单抗作为全球首个人源化Ⅱ型抗CD20单抗，对比利妥昔单抗具有更高的抗体稳定性、更强的DCD作用和ADCC作用[1,2]。另外，在经济性方面，奥妥珠单抗价格更低，综合考虑后决定给予患者奥妥珠单抗联合化疗方案治疗。而在奥妥珠单抗联合化疗方案中，考虑到奥妥珠单抗联合 CHOP 对比奥妥珠单抗联合苯达莫司汀方案，其对干细胞损伤的影响更小，且糖皮质激素有助于缓解干燥综合征，最终决定给予患者奥妥珠单抗联合 CHOP 方案。此例患者在接受奥妥珠单抗联合 CHOP 方案治疗后，取得了理想疗效，6 个周期即达到 CR，提示奥妥珠单抗在初治 MZL 领域前景可期，值得进一步探索。

病例作者　　**李　旸**　中国医科大学附属盛京医院

点评专家　　**杨　威**　中国医科大学附属盛京医院

参考文献

[1] Goede V, Klein C, Stilgenbauer S. Obinutuzumab（GA101）for the treatment of chronic lymphocytic leukemia and other B-cell non-Hodgkin's lymphomas: a glycoengineered type Ⅱ CD20 antibody [J]. Oncol Res Treat, 2015, 38(4): 185-192.
[2] Mössner E, Brünker P, Moser S, et al. Increasing the efficacy of CD20 antibody therapy through the engineering of a new type II anti-CD20 antibody with enhanced direct and immune effector cell-mediated B-cell cytotoxicity [J]. Blood, 2010, 115(22): 4393-4402.

小试牛刀
——一例边缘区淋巴瘤使用 GB 的诊疗经过

一般情况

患者,女性,28 岁。

2021-09 因"左侧颌下腺肿大 2 年余"入院。

现病史:患者 2019-12 因左侧颌下腺肿大,于外院查双侧颌下腺及颈部淋巴结 B 超,结果显示左侧颌下腺有低回声占位,考虑淋巴结肿大;2019-12-17 查颌面部 CT 结果显示左侧颌下腺大,双侧腮腺内多发结节,双侧颈部多发稍大淋巴结。患者自己未觉明显不适,未予重视。2021-03 患者出现右侧耳后淋巴结肿大,遂继续就诊,查血常规、生化等无明显异常,完善"右侧腮腺结节活检",术后病理考虑黏膜相关淋巴组织结外边缘区淋巴瘤。病程中患者无发热,无盗汗,无体重减轻。

既往史:有"干燥综合征"病史 1 年。

体格检查

双侧腮腺未见显著肿大;双侧颌下及颈部数枚小淋巴结,质地一般,活动度可,无压痛;心肺查体阴性,肝脾未触及肿大。

实验室检查

血常规:WBC 3.56×10^9/L, Hb 117g/L, PLT 163×10^9/L。

血生化全套:肝肾功能未见明显异常;LDH、β2-MG均正常。

EBV-DNA(-),CMV-DNA(-),HBsAg(-),HBsAb(-),HBcAb(-),HIV(-)。

影像学检查

PET-CT:双侧腮腺结节(右侧为著),葡萄糖代谢增高,符合淋巴瘤表现;颌下、颈部、腋窝及后腹膜多发小淋巴,代谢不增高。(图4-8-1)

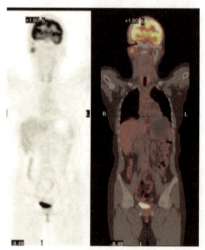

图4-8-1

病理学检查

右侧腮腺结节活检病理提示：淋巴组织增生，淋巴滤泡萎缩伴边缘区增生，可见淋巴上皮病变，结合免疫组化及基因重排，考虑黏膜相关淋巴组织结外边缘区淋巴瘤。（图4-8-2）

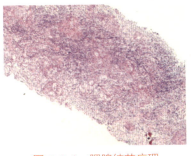

图4-8-2 腮腺结节病理

免疫组化：CD79a（+），CD20（+），Ki-67（约30%），Bcl-2（+），CK（示淋巴上皮病变），EMA（示淋巴上皮病变），CD21（滤泡树突网+），CD23（滤泡树突网+），CD3（-）。CD10（-），Bcl-6（-），Cyclin-D1（-），TDT（-），CD5（-），MUM1（-），C-MYC（-），Syn（-）。

原位杂交：EBER（-）。

IgH基因重排：IgH FR1-JH（+），IgH FR2-JH（+），DH1-6-JH（-），IgK Vκ-Jκ（+），IgK Vκ-Kde+INTRON-Kde（-）。

全身评估

骨穿：1.形态：基本正常。2.骨髓流式细胞学：阴性。3.骨髓病理：未见肿瘤累及。

体能评估：ECOG评分1分。

脏器评估：心脏B超、心电图（-）、胸部CT（-）、腹部肝胆胰脾脏双肾输尿管B超（-）。

疾病诊断

黏膜相关淋巴组织结外边缘区淋巴瘤，ⅡA 期，IPI 评分 1 分，低危组

干燥综合征

治疗历程

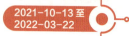
2021-10-13 至 2022-03-22

GB（苯达莫司汀 + 奥妥珠单抗）方案，共 6 个周期。单药 G（奥妥珠单抗）治疗共 2 次。

3 个周期后 2022-01-10 PET-CT：疗效评价为 CR（2 分）。

6 个周期后 2022-04-18 PET-CT：疗效评估为 CR（2 分）。（图 4-8-3）

治疗前 PET-CT 见双侧腮腺结节（右侧为著），葡萄糖代谢增高（SUVmax 6.92）；治疗后 PET-CT 见两侧腮腺密度欠均，右侧腮腺小结节伴有葡萄糖代谢轻度增高（SUVmax 1.60），与前次 PET-CT 对比，病灶明显缩小，代谢减低，考虑治疗有效。

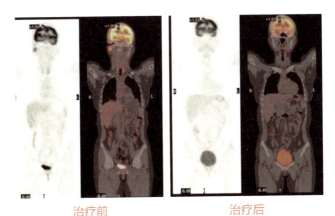

治疗前　　　　　　治疗后

图 4-8-3

2022-10 至 2023-08　定期复查全身增强 CT，未见病灶。

疗效总结

本例患者于 2021 年 9 月因发现"左侧颌下腺肿大 2 年余"入院，经 PET-CT、病理检查等明确诊断为黏膜相关淋巴组织结外 MZL Ⅱ期 A 组，IPI 评分 1 分，低危组，予 GB 6 次 + 单药 G 2 次治疗，治疗中期及末期 PETCT 疗效评估 CR，缓解后无进展生存至今。治疗期间及治疗后，患者未出现药物相关不良反应，疗效及安全性令人满意。

专家点评

MZL 属于 B 细胞慢性淋巴增殖性疾病，包括黏膜相关淋巴组织（MALT）淋巴瘤、淋巴结 MZL 和脾 MZL，三种类型边缘区淋巴瘤在临床表现、疾病预后和治疗方案存在差别，黏膜相关淋巴组织结外 MZL 是最常见的 MZL 亚型，占病例的 50%~70%[1]。该病的预后在各亚型中相对较好，5 年相对生存率为 94%[2]。MZL 治疗方案需根据疾病类型、临床分期、患者状态综合考虑。本病例患者是初治淋巴结外 MZL，考虑患者为年轻女性，有生育需求，根据 NCCN V4 2021 指南建议以抗 CD20 单抗为基石的单药或联合治疗模式作为一线治疗方案。奥妥珠单抗经 GALLIUM 研究证实在 MZL 治疗中是安全并有效的，且奥妥珠单抗具有较好的抗体依赖性细胞介导的细胞毒性作用（ADCC）和补体依赖性的细胞毒性作用（CDC）效应，有望克服利妥昔单抗耐药的问题[3]。此外 MZL 的治疗决策也在很大程度上取决于药物的可及性。经综合考虑，为提高患者生存年限，保护患者生育功能，该病例选择国内上市可及的苯达莫司汀＋奥妥珠单抗联合治疗作为该患者的一线治疗方案。

在 MZL 二线及后线治疗中，新药和新疗法改变了局面，新药包括新型抗 CD20 单抗奥妥珠单抗、BTK 抑制剂（伊布替尼、泽布替尼）、PI3K 抑制剂在 R/R MZL 中疗效确切，安全性良好，已成为 R/R MZL 重要的治疗选择。新兴疗法（包括 CAR-T 细胞治疗）在 R/R MZL 显示出令人欣慰的疗效，值得期待，但由于MZL疾病复杂，发病率低，目前尚缺乏循证级别高的临床试验。奥妥珠单抗联合化疗在本例患者中的成功应用验证了其在初治MZL治疗领域的临床价值，期待后续更多数据的产生以进一步阐释该方案在MZL患者中的安全性及有效性。

MZL发病与自身免疫性疾病史密切相关，干燥综合征和桥本甲状腺炎分别是唾液腺和甲状腺MZL的易感因素，部分肺MZL可能演变自淋巴细胞间质性肺炎。MZL家族史可能提示存在遗传因素，包括HLA22和IGHV位点的易感等位基因，而等位基因的存在则进一步支持发病，自身抗原刺激参与了淋巴瘤发生过程。总的来说，自身免疫性疾病和MZL之间具有临床相关性，因此干燥综合征或桥本甲状腺炎患者如果发生单侧、坚硬、无痛性腺体肿胀且不消退应及时报告，并通过局部影像学和活检检查可疑淋巴瘤病灶。

病例作者　何海菊　苏州大学附属第一医院

点评专家　李彩霞　苏州大学附属第一医院

参考文献

[1] Sriskandarajah, P.; Dearden, C.E. Epidemiology and environmental aspects of marginal (1) zone lymphomas [J]. Best Pract. Res. Clin. Haematol, 2017, 30, 84–91.

[2] Cerhan JR, Habermann TM. Epidemiology of Marginal Zone Lymphoma [J]. Ann Lymphoma, 2021, 5: 1.

[3] Herold M, Hoster E, Janssens A et al. Imunochemotherapy with obinutuzumab or rituximab in a subset of patients in the randomisedgallium trial with previously untreated marginal zone lymphoma (MZL) [J]. Hematol, 2017, 35 (S2), 146–147.

见招拆招
——一例初治边缘区淋巴瘤（EBV+）病例分享

一般情况

患者，男性，38岁。

主诉：发现耳后肿物8余年，进行性长大1年。

现病史：患者8余年前（2014年）无明显诱因发现右耳前一大小约1cm×1cm肿块，边界欠清，无疼痛破溃，无畏寒发热，未予特殊处理。2021-07发现肿块进行性增大，约2.5cm×1.5cm大小，口服中药治疗，具体不详。2022-05-31于华西口腔医院查CT：双侧腮腺区改变，右侧腮腺区占位，腺淋巴瘤，淋巴肉芽肿或其他淋巴上皮类疾病。现患者一般情况可，无畏寒发热，无盗汗，无胸闷胸痛，无咳嗽咳痰，无恶心呕吐，无腹痛腹泻，为进一步诊治入院。

既往史：乙肝大三阳病史30于年，目前口服恩替卡韦分散片1片qd治疗。

实验室检查

血常规：WBC 3.88×10^9/L，Hb 154g/L，PLT 136×10^9/L。
血生化：LDH 163U/L，肝肾功能未见明显异常。

EB病毒DNA实时荧光检测：1.20E+04copies/ml。凝血功能、大小便未见明显异常。

影像学检查

PET-CT（2022-07-19）

脑：双侧大脑、小脑、丘脑及脑干 ^{18}F-FDG 分布对称，未见 ^{18}F-FDG 摄取异常增高或减低区。（图4-9-1）

头颈部：1. 右侧腮腺密度增高内见软组织密度结节影，摄取 ^{18}F-FDG 增高，SUVmax 4.51。左侧腮腺内似见结节影，双侧上颈部、左侧中颈部、右侧锁骨上淋巴结显示，最大者约13mm×7mm，部分摄取 ^{18}F-FDG 轻度增高，SUVmax 2.74。2. 双侧腭扁桃体摄取 ^{18}F-FDG 增高，SUVmax 8.31，相应部位未见确切异常。喉、双侧副鼻窦及甲状腺未见 ^{18}F-FDG 摄取异常增高。

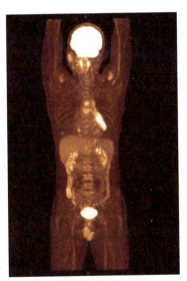

图4-9-1　PET-CT（华西医院 2022-07-19）

胸部：1. 双肺见多处斑片及实变影、小结节影及囊状透光影，部分实变影摄取 ^{18}F-FDG 增高，最大者约

第四篇　边缘区淋巴瘤篇

35mm×11mm，SUVmax 4.49。2.前纵隔见片状软组织密度影以左侧为著，最大横截面约75mm×32mm，部分与心包分界不清，摄取 ^{18}F-FDG 增高，SUVmax 7.24。3.双侧胸膜及食管未见 18F-FDG 摄取异常增高，纵隔血池 SUVmax 2.16，SUVmean 1.68，CT 示双侧胸膜未见增厚，双侧胸腔未见积液。

腹部：肝脏、脾脏、胰腺、双肾、双侧肾上腺、胃、前列腺、双侧精囊腺、盆腹部淋巴结及双侧腹股沟淋巴结均未见 ^{18}F-FDG 摄取异常增高，肝脏 SUVmax 2.86，SUVmean 2.33，CT 示肝脏实质内条状及结节状高密度钙化灶。

骨骼及软组织：1.右侧髂骨后份区域见一直径约 8mm 摄取 ^{18}F-FDG 增高影，SUVmax 3.09，相应部位髓腔密度稍增高。S2 水平左侧骶前孔内见少许软组织影，直径约 6mm，摄取 ^{18}F-FDG 增高，SUVmax 3.04。2.双侧肩关节周围软组织局灶性摄取 ^{18}F-FDG 摄取增高，SUVmax 4.60，CT 未见相应确切异常。左侧下牙槽骨见摄取 ^{18}F-FDG 增高影，SUVmax 5.67，相应部位见低密度影。其余部位未见 ^{18}F-FDG 摄取异常增高。

结论：1.右侧腮腺、双肺、前纵隔病变，倾向恶性肿瘤（淋巴瘤？其他？）请结合临床。2.右侧髂骨后份区域、S2 水平骶孔左份内病变不除外上述肿瘤累及。3.双侧腭扁桃体为炎性改变可能，其他待排，可结合临床。4.双侧颈部淋巴结及左侧腮腺，肿瘤累及待排。5.双侧肩部软组织倾向生理性或炎性改变。

病理学检查

穿刺活检病理诊断（纵隔肿物）

病理诊断：少量增生的淋巴样组织。

免疫表型检测：PCK（-）、CD20（+）、CD3（-）、CD5（-）、CD30（-）、Ki-67（+，约10%~15%）。EBER1/2-ISH（+，>50个/HPF）。

流式细胞学检测：检出轻链限制性表达的B淋巴细胞群。

综合上述非常有限的形态学及免疫表型检测结果，首先考虑B细胞淋巴瘤，EB病毒（+），增殖活性低。因穿刺组织、材料很少，不能进行下一步检测，需结合临床及相关辅助检查综合分析；若有必要，建议切取病变明显处较大块组织送检以协助判断病变类型、并与其他EB病毒阳性的淋巴组织增生性病变/肿瘤相鉴别。

组织流式（纵隔肿物）

结果分析及结论：该样本有核细胞数量少，已全部送检，检出少量淋巴细胞（约占有核细胞数量3.5%）中，CD19（+）、CD20（+）的B淋巴细胞群（紫色，约占淋巴细胞87.2%），SSC及FSC稍增大，且具有Igλ轻链限制性表达，该群细胞CD22（+）、CD5（-）、CD10（-）、CD23（-）、FMC-7（+）、CD38（-）、Bcl-2（+，部分）。T淋巴细胞（绿色，约占淋巴细胞3.4%），其中CD4（+）细胞多于CD8（+）细胞（CD3+CD4+/CD3+CD8+比值：1.91），未检出确切T淋巴细胞异常表达细胞群。

综上，提示该样本检出轻链限制性表达的B淋巴细胞群，请结合临床及其他病理检查结果综合分析考虑有无克隆性 B 淋巴细胞增生性疾病的可能。

骨髓活检

病理报告：造血组织与脂肪组织之比约 1:2.5；粒红比约 4~5:1，以分叶核粒细胞为主（MPO+）；巨核细胞 2~4 个/HPF；三系细胞形态未见明显异常。另见少数淋巴细胞及浆细胞散在及小灶性分布。特殊染色（FOOT 染色）：网状纤维不增加（MF-0）。

病理诊断：送检之骨髓造血细胞增生低下。需行免疫表型检测协助判断淋巴细胞分布情况。

骨髓流式报告

FCM 分析，主要可见淋巴细胞（红色）和粒系细胞，淋巴细胞约占有核细胞 12.2%，其中 B 淋巴细胞约占 16%，表达 CD19、CD20、CD200（部分阳性）和 CD38（少部分阳性），不表达 CD5、CD10。以 CD19 设门分析，CD19 阳性细胞群（红色）表达 CD22、CD23（部分阳性）和 FMC7（部分阳性），限制性表达 λ 轻链，不表达 CD103 和 κ 轻链。

结论：FCM 分析查见克隆性 B 淋巴细胞，表型符合边缘带来源，请结合临床。

疾病诊断

MZL 累及右侧腮腺、双肺、前纵隔、骨、骨髓，EBV 阳性，Ⅳ期 A 组，IPI 评分 2 分

乙肝病毒感染（乙肝大三阳）

治疗历程

2022-08-14 至 2022-09-09

G-CHOP方案,第1~2个周期。2个周期后复查颈胸全腹部CT,疗效评估为PR。

2022-10-07 至 2022-11-05

G-CHOP方案,第3~4个周期。4个周期后PET-CT疗效评估为PR。骨髓穿刺活检:免疫组化示:淋巴细胞CD20(+,少数)、CD3(+,少数)、CD5(+,少数)、CD56(-)、粒酶B(-)、PAX-5(+,少数)、CD22(+,少数)、CD79a(+,少数)、CD19(+,少数)、浆细胞CD138(+)、CD38(+)、Igκ(+,少数)、Igλ(+,少数)、CD56(-),约占有核细胞1%~3%。原位杂交EBER1/2(-)。目前之骨髓造血细胞增生尚可,未见淋巴瘤累及。请进一步结合临床及相关实验室检查结果综合考虑。

2021-12-06 至 2023-01-15

G-CHOP方案,第5~6个周期。第6个周期后PET-CT疗效评估为CR。

疗效总结

本例患者病理诊断为 B 细胞淋巴瘤，EBER1/2-ISH（+，>50 个/HPF），增殖活性低。外周血 EBV 复制为阳性，骨髓流式提示表型符合边缘带来源。予以 G-CHOP，2 个周期后复查提示肿瘤消退明显，EBV 转阴，遂继续予以 G-CHOP 方案治疗，4 个周期 PET-CT 疗效评价为 PR，6 个周期后 PET-CT 疗效评价为 CR，且患者耐受性良好，目前予以奥妥珠单抗维持治疗。（图 4-9-2）

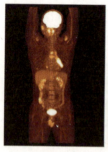
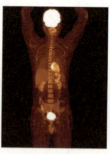
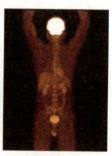

治疗前　　　　4 周期后：PR　　　　6 周期后：CR

图 4-9-2　PET-CT（治疗前/4 个周期后/6 个周期后）

 MZL

专家点评

MZL 是 iNHL 的第三大亚型，仅次于 DLBCL 和 FL，其晚期的患者比例低，多为早期患者，对于晚期患者要兼顾疗效及安全。

MZL 的异质性较强，含抗 CD20 单抗的免疫化疗方案是主要的系统治疗方案。GALLIUM 研究显示[1]，奥妥珠单抗联合化疗的长期获益较利妥昔单抗联合化疗有显著改善，疾病进展、复发或死亡相对风险降低。国内外多项指南[2,3]推荐奥妥珠单抗联合化疗用于 R/R MZL 的治疗。CHOP 及苯达莫司汀为基线化疗方案，疗效相等，但苯达莫司汀带来的无进展生存期（PFS）更优，然而在老年患者中的安全性值得考虑。也需根据 SUVmax 选择含蒽环类的化疗或苯达莫司汀。综合临床研究及本例患者个人选择，综合考虑后选择 G-CHOP 方案，经过 6 个周期治疗，目前疗效良好。

本例患者为 EBV 阳性的初诊 MZL 患者，EBV 是 WHO 确定的第一种人类肿瘤相关病毒，可以改变肿瘤的免疫微环境，参与诱导肿瘤细胞的免疫逃逸。淋巴细胞肿瘤的 EBV 感染阳性率较高，但目前伴有 EBV+ 的 MZL 治疗方法有限，患者预后不佳。本例患者使用 G-CHOP 治疗取得了较好的结果，维持治疗使用奥妥珠单抗能达到更好的获益，验证了 G-CHOP 方案在伴有 EBV+ 的初诊 MZL 患者中的应用价值，期待后续更多数据的产生可进一步阐释该方案的安全性及有效性。

病例作者　周卉洁　四川大学华西医院

点评专家　邹立群　四川大学华西医院

参考文献

［1］Robert Marcus, Davies A, Ando K, et al. Obinutuzumab for the First-Line Treatment of Follicular Lymphoma［J］. N Engl J Med, 2017, 377(14): 1331-1344.
［2］NCCN Guidelines：B-Cell Lymphomas Version 1.2022［EB/OL］. http://www.nccn.org.
［3］中国临床肿瘤学会指南工作委员会. 中国临床肿瘤学会（CSCO）淋巴瘤临床诊疗指南 2022［M］. 北京：人民卫生出版社，2022.

双箭精准一击
——奥妥珠单抗+苯达莫司汀一线治疗边缘区淋巴瘤达完全缓解

一般情况

患者,女性,57岁。

主诉:体检发现淋巴结肿大20余天。

现病史:患者2022-06体检时发现乳腺小结节,2022-08复查乳腺结节,彩超提示双侧腋下淋巴结肿大,建议粗针穿刺排除淋巴瘤;附见:双侧颈部多发淋巴结肿大。后于2022-09在当地医院行左侧腋窝淋巴结穿刺,术后病理提示"淋巴组织增生活跃"。遂于我院就诊,2022-09穿刺组织病理会诊示:(腋下淋巴结活检)小B细胞非霍奇金淋巴瘤,免疫组化标记结果符合边缘区淋巴瘤。患者神志清晰,精神可,胃口可,睡眠不佳,大小便可,近2个月体重下降7.5kg。

实验室检查

血常规:WBC 3.39×10^9/L,RBC 3.61×10^{12}/L,Hb 107g/L,PLT 70×10^9/L。

心肌酶谱常规检查:LDH 241U/L。

β2-MG 3720.00μg/L。

HCV RNA：阴性。

影像学检查

PET-CT（2022-09-21）：1.扫描区域多发淋巴结肿大伴 FDG 代谢增高，考虑符合淋巴瘤形态及代谢表现；脾脏肿大伴 FDG 代谢增高，扫描区骨髓弥漫性 FDG 代谢增高，考虑淋巴瘤浸润可能，建议结合骨髓活检；其余全身（包括脑）PET 显像未见 FDG 代谢明显异常增高灶。2.左侧上颌窦慢性炎症；右乳外上象限钙化灶；肝大，肝多发囊肿；左侧附件区囊性灶。

PET-CT 检查（2022-09-21）：双侧颈部、双侧锁骨区多发淋巴结增大，左侧锁骨区较大者约 1.1cm×1.7cm，放射性摄取增高，SUVmax 约 6.7；纵隔、左侧内乳动脉旁、双侧腋窝、右侧心膈角、双侧膈肌脚后方多发淋巴结增大，左侧腋窝较大者约 1.6cm×2.4cm，放射性摄取增高，SUVmax 约 8.4；肝门部、门腔间隙、腹膜后、脾门区、系膜间隙、双侧髂血管旁、双侧盆壁、双侧腹股沟区多发淋巴结增大，右侧盆壁较大者约 2.8cm×3.4cm，放射性摄取增高，SUVmax 约 9.4。（图 4-10-1）

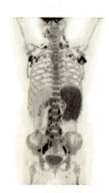

图 4-10-1

病理学检查

2022-09 淋巴结穿刺组织病理会诊:(腋下淋巴结活检)小 B 细胞非霍奇金淋巴瘤,免疫组化标记结果符合边缘区淋巴瘤。

骨髓活检:查见小淋巴样细胞浸润,首先考虑淋巴瘤累及骨髓。

免疫组化:CD20(+)、CD5 部分(+)、CD10 少量(+)、CD23 部分(+)、Cyclin-D1(-)。结合骨髓活检符合小 B 淋巴细胞性非霍奇金淋巴瘤。

疾病诊断

结内边缘区淋巴瘤,ⅣB 期,IPI 评分 1 分,低危组

鉴别诊断

(1)其他小 B 细胞淋巴瘤:MZL 需与其他小 B 细胞淋巴瘤鉴别,如慢性淋巴细胞白血病(通常 CD5+)、套细胞淋巴瘤(通常 Cycline-D1+)、滤泡淋巴瘤(通常 CD10、Bcl-6+)、淋巴浆细胞淋巴瘤(通常 sIgM、CD138、CD38+,常伴 MYD88 突变)、毛细胞白血病(通常 CD123+)。需要经验丰富的病例医生通过免疫组化鉴别。

(2)反应性淋巴组织增生:引流区域可存在感染。淋巴结内细胞一般无破坏性生长,淋巴结结构完整,免疫组化提示无单克隆性增生。

治疗历程

2022-09-28

GB方案（奥妥珠单抗 1g d1、8、15，苯达莫司汀 100mg d2—3）治疗4个周期，疗效评估为CR。后进入维持治疗：奥妥珠单抗1g，每2个月1次，截至目前血象稳定。

疗效总结

本例患者确诊MZL后一线接受4个周期奥妥珠单抗+苯达莫司汀方案治疗，治疗过程中出现3~4级中性粒细胞减少症，血红蛋白和血小板计数呈上升趋势，且末次治疗后血红蛋白和血小板计数恢复至正常水平。（图4-10-2）

治疗期间血常规检查结果

治疗后行PET-CT检查（2023-02-04）显示后腹膜、肠系膜间隙、双侧盆壁多发小淋巴结，未见FDG代谢增高。与前次检查（2022-09-21）相比，病灶明显缩小、代谢降低，大部分消失，考虑治疗后大部分肿瘤代谢活性受抑制；纵隔和双侧肺门多发淋巴结显示，FDG代谢略增高，对比前片缩小、代谢减低；脾大，均未见FDG代谢增高，对比前片脾脏缩小、代谢减低，骨髓代谢减低，考虑大部分肿瘤代谢活性受抑制。同时骨髓活检复查结果未见异常淋巴细胞。（图4-10-3）

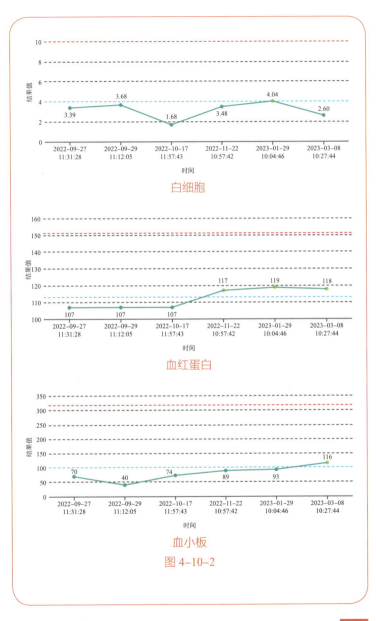

图 4-10-2

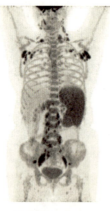 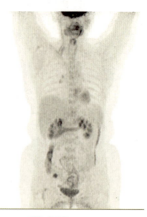

治疗前 PET-CT　　　　　治疗后 PET-CT
（2022-09-21）　　　　　（2023-02-04）

图 4-10-3

综合而言，本例患者经奥妥珠单抗+苯达莫司汀方案治疗 4 个周期后达 CR。后患者行奥妥珠单抗单药方案维持治疗，每 2 个月 1 次，计划持续 2 年，截至目前血象稳定。

专家点评

本病例系晚期（ⅣB 期）、低危结内 MZL 初治患者，诊断时伴三系（白细胞、红细胞、血小板）减少。2023 CSCO 淋巴瘤指南推荐Ⅳ期 MZL 患者可接受抗 CD20 单抗+化疗（苯丁酸氮芥、苯达莫司汀、CHOP、CVP 等）

方案治疗[1]。本病例使用新型抗CD20单抗奥妥珠单抗＋苯达莫司汀行一线治疗，该方案既往在复发难治iNHL患者中已显示较优疗效（总应答率ORR：79%，CR率：17%）[2]，本次以期在MZL初治患者中取得积极结果。本例患者使用奥妥珠单抗＋苯达莫司汀治疗4个周期后行PET-CT检查，与治疗前相比病灶明显缩小、代谢降低，大部分消失，考虑治疗后大部分肿瘤代谢活性受抑制；且骨髓活检复查未见异常淋巴细胞，达完全缓解。

考虑患者年龄较大，且奥妥珠单抗＋苯达莫司汀一线治疗过程中出现骨髓抑制现象，故后续维持治疗采用奥妥珠单抗单药治疗，每2月1次，计划维持2年，截至2023-07，患者血象稳定。本院另一例老年初治MZL患者使用减量奥妥珠单抗＋苯达莫司汀方案治疗同样取得较好改善。以期更多数据的产生阐释该方案在初治MZL患者中的疗效及安全性。

病例作者　周一乐　浙江大学医学院附属第一医院

点评专家　佟红艳　浙江大学医学院附属第一医院

参考文献

[1] 中国临床肿瘤学会指南工作委员会. 中国临床肿瘤学会（CSCO）淋巴瘤临床诊疗指南2023 [M]. 北京：人民卫生出版社，2023.
[2] Laurie H Sehn, Chua N, Mayer J, et al. Obinutuzumab plus bendamustine versus bendamustine monotherapy in patients with rituximab-refractory indolent non-Hodgkin lymphoma (GADOLIN): a randomised, controlled, open-label, multicentre, phase 3 trial [J]. Lancet Oncol, 2016, 17(8): 1081-1093.

温润如玉,参参其华
——一例奥妥珠单抗联合来那度胺治疗边缘区淋巴瘤病例分享

一般情况

患者,男性,69岁。

2021-06 因"发现外周血白细胞进行性升高 5 月余"前来我院就诊。

既往史:否认高血压、糖尿病、心脏病等慢性病史。

体格检查

查体:颈部及腹股沟均可触及质硬淋巴结,约 3cm 大小,无触痛,与周围组织边界不清。

实验室检查

血常规:WBC 28.72×10^9/L,HB 125g/L,PLT 164×10^9/L。
血生化:LDH 193(92~191 IU/L)。
β2-MG:2507(609~2399 ng/ml)。

骨髓检查：骨髓涂片：淋巴细胞增生活跃，占比74.5%，幼淋样细胞，占比1.5%。外周血淋巴细胞占85%。流式：异常成熟小B淋巴细胞56.2%，CD5（-），CD10（-），CD103（-），CD20（+），CD79b（+），CD22（+），CD19（+），CD45st。

活检：造血细胞三系增生基本正常范围，伴淋巴细胞增生浸润。

影像学检查

PET-CT：双侧颌下、双侧颈部、双侧锁骨上区、双侧腋下、纵隔、腹腔内、腹膜后、盆腔内及双侧腹股沟区多发淋巴结显示，代谢稍增高，符合淋巴瘤。

病理学检查

免疫组化：CD20（+），CD79a（+），CD19（+），CD22（+），Bcl-2（+），IgD（+），CD21（滤泡树突网+），CD23（滤泡树突网+），Ki-67（10%+），CD3（-），CD5（-），CD10（-），Bcl-6（-），MUM-1（-），C-MYC（-），Cyclin-D1（-），PD-1（-），CD30（-），CD38（-），CD37（-），SOX-11（-），PD-L1（TPS＜1%），EBER（-）。

疾病诊断

结内边缘区 B 细胞淋巴瘤,Ann Arbor Ⅳ期,IPI 评分 3 分,FLIPI 评分 4 分

治疗历程

2021-06 起
予利妥昔单抗联合来那度胺(R2)方案治疗 3 个周期,治疗中患者均出现严重输注反应:畏寒、寒战、发热,予以对症处理(泵速 50ml/h)。

2021-08
3 个周期治疗后行中期评估:CR。骨穿 MRD:阴性。

2021-09
予奥妥珠单抗联合来那度胺(GR)方案治疗 3 个周期,无输注反应。

2021-11
末期评估:CR。骨穿 MRD:阴性。

疗效总结

该患者经 PET-CT、多部位病理检查等明确诊断为 MZL,因患者年老,综合考量后,根据 NCCN(V3 2021)

指南推荐，将 R2 作为该患者的一线治疗方案，经 3 个周期达到 CR。但患者出现严重输注反应且奥妥珠单抗在国内上市可及，故改为 GR 治疗，治疗过程中无输注反应，3 个周期治疗后疗效评价 CR，骨穿 MRD 为阴性。疗效及安全性令人满意。

专家点评

MZL 治疗需要考虑患病的部位、分期和多种其他因素，MZL 的主要全身治疗方案目前大多是基于与抗 CD20 单抗联合的免疫化疗或单药治疗。NCCN 指南（V3 2021）建议 MZL 老年或体弱者的一线治疗方案为利妥昔单抗单药治疗[1]，但患者在第 1~2 周期出现严重输注反应，鉴于在初治 MZL 患者中，G-based 方案较 R-based 方案的 ≥ 3 级输注反应更低（7.9% vs 11.8%）[2]，故换用 GR 方案，治疗过程中患者未出现输注反应，且获得了更深层次的缓解：疗效评价为 CR，骨穿 MRD 为阴性。可见，奥妥珠单抗在老年体弱 MZL 患者中表现出疗效和安全性良好，当患者出现利妥昔单抗严重输注反应时临床上改用奥妥珠单抗是不错的选择。

新型抗 CD20 单抗奥妥珠单抗、BTK 抑制剂、PI3K 抑制剂等新药在 R/R MZL 中疗效确切，已成为 R/R MZL 重要的治疗选择，新兴疗法（包括 CAR-T 细胞治疗）在难治复发 MZL 显示出令人欣慰的疗效,值得期待。由于边缘区淋巴瘤疾病复杂,发病率低,目前还缺乏循证证据级别更高的临床试验。Alexander Grunenberg 等人在 *FUTURE ONCOLOGY* 发表的临床研究结果显示:G- 化疗与 R- 化疗相比可使更多患者达到 MRD 阴性(92% vs 85%,$P < 0.01$),意味着患者可能获得更长的 PFS[2]。

在诊断和治疗时需要进一步探索临床和(或)生物学特征,生成预测模型,以帮助预测临床风险和选择一线治疗。动态预后评估和疾病的全程管理对于 MZL 疾病管理至关重要。

病例作者　郑　重　上海交通大学医学院附属瑞金医院

点评专家　程　澍　上海交通大学医学院附属瑞金医院

参考文献

[1] NCCN Guidelines: B-Cell Lymphomas Version 3.2021 [EB/OL]. Fort Washington: NCCN, 2021. http://www.nccn.org.
[2] Grunenberg A, Kaiser LM, Woelfle S, et. Phase Ⅱ trial evaluating the efficacy and safety of the anti-CD20 monoclonal antibody obinutuzumab in patients with marginal zone lymphoma [J]. Future Oncol, 2020, 16(13): 817-825.

柳暗花明
——一例老年多次复发边缘区 B 细胞淋巴瘤患者的诊疗经过

一般情况

患者，男性，72 岁。

主诉：确诊淋巴瘤 8 年余，发现左侧腋下淋巴结肿大 1 个月。

现病史：患者在全麻下行"左眼眶内肿瘤摘除术"后诊断为（左眼眶内）MZL，CHOP 方案治疗后达 CR；3 年后复发，给予 R-CC（利妥昔单抗 + 克拉屈滨 + 环磷酰胺），利妥昔单抗期间出现输注反应，后行 CC+ 硼替佐米治疗 3 个周期后达 CR。1 月前患者发现左侧腋下淋巴结肿大，2019-12-27 行左腋窝淋巴结切除活检，病理示小 B 细胞淋巴瘤伴转化。

既往史：慢性胃炎病史 7 年余，乙肝携带病史 3 年余，先后因车祸致"第 4、5 腰椎骨折"史和"左上肢骨折"史 50 年余。

体格检查

呼吸 19 次 / 分。ECOG 评分 1 分。左侧腋下可见一长约 3cm 手术瘢痕，愈合可。

实验室检查

肝炎全套+HIV+梅毒:HBsAg-PreS1(+)阳性,HBsAg＞165.00IU/ml,HBeAg＞148.00PEI U/ml,HBcAg 0.94PEI U/ml。

乙肝DNA定量:1.30e+005IU/ml。

M蛋白:IgA 0.52g/L,IgM 3.91g/L。

ENA抗体谱:抗硬皮病-70抗体(++),抗核糖核酸蛋白抗体(+)。

CD4绝对计数:215.00cells/μl。

影像学检查

PET/CT检查:1.左侧腋窝术后改变;左侧锁骨上窝、纵隔内主肺动脉窗、肠系膜间隙、腹主动脉与下腔静脉周围、左侧髂外血管周围多发小淋巴结,未见异常代谢。2.右下腹腔(回盲部后方)腹膜后间隙不规则形软组织密度结节,轻度代谢,SUVmax约2.1;盆腔积液(少量)。3.腹腔肠系膜间隙模糊,斑片状轻度代谢,SUVmax约1.2。4.右肺下叶背段、后基底段磨玻璃密度结节,边清,可见血管连接,未见异常代谢;双肺上叶胸膜下数个小结节,未见异常代谢;左肺上叶肺气囊。5.左侧上颌窦囊肿。6.幕上脑血管源性脱髓鞘改变;部分椎体退变;第5腰椎椎弓崩裂。

病理学检查

病理诊断:(左腋窝淋巴结)淋巴结正常结构破坏伴广泛纤维组织增生,可见片状小/中等大小的淋巴样细胞增生。

免疫组化:CD5(部分+),CD20(+),CD3(-),CD10(-),Cyclin-D1(少量+),CD21示滤泡树突网,C-MYC(少量+),Bcl-2(+,约90%),SOX11(-),p53(部分+),Ki-67(+,约40%),Bcl-6(个别+),MUM1(少量+)。

原位杂交:EBER(-)。

2020-01-10骨髓活检:骨髓细胞容积约10%,可见少量粒红系细胞,均以偏成熟阶段为主,巨核细胞可见,呈分叶核,可见少量T、B淋巴细胞散在分布,结合免疫组化结果,未见淋巴瘤细胞累及骨髓。

免疫组化:CD3少(+),CD20少(+),CD5(-),CD23(-),Cyclin-D1(-),Bcl-2少(+)。

特殊染色:HGF粒系(+),网状纤维(MF:0级),Fe(-)。

疾病诊断

MZL伴大B细胞淋巴瘤转化,Ⅲ期A,累及左侧锁骨上窝、纵隔内主肺动脉窗、肠系膜间隙、腹主动脉与下腔静脉周围、左侧髂外血管周围多发小淋巴结以及右下腹腔(回盲部后方)腹膜后间隙不规则形软组织密度结节,IPI评分3分

第四篇 边缘区淋巴瘤篇

治疗历程

2020-01-15 至 2020-05-12

给予 CPER(西达本胺、依托泊苷、泼尼松、来那度胺)方案治疗 5 个周期,患者疗效评估达 CR,有轻度胃肠道反应。

2022-11

于齐鲁医院体检时发现肺部结节较前增大,伴有下腹部隐痛伴大便次数增多,病理回示(腹膜后肿物穿刺活检)淋巴组织增生性病变,符合非霍奇金 B 细胞淋巴瘤,倾向淋巴结 MZL。

2022-11-17

病理示:(左肺组织)淋巴组织增生性病变,符合黏膜相关淋巴组织结外 MZL(MALT 淋巴瘤)。
PET/CT 检查示:双肺多发团块、结节影,淋巴瘤肺内浸润可能性大,建议必要时穿刺活检,左肺上叶含气囊腔,左腋窝术后所见,纵隔多发小淋巴结;左肾占位性病变,淋巴瘤肾转移?建议进一步检查,腹膜后、腹膜多发团块、结节,淋巴瘤转移可能性大,肠系膜密度增高并多发肿大淋巴结影;前列腺增大,右侧髂血管区略大淋巴结,盆腔少量积液。

2022-12-15 至 2023-03-22

给予 G-BPEL（奥妥珠单抗、泽布替尼、依托泊苷、泼尼松）方案治疗 4 个周期，期间 2022-01-05 感染新冠病毒，2023-04 颈部 CT 未见异常，双肺肺大疱，双肺炎症，上腹部 CT 未见明显异常，右侧结肠旁沟处后腹膜局灶性增厚，前列腺增生，疗效评估达 PR。

疗效总结

本例患者为老年男性，病程中多次复发，复发累及范围广泛：双肺、肾、腹腔肿块，肿瘤负荷高，治疗难度大。随着复发次数、化疗药物累及、年龄增长等，治疗耐受性逐渐下降。患者经 CPER 方案治疗 5 个周期达 CR 后复发，最终诊断为 MALT 淋巴瘤，予 G-BPEL 治疗 4 个周期后达 PR。患者即使在新冠病毒感染期间亦能有较好的耐受性，可见含奥妥珠单抗无化疗联合方案在 MZL 中疗效和耐受性良好，尤其适用于老年耐受性低下患者。

专家点评

MZL 是老年患者中第二常见的淋巴瘤类型,起源于淋巴滤泡的边缘区,可以发生于脾、淋巴结和黏膜淋巴组织。MZL 包括 3 种类型,分别是 MALT 淋巴瘤、结内 MZL 和脾 MZL。MZL 约占所有 NHL 的 10%,其中 MALT 淋巴瘤所占比例最高[1]。老年患者通常对化疗耐受性较差,急需新的治疗方案。

2022 年 CSCO 淋巴瘤诊疗指南将奥妥珠单抗纳入 MZL 二线治疗的Ⅰ级推荐[1]。临床前研究显示奥妥珠单抗可诱导有效的 DCD 作用和 CDC 作用[2]。因此,本例患者先后经 CHOP、R-CC+硼替佐米等方案治疗均达 CR 后复发,在 CPER 方案治疗达 CR 后又复发;诊断为 MALT 淋巴瘤后,予含奥妥珠单抗无化疗联合方案治疗,治疗期间患者感染新冠病毒时亦有较好的耐受性,且疗效良好。

病例作者	宋 伟	青岛大学附属医院
点评专家	薛宏伟	青岛大学附属医院

参考文献

［1］中国临床肿瘤学会指南工作委员会. 中国临床肿瘤学会（CSCO）淋巴瘤诊疗指南（2023版）[M]. 北京：人民卫生出版社，2022.
［2］Mössner E, Brünker P, Moser S, et al. Increasing the efficacy of CD20 antibody therapy through the engineering of a new type II anti-CD20 antibody with enhanced direct and immune effector cell-mediated B-cell cytotoxicity [J]. Blood, 2010, 115(22): 4393-4402.

力挽狂澜

——一例奥妥珠单抗治疗初治晚期老年边缘区淋巴瘤患者带来快速缓解的诊疗经过

一般情况

患者,男性,69岁。

主诉:耳鸣1年余,右侧鼻塞1月余。

现病史:2022-02觉右侧鼻塞,在当地查MRI示:鼻咽部改变,性质待定。

既往史:血吸虫病史,甲状腺功能减退病史。

体格检查

右颈部可扪及一大小约2.5cm×1cm肿大淋巴结,质中,边界清,无触痛,余浅表淋巴结未扪及。双侧扁桃体无肿大。

实验室检查

血常规:WBC $2.65×10^9$/L,Hb 86g/L,PLT $145×10^9$/L。

血生化:AST 39.7U/L。

LDH：180.1U/L。

β2-MG：4.03mg/L。

影像学检查

PET-CT：1.鼻咽顶后壁及双侧壁软组织明显增厚，符合淋巴瘤征象，并右侧后鼻孔受侵。2.口咽双侧壁软组织增厚，考虑淋巴瘤浸润。3.双腮腺、双颈、双颌下、颏下、双锁骨上、双腋窝、左上臂、胸廓入口气管旁右侧、右内乳区、肝胃间隙、腹膜后、双髂血管旁、盆腔双侧壁、双侧髂外、双腹股沟区多发肿大淋巴结，考虑淋巴瘤。4.双上肺泡性肺气肿；右中肺纤维化灶；双肺良性病变。5.纵隔、双肺门淋巴结增生。6.右侧中耳炎；脑萎缩。7.双肾囊肿。（图3-13-1）

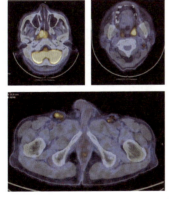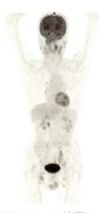

图3-13-1　2022-04-07治疗前PET-CT结果

病理学检查

病理诊断:(鼻咽部肿物)淋巴组织增生性病变,结合原单位免疫组化结果,符合黏膜相关淋巴组织(MALT)淋巴瘤。(图3-13-2)原单位免疫组化:CD20(+),CD79a(+),CD3(-),CD5(-),CD10(-),Bcl-6(-),MUM-1(-),CD23(-),Ki-67(热点区30%),Cyclin-D1(-),Bcl-2(-)。

骨髓涂片及骨髓流式均未见明显异常。

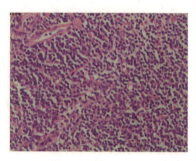

图3-13-2 病理结果

疾病诊断

边缘区淋巴瘤ⅢA期,累及鼻咽、口咽,IPI评分2分,低中危;MZL-IPI评分2分,中危

甲状腺功能减退症

右侧中耳炎

脑萎缩

双肾囊肿

血吸虫病

治疗历程

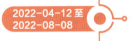
2022-04-12 至 2022-08-08

GB［奥妥珠单抗1000mg d1（C1 1000mg d1、8、15），苯达莫司汀225mg d1—2］方案治疗，4个周期后达CR，后继续GB方案巩固治疗2个周期，并行奥妥珠单抗维持治疗。

疗效总结

本例患者MZL诊断明确，予以GB方案治疗，4个周期治疗后完善PET-CT提示病灶较前明显缩小，部分病灶已消失，疗效评价为CR，继续予以GB方案2个周期巩固治疗，最后行奥妥珠单抗维持治疗。（图3-13-3）

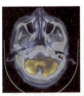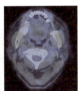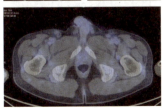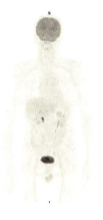

图3-13-3

2022-07-11 治疗后 PET-CT：（与 2022-04-07 比较）
1. 原鼻咽顶后壁及双侧壁软组织增厚已不明显。2. 口咽双侧壁软组织增厚已不明显。3. 原双侧腮腺区、右侧咽后、双颈、双颌下、颏下、双锁骨上、双腋窝、左上臂、胸廓入口气管旁右侧、右侧内乳区、肝胃间隙、腹膜后、双侧髂血管旁、盆腔双侧壁、双侧髂外、双腹股沟区多发淋巴结，部分消失，部分较前缩小、减少（Deauville 评分 2 分）。4. 双上肺泡性肺气肿、右中肺纤维化灶、双肺良性病变、纵隔、双肺门淋巴结增生大致同前。5. 双肾囊肿；脑萎缩。

专家点评

MZL 的中位年龄大约为 60 岁，Ⅲ～Ⅳ期、年龄 > 70 岁是原发结外 MZL 的不良预后因素。本例患者为一例初治晚期结外 MZL，有治疗指征，年龄较大，且存在脑萎缩、双肾囊肿、血吸虫病等多种合并症，状态不佳。在选择治疗方案时，需考虑其身体状态、合并症情况，评估其认知功能以及生活质量，选择患者可耐受、能带来良好疗效的方案。

对于Ⅲ～Ⅳ期 MZL 患者，《NCCN B 细胞淋巴瘤诊治指南（2022 v2 版）》《CSCO 淋巴瘤诊疗指南（2021 版）》均首选含抗 CD20 单抗 + 苯达莫司汀方案[1, 2]。GALLIUM 研究回顾性 MZL 亚组分析结果显示，尽管一线接受奥妥珠单抗联合化疗的结外 MZL 患者中，结外或骨髓受累及大包块和高 IPI 评分比例更高，仍然有更多临床获益趋势，4 年无进展生存（PFS）率可达 76.1%，优于利妥昔单抗联合化疗方案的 55.4%[3]。GADOLIN 研究共纳入 413 例利妥昔单抗难治性 iNHL 患者，按 1∶1 随机接受 GB 或苯达莫司汀单药诱导治疗，治疗 6 个周期，每 28 天为 1 个周期，之后进入奥妥珠单抗维持治疗 2 年。结果显示，奥妥珠单抗联合方案可延长利妥昔单抗难治性 iNHL 患者的 PFS 和 TTNT[4]。

经考虑予以本例患者 GB 方案治疗获得了较理想的疗效，并顺利进行奥妥珠单抗维持治疗，可见含奥妥珠单抗的方案在 MZL 患者中有良好的应用前景。

病例作者　　周　芳　湖南省肿瘤医院

点评专家　　周　辉　湖南省肿瘤医院

参考文献

［1］NCCN Clinical Practice Guidelines in Oncology-B-cell lymphoma（2022 Version 2）［EB/OL］. http://www.nccn.org.
［2］中国临床肿瘤学会指南工作委员会. 中国临床肿瘤学会（CSCO）淋巴瘤诊疗指南 2021［M］. 北京：人民卫生出版社，2021.
［3］Herold M, Hoster E, Janssens A, et al. Immunochemotherapy and Maintenance With Obinutuzumab or Rituximab in Patients With Previously Untreated Marginal Zone Lymphoma in the Randomized GALLIUM Trial［J］. Hemasphere, 2022, 6(3): e699.
［4］Sehn LH, Trněný M, Bouabdallah K, et al. Sustained Overall Survival Benefit of Obinutuzumab Plus Bendamustine Followed By Obinutuzumab Maintenance Compared with Bendamustine Alone in Patients with Rituximab-Refractory Indolent Non-Hodgkin Lymphoma: Final Results of the Gadolin Study［J］. Blood, 2019, 134(Supplement_1): 2822.

精准"击毙"
——奥妥珠单抗+苯达莫司汀方案治疗一例腮腺原发黏膜相关淋巴组织淋巴瘤患者4个周期后获得完全缓解

一般情况

患者,女性,69岁。

主诉:发现右侧耳前区肿物5月余。

现病史:2022-08患者发现右侧耳前区包块,起初"黄豆样"大小,后包块逐渐变大为约5cm×6cm大小椭圆形包块,前往当地医院,完善X线检查后建议转至上级医院就诊。

2022-11-08 就诊于我院口腔外科,完善右侧腮腺区CT平扫+增强示:右侧腮腺肿物,肿瘤可能,以"右侧腮腺区肿物",收入院。

2022-11-10 于我院行"右侧腮腺肿物切除术+面神经解剖术+带蒂皮瓣迁徙术+颈淋巴结清扫术",术后患者诉右眼无法闭合,伴流泪、口眼歪斜,患者术后病理提示"MALT淋巴瘤",故转入我科进一步治疗。

实验室检查

血常规（2022-11-09）：WBC 2.46×10^9/L，NEUT# 1.11×10^9/L，LYMPH# 1.09×10^9/L，HGB 121g/L，PLT 125×10^9/L。

影像学检查

PET-CT检查（2022-12-06）：1.右侧腮腺呈术后改变，右侧腮腺区软组织影并多发代谢增高灶，考虑肿瘤残留可能；SUVmax 5.4，延时扫描，SUVmax 6.2。2.右侧Ⅱ区、Ⅴ区、右侧锁骨上下窝多发肿大淋巴结，代谢增高，考虑淋巴瘤浸润可能。SUVmax 6.0，延时扫描，SUVmax 6.3。

病理学检查

右侧腮腺肿物病理（2022-11-11）：1.结合HE形态及免疫组化支持MALT淋巴瘤。2.Walthin瘤，最大径0.25cm。

免疫组化及相关检查：LCA（+），CK（-），VIM（+），CD20（+），MUM-1（+），PAX-5（+），CD30（散在+），EMA（-），ALK（-），EBV（-），CD3（-），CD5（-），CD2（-），CD7（-），Ki-67（约60%），HMB45（-），MelanA（-），S-100（-），CD10（-），Bcl-6（-），C-MYC（-），CD21（示：滤泡树突网），Bcl-2（+）。

骨髓检查

骨髓病理检查(2023-01-13):骨髓造血细胞组织增生活跃,未见肿瘤累及。

免疫组化(2023-01-13):MPO(+),CD61(+),CD71(+),CD34(+),CD3(+少许),CD79(+少许)。

特殊染色:Ag染(+),网状纤维(MF:0级)。

基因检查

基因检测(2023-01-15):细胞内未见CCND1/IGH融合基因;BRAF基因Y600E突变检测为野生型;MYD88基因L265P突变检测为野生型。

疾病诊断

MALT淋巴瘤,Ⅱ期A组,IPI评分1分,低危组。累及右侧腮腺,右侧Ⅱ、Ⅴ区;右侧锁骨上下窝多发肿大淋巴结

治疗历程

2023-01-13 至 2023-04-21

奥妥珠单抗 1000mg d0，盐酸苯达莫司汀 125mg d1—2，治疗 4 个周期，并予护肝护胃、止吐、维持水电解质平衡等对症治疗。

4 个周期后查血常规（2022-11-09）：WBC 1.94×10^9/L，NEUT% 61.8×10^9/L，LYMPH% 20.1×10^9/L，Hb 119g/L，PLT 179×10^9/L。CT 检查诊断意见：双肺散在微、小结节，随诊。疗效评估：CR。

疗效总结

本例患者入院后行右侧腮腺肿物切除等手术，完善病理及 PET-CT 检查后，诊断为 MALT 淋巴瘤（Ⅱ期 A 组；IPI 评分 1 分，低危组；累及右侧腮腺、右侧Ⅱ、Ⅴ区；右侧锁骨上下窝多发肿大淋巴结），综合考虑最终使用了奥妥珠单抗联合苯达莫司汀方案，治疗 4 个周期后疗效评估结果为 CR。治疗期间未出现药物相关严重不良反应，疗效及安全性满意。

专家点评

边缘区淋巴瘤（MZL）是一组起源于淋巴结滤泡边缘区 B 细胞的惰性淋巴系统恶性肿瘤，占所有非霍奇金淋巴瘤的 8%~15%，MALT 淋巴瘤是其三种亚型之一[1]，唾液腺是非胃 MALT 淋巴瘤最常见的累及部位[2]。《2023 年 CSCO 淋巴瘤诊疗指南》推荐抗 CD20 单抗联合化疗治疗 MZL[3]。GALLIUM 研究 MZL 亚组分析显示[4]：奥妥珠单抗联合化疗（如苯达莫司汀）方案降低 4 年 PFS 事件发生风险 21%，降低 4 年死亡风险 18%。

结合患者病情，最终给予奥妥珠单抗联合苯达莫司汀（GB）方案治疗，4 个周期后疗效评估为 CR，证实奥妥珠单抗联合苯达莫司汀治疗具有良好的疗效。含抗 CD20 单抗的免疫化疗方案是 MZL 目前最主要的系统治疗方案，但 MZL 异质性较高，仍需制定个体化治疗策略。

病例作者　李德云　昆明医科大学第一附属医院

点评专家　黎承平　昆明医科大学第一附属医院

参考文献

[1] 皇荣, 范磊. 边缘区淋巴瘤的诊断和治疗进展[J]. 临床荟萃, 2017, 32(12): 1013-1016.

[2] Zhang Y, Dan Yu, Ke Huang, et al. Evaluation of the diagnostic value of immunoglobulin clonal gene rearrangements in patients with parotid gland MALT lymphoma using BIOMED-2 protocol[J]. Oral Surgery, Oral Medicine, Oral Pathology and Oral Radiology, 2018, 126(2), 165-173.

[3] 中国临床肿瘤学会指南工作委员会. 中国临床肿瘤学会(CSCO)淋巴瘤临床诊疗指南2023[M]. 北京: 人民卫生出版社, 2023.

[4] Herold M, Hoster E, Janssens A, et al. Immunochemotherapy and Maintenance With Obinutuzumab or Rituximab in Patients With Previously Untreated Marginal Zone Lymphoma in the Randomized GALLIUM Trial[J]. Hemasphere, 2022, 6(3): e699.

第五篇
套细胞淋巴瘤篇

套细胞淋巴瘤（MCL）是一种起源于成熟 B 细胞的非霍奇金淋巴瘤（NHL）亚型，占 NHL 的 6%~8%[1]。患者的中位发病年龄为 60~70 岁[1,2]。临床主要表现为淋巴结肿大、脾肿大，也可累及骨髓、外周血、胃肠道和韦氏环，结外器官受累常见。超过 80% 患者在诊断时已经处于疾病晚期（Ann Arbor Ⅲ~Ⅳ期）。

MCL 目前尚无法治愈，大部分具有侵袭性的疾病进程，患者预后不佳，经多药联合化疗后仅有 3~5 年的总生存期（OS）[3]。伴有 del（17p）/TP53 突变、中枢神经系统受累、母细胞型、Ki-67%＞30% 等是预后不良的标志。研究显示，如果患者同时伴有 TP53 突变、CDKN2A 和 TP53 缺失的高危因素，中位 OS 不足 2 年。

一项长达 20 年、纳入 805 例中国 MCL 的研究显示[4]，老年患者更可能出现高 ECOG 评分、结外器官受累、骨髓受累。多变量分析中，自体移植巩固、初始治疗达完全缓解（CR）或部分缓解（PR）和维持治疗与无进展生存期（PFS）延长相关。在复发或难治性（R/R）MCL 中，BTK 抑制剂等新药和苯达莫司汀＋利妥昔单抗（BR）方案对比挽救性化疗具有更多生存优势。

近年来以抗 CD20 单抗为基础的联合方案成为众多指南中

MCL 治疗的优选,然而接受以利妥昔单抗为基础的一线治疗后患者缓解深度有限,仍然面临着复发率高、易出现耐药、早期进展的困境,尤其是伴有高危因素的患者。在复发或进展后的治疗中,利妥昔单抗无法进一步提升疗效,奥妥珠单抗因其更强的抗肿瘤效应正逐步成为 MCL 治疗的靶向 CD20 新选择。新药时代下,奥妥珠单抗及 BTK 抑制剂、Bcl-2 抑制剂、PI3Kδ 抑制剂等靶向治疗药物的不断发展,为 MCL 患者带来了新的希望。BTK 抑制剂现已应用于 MCL 二线及后线治疗,PCYC-1104 研究和 BGB-3111-206 研究显示[5, 6],BTK 抑制剂单药能使 R/R MCL 患者获得较好缓解。BTK 抑制剂与苯达莫司汀、抗 CD20 单抗等联合方案也展示出了治疗潜力。

在抗 CD20 单抗与 BTK 抑制剂的联合中,奥妥珠单抗方案不影响其抗体依赖细胞介导的细胞毒(ADCC)效应发挥,而利妥昔单抗方案明显抑制了 ADCC 效应,表明 BTK 抑制剂与奥妥珠单抗协同作用更优[7]。并且,在临床前研究中奥妥珠单抗表现出优于利妥昔单抗的 MCL 细胞杀伤力,对 TP53 突变细胞株的杀伤作用也更强[8, 9],有望进一步加深 MCL 患者缓解程度,减少复发或进展的可能。此外,在 MCL 治疗中,部分患者受限于高龄、对治疗的耐受性较差,无法开展造血干细胞移植或接受标准剂量的化疗,不能耐受免疫化疗的患者可首选抗 CD20 单抗 +BTK 抑制剂等无化疗方案,尤其是伴有 del(17p)/TP53 突变等高危因素 MCL 患者、母细胞型 MCL 患者可优先考虑。

在一线治疗中,LyMa-101 研究显示,联合应用奥妥珠单抗与化疗的方案是符合移植条件 MCL 患者的一线诱导治疗新选择,可诱导较高的骨髓微小残留病灶(MRD)阴性率和 CR 率[10]。苯达莫司汀 + 奥妥珠单抗 + 维奈克拉(BOV)方案可助力大部分初治 MCL 患者达 CR,带来更深缓解的同时提升 PFS

和OS[11]。对于伴TP53突变的初治MCL患者，奥妥珠单抗+泽布替尼+维奈克拉（BOVen）具有高治疗效应且患者耐受性良好[12]。OAsIs研究显示，在初治和R/R MCL中，奥妥珠单抗与伊布替尼、维奈克拉的三药联合方案均可诱导高效缓解[13]，2023EHA会议公布的最新随访数据显示初治患者中位PFS仍未达到（中位随访46个月）。在不进行维持治疗的情况下，固定周期的五药联合方案ViPOR（维奈克拉+伊布替尼+泼尼松+奥妥珠单抗+来那度胺）可以为初治和R/R MCL均带来持久的深度缓解[14]。基于此，MCL患者的治疗结局有望被奥妥珠单抗联合方案改写。

本篇章共纳入8例精彩病例。第1例是中山大学肿瘤防治中心杨航医生分享的一例老年初治MCL患者的治疗。该患者为晚期中高危经典型MCL患者，肿瘤负荷较高（Ki-67增殖指数约50%），由于年龄、身体条件的限制无法接受自体造血干细胞移植。给予该患者奥妥珠单抗+苯达莫司汀（GB）治疗后很快达到CR，并且持续CR，虽然在治疗期间出现了1~2级不良反应但总体可控，患者顺利接受后续治疗，目前仍在接受奥妥珠单抗单药维持治疗。该病例体现了GB方案卓越的疗效和安全性，治疗高肿瘤负荷的晚期MCL起效迅速，能为患者带来深度、持久的缓解，无严重不良反应，GB方案序贯奥妥珠单抗维持治疗有望改善患者的生存结局。

第2例是北京大学第三医院杨萍医生分享的一例超高危MCL患者。该患者为老年女性，诊断为多形性MCL，Ki-67 70%、MIPI评分高危组、TP53双突变合并17p缺失、伴CCND1突变。予泽布替尼+奥妥珠单抗+维奈克拉三药联合（BOVen）方案8个周期治疗。患者经2个周期治疗后疗效即为CR，ctDNA阴性，印证了新一代抗CD20单抗——奥妥珠单抗在初治MCL患者治疗中的有效性与安全性。

第 3 例是陆军军医大学新桥医院李佳丽、高力医生分享的一例双侧腹股沟淋巴结肿大的 48 岁女性患者。该患者入院后完善血常规、病理和骨髓检查等后明确诊断为 MCL（Ⅳ期 A 组；MIPI 评分 1 分，低危组；MIPI-c 评分 1 分，低危组），根据患者病情给予 G-CHOP 与 G-BAC 方案交替使用，3 个周期后 PET-CT 评估提示：Deauville 评分 1 分，疗效评价结果为 CMR。4 个周期后行干细胞动员及采集，过程顺利。外院检查 MRD 结果为阴性。治疗期间未出现药物相关严重不良反应，疗效及安全性满意。

第 4 例是华中科技大学同济医学院附属协和医院廖丹颖医生分享的一例接受化疗、靶向、CAR-T 等多线治疗的 R/R MCL 患者。该患者最终接受 GB 方案 1 个周期即达 PR，顺利桥接至 CAR-T 治疗，表明含 G 方案可作为 R/R MCL 患者的 CAR-T 桥接治疗。

第 5 例是浙江大学医学院附属第一医院朱亚男医生分享的一例初治 MCL 患者的诊疗。该病例初诊时白细胞水平较高，达 $31.61 \times 10^9/L$，MIPI 评分 5 分，中危。近年来无化疗方案为 MCL 患者提供了新的高效低毒治疗选择，既往有研究表明，抗 CD20 单抗联合 BTK 抑制剂在 MCL 中安全有效。故给予基于奥妥珠单抗的无化疗方案进行治疗，首先给予奥妥珠单抗单药治疗 1 个周期，后续给予奥妥珠单抗联合奥布替尼方案治疗 3 个周期，复查 PET-CT 显示达 CR 状态，且血常规恢复正常。后续继续使用该方案治疗，期望后续有更多数据产生，以进一步阐释抗 CD20 单抗联合 BTK 抑制剂的无化疗方案在 MCL 患者中的有效性和安全性。

第 6 例是山西省肿瘤医院白敏医生分享的一例复发 MCL 病例。该患者为男性，68 岁，因无明显诱因出现的腹胀不适就诊于当地医院，完善检查后考虑淋巴瘤可能。于 2019 年 8 月就诊于山西省肿瘤医院血液肿瘤科。经影像学、病理学等检查后确诊为MCL（IV EA期，MIPI评分4分，中危组，KPS评分80分）。给予R-CDOP和R-DHAP交替治疗方案4个周期后，患者获得CR，继续给予R-CDOP和R-DHAP交替治疗2个周期后序贯利妥昔单抗维持治疗。在第6次利妥昔单抗维持输注前，复查CT示：腹腔新增大包块，考虑淋巴瘤复发。调整方案为奥妥珠单抗+苯达莫司汀+泽布替尼治疗2个周期后，疗效评估达CR。在一线使用利妥昔单抗联合化疗耐药后，及时改用以奥妥珠单抗为基础的联合治疗方案，最后患者达到CR，这为利妥昔单抗治疗复发MCL患者带来了新的治疗选择。

第7例是大连医科大学附属第二医院张旗医生分享的一例老年初治MCL患者的治疗病例。本例患者为合并心脑血管等多种慢性病的老年男性，治疗方案制定时需特别考虑心脏毒性等不良事件的可能性。最终予以泽布替尼和奥妥珠单抗联合苯达莫司汀治疗，共4个周期，完善PET-CT后疗效评估为CR。后续继续应用奥妥珠单抗联合泽布替尼治疗2个周期后，采用泽布替尼单药维持治疗。治疗过程中未出现3~4级治疗相关不良事件，表明泽布替尼和奥妥珠单抗联合苯达莫司汀治疗方案疗效显著且安全性良好，尤其在合并心血管疾病的患者中，其耐受性良好。

第8例是兰州大学第二医院郭晓嘉医生分享的一例R/R MCL患者的诊治过程。该患者为大包块、既往利妥昔单抗过敏的老年MCL患者，予以奥妥珠单抗联合COP方案治疗。5个周期后患者即达CR，治疗过程中未见明显不良反应。由此可见，以奥妥珠单抗为基础的免疫化疗方案可为利妥昔单抗过敏的MCL患者、老年大包块的MCL患者提供新的治疗选择。

第9例是中南大学湘雅二医院的崔亚娟医生分享的一例以"腹股沟肿块8月，鼻塞4月"为主诉的51岁男性患者。该患者入院后完善血常规、病理和骨髓检查等后明确诊断为母细胞性MCL（Ⅳ期B组，高危），根据患者病情给予含利妥昔单抗方案后出现反复复发，考虑利妥昔单抗耐药，最终根据病情给予奥妥珠单抗联合米托蒽醌脂质体方案，6个周期后PET-CT评估提示：治疗后较前明显好转，疗效评价结果为CR，CR持续至2023年9月。治疗期间未出现药物相关严重不良反应，疗效及安全性满意。

李志铭　景红梅

参考文献

[1] 中国抗癌协会血液肿瘤专业委员会，中华医学会血液学分会，中国临床肿瘤学会淋巴瘤专家委员会. 套细胞淋巴瘤诊断与治疗中国指南（2022年版）[J]. 中华血液学杂志, 2022, 43(8): 7.
[2] 中国抗癌协会. 中国肿瘤整合诊治指南（CACA）- 淋巴瘤[M]. 天津：天津科学技术出版社, 2022.
[3] 中国临床肿瘤学会指南工作委员会. 中国临床肿瘤学会（CSCO）淋巴瘤诊疗指南2022[M]. 北京：人民卫生出版社, 2022.
[4] Yang P, Cai QQ, Zhang W, et al. Real-world treatment and outcome patterns of patients with mantle cell lymphoma in China: A large, multicenter retrospective analysis [J]. Cancer Med, 2023, 12(12): 13204-13216.
[5] Song Y, Zhou K, Zou D, et al. Treatment of Patients with Relapsed or Refractory Mantle-Cell Lymphoma with Zanubrutinib, a Selective Inhibitor of Bruton's Tyrosine Kinase [J]. Clin Cancer Res, 2020, 26(16): 4216-4224.
[6] Wang ML, Blum KA, Martin P, et al. Long-term follow-up of MCL patients treated with single-agent ibrutinib: updated safety and efficacy results [J]. Blood, 2015, 126(6): 739-745.
[7] Patrick P. Ng, Lu DK., Sukbuntherng J, et al. Ibrutinib Enhances the Activity of Anti-CD20 Antibodies in an MCL Mouse Model: Effect of Drug at Clinically Relevant Concentrations on ADCC and ADCP [J]. Blood, 2015, 126(23): 3998.
[8] Heinrich DA, Weinkauf M, Hutter G, et al. Differential regulation patterns of the anti-CD20 antibodies obinutuzumab and rituximab in mantle cell lymphoma [J]. Br J Haematol, 2015, 168(4): 606-610.
[9] Rudolph C, Steinemann D, Von Neuhoff N, et al. Molecular cytogenetic characterization of the mantle cell lymphoma cell line GRANTA-519 [J]. Cancer Genet Cytogenet, 2004, 153(2): 144-150.
[10] Le Gouill S, Beldi-Ferchiou A, Alcantara M, et al. Molecular response after obinutuzumab plus high-dose cytarabine induction for transplant-eligible patients with untreated mantle cell lymphoma (LyMa-101): a phase 2 trial of the LYSA group [J].

Lancet Haematol, 2020, 7(11): e798-e807.
[11] Greenwell IB, Switchenko JM, Craig AF, et al. Bendamustine, Obinutuzumab and Venetoclax Results in High Complete Response Rates in Untreated Mantle Cell Lymphoma[Z]. 2022 ASH, Abstract: 4219.
[12] Kumar A, Soumerai JD., Abramson JS., et al. Preliminary Safety and Efficacy from a Multicenter, Investigator-Initiated Phase II Study in Untreated TP53 Mutant Mantle Cell Lymphoma with Zanubrutinib, Obinutuzumab, and Venetoclax (BOVen)[Z]. 2021 ASH, Abstract: 3540.
[13] Le Gouill S, Morschhauser F, Chiron D, et al. Ibrutinib, obinutuzumab, and venetoclax in relapsed and untreated patients with mantle cell lymphoma: a phase 1/2 trial[J]. Blood, 2021, 137(7): 877-887.
[14] Melani C, Lakhotia R, Pittaluga S, et al. Phase 1b/2 Study of Vipor (Venetoclax, Ibrutinib, Prednisone, Obinutuzumab, and Lenalidomide) in Relapsed/Refractory and Untreated Mantle Cell Lymphoma: Safety, Efficacy, and Molecular Analysis[J]. 2021 ASH, Abstract: 3537.

行之有效
——一例 GB 治疗后快速获深度缓解的老年初治套细胞淋巴瘤病例分享

一般情况

患者，女性，68 岁。

主诉：咽痛、吞咽不适 3 月余。

现病史：2022-05 就诊于我院，查体：扁桃体肿大，双侧颈部、双腋窝多发肿物。原单位免疫组化结果：CD20（+++），CD79a（+++），CD5（+），Cyclin-D1（+），CD21（FDC 网+，形态不规则），Bcl-6（约 60% 弱+），MUM1（约 70%+），Bcl-2（+），Ki-67（约 50%+）。原单位原位杂交结果：EBERs（-），为进一步诊治收治我科。

实验室检查

血常规：WBC 10.5×10^9/L。

血生化：CRP 3.42mg/L。

乙肝五项检查：HBsAg（-）、HBsAb（-）、HBeAg（-）、HBeAb（-）、HBcAb（-）。

影像学检查

PET-CT:淋巴瘤浸润可能性大,多个部位多发肿大淋巴结代谢较活跃或略活跃,SUV 约 4.6,大者约 1.5cm×2.3cm。(图 5-1-1)

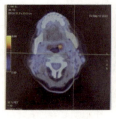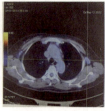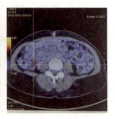

图 5-1-1

2022-05-12 PET-CT 检查:双侧耳前、双侧腮腺区、双侧咽后、双颈Ⅱ~Ⅴ区、双侧腋窝、双侧膈上(前组)、腹腔及胸膜后各组、骶前、双髂血管旁、双侧腹股沟多发肿大淋巴结代谢较活跃或略活跃,SUV 约 4.6,大者约 1.5cm×2.3cm,右上肺邻近水平裂处数个结节代谢略活跃,右前肋胸膜结节代谢略活跃,脾脏体积明显增大代谢增高,考虑淋巴瘤浸润可能性大。

病理学检查

对外院报告的病理会诊意见:(扁桃体肿物活检)淋巴样细胞弥漫增生,细胞形态单一,胞质少、核不规则。结合免疫组化结果,病变诊断为 MCL(经典型),肿瘤细胞增生较活跃,Ki-67 增殖指数约 50%。

骨髓穿刺及活检:未见肿瘤浸润。

疾病诊断

MCL（经典型）Ⅳ期，MIPI评分5分，中危组；MIPI-c高中危组。

治疗历程

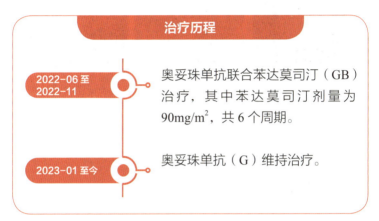

2022-06至2022-11：奥妥珠单抗联合苯达莫司汀（GB）治疗，其中苯达莫司汀剂量为90mg/m²，共6个周期。

2023-01至今：奥妥珠单抗（G）维持治疗。

疗效总结

本例患者为MCL晚期患者，使用2个周期GB方案治疗后PET-CT疗效评估为CR，在后续治疗中也持续CR。虽然患者在治疗期间出现了1级白细胞减少和2级淋巴细胞减少的不良反应，但总体可控，患者顺利接受后续治疗。目前该患者仍在持续随访中。

2022-07-19 PET-CT：CR。双侧耳前、双侧腮腺区、双侧咽后、双颈、双侧腋窝、纵隔、双肺门、膈上、腹盆腔、腹膜后、双侧髂血管旁及双侧腹股沟多个淋巴结

部分代谢略活跃（Deauville 评分 3 分），疑治疗后改变。（图 5-1-2）

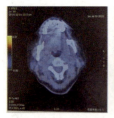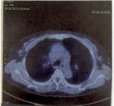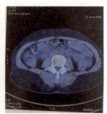

图 5-1-2

专家点评

本例患者年龄较大，不适合接受自体造血干细胞移植，肿瘤负荷较高（Ki-67 > 30%）。基于 2022 版 CSCO 淋巴瘤诊疗指南和 NCCN 指南对于 MCL 一线治疗均推荐抗 CD20 单抗联合苯达莫司汀，且一项大型真实世界研究肯定了一线抗 CD20 单抗维持治疗的生存获益[1-3]，予以该患者 GB 方案序贯 G 维持治疗是可行的。

对于老年 MCL 患者，如果是无症状者（低肿瘤负荷，Ki-67 < 30%、SOX11 阴性、IGHV 突变等）可选择观察等待，对于年老、体能状态较差患者一线可选择抗 CD20 单抗联合化疗。在治愈性方法出现前，维持治疗仍然很重要，研究显示抗 CD20 单抗可作为 MCL 的一线维持治疗，

无论是老年患者抗CD20单抗+化疗诱导后维持[4]，还是年轻患者强化疗联合自体移植后维持[5]，均能带来更多临床获益。

本例患者应用GB方案序贯G维持带来了较理想的结果，本中心其他MCL患者一线应用GB方案，也在短期内获得了较好疗效，2个周期治疗即达到CR，6个周期治疗后进入定期随访。对于老年患者诱导缓解后，如果暂不考虑移植，后续可进行动态监测微小残留病灶（MRD）以提示预后及指导治疗。

病例作者 杨 航 中山大学肿瘤防治中心

点评专家 李志铭 中山大学肿瘤防治中心

参考文献

[1] 中国临床肿瘤学会指南工作委员会. 中国临床肿瘤学会（CSCO）淋巴瘤诊疗指南2022［M］. 北京：人民卫生出版社，2022.
[2] NCCN Guidelines：B-Cell Lymphomas Version 2.2022［EB/OL］. http://www.nccn.org.
[3] Martine P, Cohen JB, Wang M, et al. Treatment Outcomes and Roles of Transplantation and Maintenance Rituximab in Patients With Previously Untreated Mantle Cell Lymphoma：Results From Large Real-World Cohorts［J］. J Clin Oncol, 2023, 41（3）：541-554.
[4] Di M, Long JB, Kothari SK, et al. Treatment patterns and real-world effectiveness of rituximab maintenance in older patients with mantle cell lymphoma：a population-based analysis［J］. Hematologica, 2023.
[5] clementine sarkozy, Catherine Thieblemont, Lucie Oberic, et al. VERY LONG-TERM FOLLOW-UP OF RITUXIMAB MAINTENANCE IN YOUNG PATIENTS WITH MANTLE CELL LYMPHOMA INCLUDED IN THE LYMA TRIAL, A LYSA STUDY［Z］. 2023 EHA, Abstract：P1079.

千磨万击还坚劲
——一例超高危套细胞淋巴瘤的诊疗经过

一般情况

患者，女性，79岁。

主诉：因"乏力消瘦2月"于2021-10入院。

现病史：患者自觉乏力、消瘦进行性加重，1个月体重减轻约5kg，伴间断胸闷、胸前区隐痛，无放射，持续数分钟可缓解。就诊当地医院查血常规示：白细胞57.7×10^9/L，淋巴细胞70%，门诊完善电图考虑"冠心病"，予红花黄色素及通心洛胶囊治疗。门诊复查血常规检查：WBC 49.56×10^9/L，HGB 84g/L，PLT 70×10^9/L，L 70%，异型淋巴细胞20%；全身浅表淋巴结超声提示：颈部、腋下、腹股沟多发肿大淋巴结。

既往史：高血压、肺癌、支气管哮喘、冠心病、慢性萎缩性胃炎。

实验室检查

血常规：WBC 45.37×10^9/L，HGB 75g/L，PLT 35×10^9/L，L 54%，异型淋巴细胞35%。

血生化：LDH 432U/L，β2-MG 4.22mg/L。

ESR 36.0mm/h，巨细胞病毒、EB 病毒、PCT、心肌酶、BNP、免疫球蛋白七项、免疫固定电泳等未见明显异常。

影像学检查

全身 PET-CT：脾脏 SUVmax 22.1。（图 5-2-1）

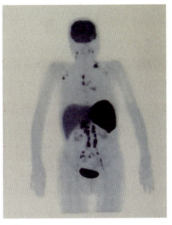

图 5-2-1　2021-10 PET-CT

病理学检查

骨穿检查：1.形态：淋巴系统增殖性疾病，怀疑淋巴瘤。2.流式：可见 73.95% 异常 B 细胞，表达 CD19、CD5、CD20、κ、CD22、CD81、CD95、CD23、CD79b、

CD27、HLA-DR，均为异常 B 细胞，不除外套细胞淋巴瘤（MCL）可能。3.FISH：发现 IgH/CCND1 融合基因占 57%，17p13 缺失 43%，C-MYC 异常扩增。

骨髓活检：骨髓中可见片状骨髓成分，可见三系成分，少量淋巴样细胞，细胞小至中等大小，免疫组化结果：CD3（-），CD20（+），PAX5（+），CD5（部分+），CD23（部分+），Cyclin-D1（+），CD10（-），CD117（-），Bcl-6（-），CD138（-），LEF-1（-），SOX11（-），Ki-67（30%），结合病史，考虑为套细胞淋巴瘤。

骨髓二代测序

-TP53 NM_000546 exon5 c.488A>G p.Y163C 49.78%

-TP53 NM_000546 exon7 c.742C>T p.R248W 4.99%

-CCND1NM_053056 exon1 c.131A>C p.Y44S 30.85%

淋巴结穿刺：左锁骨区淋巴结穿刺淋巴组织，淋巴结构破坏，可见大量小至中等大异型淋巴细胞弥漫性增生，核欠规则，核染色质深，核仁不明显；CD20（+）、CD3（-）、Ki-67（70%）、CD10（-）、Bcl-6（-）、MUM1（+）、Bcl-2（+）、C-MYC（15%+）、CD5（+）、Cyclin-D1（+）、SOX11（+）、EBV-EBER（-），诊断为 MCL，形态倾向于多形性 MCL 可能性大。

疾病诊断

套细胞淋巴瘤，多形性，MIPI 评分 高危组；TP53 双突变合并 17p 缺失、伴 CCND1 突变

治疗历程

第1周期

d1—6 予奥妥珠单抗治疗,期间因患者患有冠心病发生阵发性房颤、BNP明显升高。d7 泽布替尼 80mg bid 起始加量至 160mg bid,未发生阵发性房颤。d12 加用 Bcl-2 抑制剂维奈克拉 10mg,逐步加量至 200mg(共4周),未发生肿瘤溶解综合征,外周血正常,复查骨穿流式(−)。

第2周期

予 BOVen 治疗方案,复查 PET-CT:CR。MRD 检测:流式 MRD(−),IgH 重排(−),ctDNA(−)。(图 5-2-2)

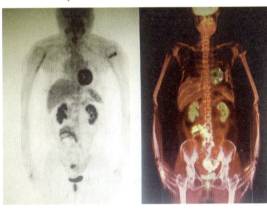

图 5-2-2　治疗 2 个周期后复查 PET-CT

| 第3~4周期 | BOVen 治疗方案。 |

| 第5~6周期 | BOVen 治疗方案+苯达莫司汀（50mg/m²）。第6周期入院常规检查提示：心房颤动伴缓慢心室率，心内科予以临时起搏器、达比加群抗凝治疗。 |

| 第7~8周期 | BOVen 治疗方案+苯达莫司汀（50mg/m²）。8个周期治疗后疗效评估PET-CT提示CR，ctDNA（-）。 |

| 维持治疗 | 奥妥珠单抗3个月1次（新冠后停用）、泽布替尼（160mg bid）、维奈克拉（200mg qd）、达比加群抗凝治疗。 |

疗效总结

本例患者于2021年10月因乏力消瘦2个月入院，经PET-CT、多部位病理检查等明确诊断为MCL超高危组，予BOVen方案8个周期治疗。经2个周期治疗后PET-CT疗效评估达到CR，流式MED（-），IGH重排（-），ctDNA

(-)。8个周期治疗结束后经PET-CT疗效评估为CR，ctDNA（-）。治疗期间，患者未出现期间未出现输注反应和过敏反应，患者达到深度缓解，疗效及安全性令人满意。（图5-2-3）

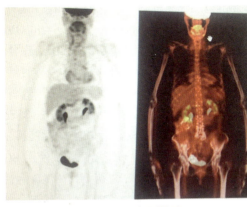

图5-2-3 治疗8个周期后PET-CT

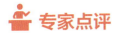

本例患者为老年女性，MCL多形性，MIPI评分为高危组，Ki-67 70%，TP53双突变合并17P缺失的超高危MCL，MCL患者的危险因素对于预测预后和指导治疗至关重要。大约65%的患者属于简易套细胞淋巴瘤国际预后评分系统（MIPI）中的低危组和中危组，其5年OS率分

别83%和63%，而高危组5年OS率只有34%[1]。

由于TP53突变的MCL与免疫化疗的不良预后相关，且一线治疗尚无标准方案，对伴有TP53基因突变的MCL患者，即使接受移植后预后仍较差，因此无论能否移植，首选考虑推荐参加临床试验[2]。NCT03824483是一项研究者发起的多中心、Ⅱ期临床试验，旨在评估BOVen方案诱导治疗未经治疗的TP53突变MCL患者的安全性和有效性。研究表明，中位随访时间4个月，有效性评估中患者ORR为86%，CR率为64%，治疗第3个周期时，外周血流式细胞转阴率100%。BOVen方案整体安全性良好，≥3级不良事件发生率仅11%，严重不良事件发生率仅4%[3]。因此对本例患者一线治疗尝试使用BOVen方案，2个周期治疗后疗效评价达到CR，MRD阴性；8个周期治疗后患者疗效评价CR，ctDNA（-），未见不良事件发生。

MCL的治疗领域正在迅速发展，包括早期使用新的生物靶向疗法进行一线治疗。TP53 MCL是临床治疗难点，最佳治疗方案需进一步研究。此外，在R/R MCL中，除了共价BTK抑制剂之外，还有许多疗法值得期待，包括新型免疫疗法，如CAR-T细胞疗法和双特异性抗体等[4]。

病例作者　　杨　萍　北京大学第三医院

点评专家　　景红梅　北京大学第三医院

参考文献

[1] Jain P, Dreyling M, Seymour JF, et al. High-Risk Mantle Cell Lymphoma: Definition, Current Challenges, and Management [J]. J Clin Oncol, 2020, 38(36): 4302-4316.
[2] 中国临床肿瘤学会指南工作委员会. 中国临床肿瘤学会（CSCO）淋巴瘤诊疗指南（2023版）[M]. 北京：人民卫生出版社, 2022.
[3] Kumar A, Eyre TA, Lewis KL, et al. New Directions for Mantle Cell Lymphoma in 2022 [J]. Am Soc Clin Oncol Educ Book, 2022, 42: 1-15.

二"方"同心,其利断金
——G-CHOP与G-BAC方案交替使用治疗套细胞淋巴瘤患者3个周期后获得完全代谢缓解

一般情况

患者,女性,48岁。

主诉:发现双侧腹股沟淋巴结肿大4月。

现病史:患者于2022-10发现双侧腹股沟区多个包块,最大约1cm,无伴随症状。后出现腹股沟包块较前增大,约6cm,于2023-01-31查超声示:双侧腹股沟区探及多个大小不等的肿大淋巴结回声,为了进一步诊治来我科就诊。

查体:浅表淋巴结肿大,双侧腹股沟区可触及多枚肿大淋巴结,最大约2.5cm,质硬,活动度差,无触痛。

实验室检查

WBC 8.3×10^9/L,HB 147g/L,PLT 264×10^9/L,LDH 189.6 IU/L。

影像学检查

腹膜后超声：第一肝门部、上腹部大血管、胰腺周围及双侧髂血管周围可见数个低回声结节，较大者大小约3.5cm×2.1cm。

浅表淋巴结超声：右侧颈部较大低回声结节约2.9cm×1.45cm，左侧颈部大小约2.2cm×0.91cm，形态规则，边界清晰，皮质增厚，可见点彩状血流信号；右侧腋窝较大低回声结节约3cm×1.55cm，左侧腋窝大小约1.9cm×1.5cm，形态规则，边界清晰，皮质增厚，可见丰富血流信号；右侧腹股沟区较大低回声结节约3.3cm×1.27cm，左侧腹股沟区大小约4.9cm×1.44cm，形态规则，边界清晰，皮质增厚，可见丰富血流信号。

PET-CT：双侧颈部及锁骨区（较大者大小约1.52cm×1.29cm，SUVmax 5）、胸骨右侧旁、心膈角、双侧腋窝及双侧胸肌间、腹腔及腹膜后、盆腔及双侧腹股沟区淋巴结肿大（3.42cm×1.97cm，SUVmax 5.8），FDG代谢增高，结合病史考虑淋巴瘤侵及。2. 结肠肝曲回肠末端肠壁增厚，SUVmax 9.7，淋巴瘤侵及待除外，建议肠镜检查。3. 鼻咽部、双侧扁桃体FDG代谢增高，SUVmax 6，炎性摄取可能，淋巴瘤侵及待排。（图5-3-1）

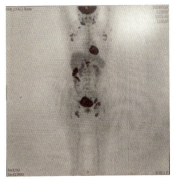

图5-3-1　PET-CT

病理学检查

右侧腹股沟淋巴结病理报告：套细胞淋巴瘤。

免疫组化：CD3（-），CD20（+），CD21（FDC+），Bcl-2（+），Bcl-6（-），CD5（-），CD10（-），Mum（-），Ki-67（+，20%），Cyclin-D1（+），SOX-11（+），EBER（-）。

骨髓检查

骨髓细胞学：增生性骨髓象。

骨髓活检：增生性骨髓组织象。

淋巴增殖性疾病免疫分型流式报告：见B淋巴细胞cκ/cλ比例增高，考虑单克隆B淋巴细胞（CD5+、CD10-小B细胞）。

基因检查

淋巴瘤NGS测序：KMT2D突变，IGHV3-7突变<2%。

肠镜检查

无痛肠镜检查：回盲部巨大新生物，表面呈结节状，局部糜烂，活检质脆；考虑淋巴瘤？其他？

回盲部病理：CD3（-），CD20（+），CD5（+），CD10（-），CD43（+），CD79a（+），CD23（-），Cyclin-D1（+），Ki-67（+，10%），CD21（+）。

疾病诊断

MCL，Ⅳ期 A 组，MIPI 评分 1 分，低危组；MIPI-c 评分 1 分，低危组

治疗历程

2023-03-31 至 2023-06-25

G-CHOP 方案（奥妥珠单抗 1000mg d1、8、15，环磷酰胺 0.6g d2—3，长春地辛 2mg d2—3，盐酸多柔比星脂质体 20mg d3—4，泼尼松片 60mg d2—6）与 G-BAC 方案（奥妥珠单抗 1000mg d0，苯达莫司汀 100mg d1，125mg d2，阿糖胞苷 800mg d1—3）交替治疗，共 4 个周期。之后行干细胞动员及采集。采集干细胞液 135ml，单个核细胞 6.34×10^8/kg，CD34+ 细胞 2.9×10^6/kg。

疗效总结

第 1 周期结束后查腹部超声：腹膜后多发淋巴结较前次超声明显缩小，约 2.2cm×1cm。浅表淋巴结超声：双侧颈部、腋窝、腹股沟淋巴结较上次超声有缩小。

第 2 周期结束后查肠镜：所见结直肠未见异常。（图 5-3-2）

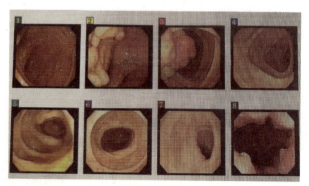

图 5-3-2　第 2 周期结束后肠镜检查

第 3 周期结束后查 PET-CT 提示：双侧颈部、腋窝、心膈角、腹膜后、盆腔及双侧腹股沟区淋巴结显示或稍增大，FDG 代谢未见明显增高，病灶明显缩小，活性受抑，部分淋巴结消退；结肠肝曲、回肠末端肠壁、鼻咽部、双侧扁桃体未见异常放射性增高，Deauville 评分 1 分，评估结果为：完全代谢缓解（CMR）。

本例患者入院后完善血常规、病理和骨髓检查等后明确诊断为 MCL（Ⅳ期 A 组；MIPI 1 分，低危组；MIPI-c 评分 1 分，低危组），根据患者病情给予 G-CHOP 与 G-BAC 方案交替使用，3 个周期后 PET-CT 评估提示：全身肿大淋巴结明显缩小，Deauville 评分 1 分，疗效评价结果为 CMR。之后行干细胞动员及采集，过程顺利。外院检查 MRD 结果为阴性。治疗期间未出现药物相关严重不良反应，疗效及安全性满意。

专家点评

《中国临床肿瘤学会（CSCO）淋巴瘤诊疗指南2023》[1]和2023年NCCN B细胞淋巴瘤指南[2]对于适合移植的初治MCL患者建议使用R-CHOP或含大剂量阿糖胞苷方案诱导治疗，之后行自体干细胞移植巩固治疗。奥妥珠单抗是我国新近获批的一种新型抗CD20单抗，体外研究中，奥妥珠单抗诱导的ADCC活性比利妥昔单抗高35~100倍[3]。奥妥珠单抗联合方案治疗初治MCL患者良好的疗效和安全性，已在OAsIs研究和LYMA-101研究中得到了充分的证实[4]。

本例患者为一例初治MCL患者，根据患者病情及指南推荐最终给予G-CHOP与G-BAC方案交替使用，3个周期后，患者复查PET-CT提示CMR，之后行干细胞动员及采集，过程顺利。外院检查MRD结果为阴性。这表明G-CHOP与G-BAC方案交替使用治疗初治MCL患者可获得良好的疗效，且对干细胞采集无不良影响。当然，实际应用中还需要结合临床特点制订适合每位患者的个体化治疗方案。

病例作者	李佳丽 / 高力　陆军军医大学新桥医院
点评专家	张　曦　陆军军医大学新桥医院

参考文献

[1] NCCN Clinical Practice Guidelines in Oncology B-Cell Lymphomas Version 5.2023 [EB/OL]. http://www.nccn.org.
[2] 中国临床肿瘤学会指南工作委员会. 中国临床肿瘤学会（CSCO）淋巴瘤临床诊疗指南 2023. [M] 北京：人民卫生出版社，2023.
[3] 奥妥珠单抗临床用药指导原则中国专家共识（2021年版）[J]. 白血病·淋巴瘤，2021, 30(10): 581-587.
[4] Davies A, Arnon P Kater, Jeff P Sharma. et al. Obinutuzumab in the treatment of B-cell malignancies: a comprehensive review [J]. Future Oncol, 2022, 18(26): 2943-2966.

咬定青山不放松
——一例多线治疗后 GB 方案顺利桥接 CAR-T 治疗的复发/难治性套细胞淋巴瘤患者

一般情况

患者，男性，65 岁。

2017-04 因"体检发现白细胞升高"于外院首诊，确诊"MCL"，予以 R-CHOP 方案治疗，后完善检查评估病情，考虑病情进展，入我院进一步治疗。

【初始治疗】 2017-04

影像学检查

淋巴结超声：双侧颈部、左腋下淋巴结肿大（未行 PET-CT 及淋巴结活检）。

病理学检查

骨髓细胞学：骨髓增生明显活跃，淋巴细胞比例增高占 73.5%，其中原淋 0.5%，幼淋 1.5%，以成熟淋巴细胞为主。未行骨髓活检.

骨髓免疫分型:57.17%表达 CD19、CD20、κ、CD23part、CD79b、FMC7、CD5dim,不表达 CD200、CD103、CD10、CD34、Ki-67。

FISH：t（11；14）(q13；q32)。

疾病诊断

MCL,ⅣA 期,ECOG 评分 1 分

治疗方案

2017-05 至 2017-09: R-CHOP（利妥昔单抗,环磷酰胺,多柔比星,长春新碱,泼尼松,具体剂量不详）方案 6 个周期治疗,疗效评估为 CR。后因白细胞升高再次入院。

【第 1 次疾病进展】　2019-01

实验室检查

血常规、血生化：WBC 35.66g/L，LDH 326U/L，β2-MG 7.9mg/L，肝肾功能正常。

影像学检查

PET-CT：咽部，颈部，腋窝、膈肌脚、肝胃间隙、腹膜后、盆腔，多处淋巴结肿大，代谢增高。

病理学检查

骨髓细胞学：免疫组化染色示瘤细胞：CD20（+），CD5（+），Cyclin-D1（+），SOX-11（部分+），CD3（-），MPO及CD235（显示粒系及红系），Ki-67（LI：约30%）。

骨髓MRD：16.14%为表型异常单克隆B细胞，表达CD19，CD20，CD5dim，FMC7，CD79b，CD180dim，κ。

FISH：t（11；14）(q13；q32）及13q14、11q22-。

疾病诊断

R/R MCL，Ⅳ期 A 组，ECOG 评分 1 分，MIPI 评分 7 分，高危组

治疗方案

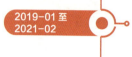
2019-01 至 2021-02

参加奥布替尼 150mg qd 单药治疗 R/R MCL 临床试验,完善 PET-CT 及 CT 检查,疗效评价为 PD。

【第 2 次疾病进展】 2021-02

影像学检查

腹部 CT:肝胃间隙、腹膜后淋巴结较前增多增大,最大 5.6cm×3.5cm。

疾病诊断

R/R MCL,Ⅳ期 A 组,ECOG 评分 1 分

治疗方案

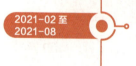
2021-02 至 2021-08

泽布替尼 160mg bid 联合维奈克拉 400mg qd 治疗,PET-CT 提示病灶较前增大,疗效评价为 PD。

【第 3 次疾病进展】 2021-09

实验室检查

血常规、血生化：WBC 130.48g/L，PLT 72g/L，Hb 107g/L，肝肾功能正常，LDH 892U/L。

影像学检查

PET-CT：脾脏明显增大（27cm）、代谢弥散增高（SUV 7.9），较前片形态明显增大，代谢增高；骨髓系统代谢轻度弥散增高；右颈部Ⅱ区，系膜区及腹膜后淋巴结肿大，部分代谢增高，Deauville 评分 5 分。

病理学检查

骨髓细胞学+活检：MCL 累及骨髓，淋巴瘤细胞 58%，CD20（+），CD3（-），PAX5（部分+），CD5（+），Cyclin-D1（+），IgD-SOX11（部分+），IgM（+），CD10（-），Bcl-6（-），MUM1（+），Bcl-2（+），CD23（-），LEF1（-）。

FISH：t（11；14）（q13；q32）及 13q14、11q22 缺失；17p13 缺失。

骨髓 MRD：49.63% 为表型异常单克隆 B 细胞，表达 CD19、CD20、CD5、FMC7、CD79b、κ。

疾病诊断

R/R MCL，P53 缺失，Ⅳ 期 A 组，ECOG 评分 1 分，MIPI 评分 9 分，高危组

治疗方案

2021-09-14

参加 CD19 CAR-T 治疗 R/R MCL 临床试验，采集单个核细胞后，利妥昔单抗 600mg 联合泽布替尼 160mg bid 桥接。标准剂量 FC 预处理后 WBC 上升至 230g/L，肿瘤负荷过高，予以利妥昔单抗 600mg，地塞米松 10mg 4d，白细胞去除术 2 次，以及苯达莫司汀 100mg 2d 治疗后，WBC 降至 53g/L。

2021-11-05

回输 1×10^8/L 鼠源性 CD19 CAR-T 细胞，回输后感腹胀伴大量腹水，考虑腹腔局部 CRS，予以间断放腹水治疗。CAR-T 治疗后 28 天完善骨髓 MRD、细胞学均为（-），PET-CT 提示 PMR。

【第 4 次疾病进展】 2022-03

实验室检查

血常规、血生化：WBC 2.14×10^9/L，PLT 83×10^9/L，Hb 110g/L，β2-MG 2.7mg/μl，球蛋白 18.1g/L。

影像学检查

PET-CT：左颈部Ⅳ、ⅤA、ⅤB及Ⅶ区、左侧腋窝、纵隔、肝门区、双侧膈肌脚内侧、肝胃间隙、胰周、腹膜后腹主动脉旁及双侧髂血管旁、肠系膜区、骶前及右髂内外多发肿大淋巴结，代谢异常增高，较前病灶增多、体积增大，代谢程度增高；脾大，代谢异常增高，较前体积无明显变化，代谢稍增高；Deauville 评分 5 分，双侧胸腔少许积液；腹腔及盆腔积液。

病理学检查

2022-03：骨髓 MRD 23%，细胞学 12%。
2022-04：骨髓 MRD 64.54%，细胞学 35%。

疾病诊断

R/R MCL，P53 缺失，Ⅳ期 A 组，ECOG 评分 1 分，MIPI 评分 9 分，高危组

治疗方案

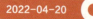

采集单个核细胞拟再次行 CAR-T 细胞治疗。

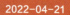

予以 GB（奥妥珠单抗 1000mg d1，苯达莫司汀 90mg/m² d1—2）方案 1 个周期桥接治疗，复查骨髓 MRD（-），细胞学（-），CT 显示淋巴瘤较前相仿，疗效评价为 PR。

2022-05 至 2022-06

FC 清淋，回输 4×10^6/kg 人源性 CD19 CAR-T 细胞治疗。

疗效总结

本例患者经化疗、靶向治疗、CAR-T 治疗多线治疗后病情均进展，后接受 GB 方案 1 个周期治疗疾病即达 PR，骨髓瘤 MRD 从 64.54% 降至 0，细胞学从 35% 降至 0，CT 复查显示淋巴结较前相仿，得以顺利桥接第二次 CAR-T 治

疗。(图 5-4-1、图 5-4-2)

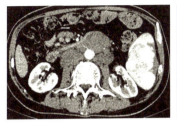
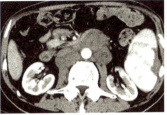

图 5-4-1　GB 方案治疗前后 CT 对比

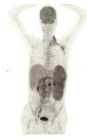
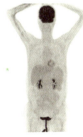

PET-CT（2021-10）　PET-CT（2021-12）　PET-CT（2022-03）

图 5-4-2

专家点评

相关研究结果显示，伴 TP53 突变的 MCL 患者接受常规治疗（包括干细胞移植）预后不良，伴 TP53 突变患者中位 OS 仅 1.8 年，无 TP53 突变患者中位 OS 可达 12.7 年[1]。

该患者前三线治疗后疾病均进展,年龄>65岁,伴腹腔积液及腹腔大包块,基因检测显示TP53异常,MIPI评分9分,考虑患者为高肿瘤负荷、一般状况较差、预后不良的R/R MCL患者,建议参加临床试验。ZUMA-2研究及真实世界研究显示,CAR-T治疗R/R MCL患者最佳ORR可达93%及89%[2,3],建议该患者进行CAR-T治疗。CAR-T桥接治疗是一种个体化治疗措施,旨在控制疾病进展,确保顺利接受CAR-T细胞回输,减少肿瘤负荷,减少不良反应,提高CAR-T疗效。回顾性分析显示,在接受含G方案桥接治疗的患者中,对桥接治疗的反应与患者更好的EFS和6个月CR率相关[4]。该患者第1次CAR-T治疗后获得缓解,后病情再度进展,予以GB方案桥接治疗,1个周期即达PR,后顺利接受第2次CAR-T治疗。可见含G方可作为R/R MCL患者接受CAR-T治疗的桥接治疗方案,可迅速达到缓解,是可选择的桥接CAR-T的治疗方案。

病例作者 廖丹颖　华中科技大学同济医学院附属协和医院

点评专家 梅　恒　华中科技大学同济医学院附属协和医院

参考文献

[1] Eskelund CW, Dahl C, Hansen JW, et al. TP53 mutations identify younger mantle cell lymphoma patients who do not benefit from intensive chemoimmunotherapy [J]. Blood, 2017, 130(17): 1903-1910.

[2] Wang ML, Munoz J, Goy A, et al. One-Year Follow-up of ZUMA-2, the Multicenter, Registrational Study of the US Lymphoma CAR T Consortium [Z]. 2021 ASH, Abstract: 744.
[3] Khurana A, Hathcock M, Bansal R, et al. Response to Bridging Therapy As a Predictor of Outcomes for Chimeric Antigen Receptor Therapy in Large B-Cell Lymphoma [Z]. 2021 ASH, Abstract: 3841.

另辟蹊径
——基于奥妥珠单抗无化疗方案带来新思路

一般情况

患者,男性,54 岁。
主诉:脾大 2 年。
现病史:就诊时伴体重下降症状,脾脏肋下 3 指可触及,ECOG 评分 1 分。

实验室检查

血常规:WBC 31.61×10^9/L,LY 66.6%,HB 123g/L,PLT 89×10^9/L。
LDH:227U/L。

影像学检查

PET-CT 检查(2022-09):巨脾伴 FDG 代谢略增高,扫描区骨髓腔 FDG 代谢弥漫略增高,结合骨髓活检,考虑符合淋巴瘤浸润表现;扫描区多发淋巴结增大伴 FDG 代谢略增高，考虑符合淋巴瘤结内浸润表现；肝脏饱满，未见 FDG 代谢增高；左肺下叶外基底段淡薄模糊结节，未见 FDG 代谢增高；其余扫描区 PET 显像未见 FDG 代谢明显异常增高灶。（图 5-5-1）

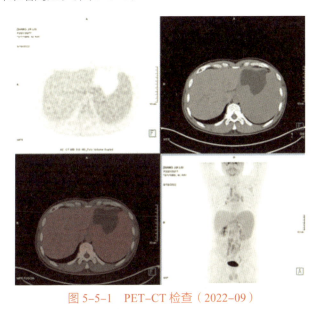

图 5-5-1　PET-CT 检查（2022-09）

病理学检查

骨髓穿刺：异常偏成熟淋巴细胞比例增高 81%，部分有毛刺状突起，形态学考虑淋巴瘤可能。

骨髓活检：套细胞性淋巴瘤累及骨髓首先考虑。

免疫组化：CD20（+），CD3（-），CD5（+），CD10（-），Bcl-2（+），Bcl-6（-），CD23（-），Cyclin-D1（+），SOX11（+），Ki-67（+，淋巴细胞20%）。

骨髓流式：异常B淋巴细胞群约占非红系细胞的70.12%（FSC、SSC偏小，表达CD19、CD38、CD5、CD22、CD20、FMC7、sIgM、κ轻链限制性表达，不表达CD103、CD10、CD25、CD23、CD200）。

疾病诊断

MCL MIPI评分5分，中危

治疗历程

2022-09-20 奥妥珠单抗1g，出现发热，白细胞、血小板下降，予地塞米松对症治疗后好转。

2022-10-11 奥妥珠单抗1g+奥布替尼100mg/天，共3个周期，复查PET-CT提示达CR。后续继续该方案治疗。

疗效总结

本病例为中危 MCL 患者，伴脾肿大症状。本院首先给予奥妥珠单抗单药治疗 1 个周期，期间出现发热，白细胞、血小板下降现象，给予地塞米松对症治疗后好转。后续给予奥妥珠单抗 + 奥布替尼联合方案治疗 3 个周期，治疗结束后（2022-12）行 PET-CT 检查，与治疗前（2022-09）相比脾脏明显缩小，FDG 代谢降低，淋巴结均较前缩小，部分消失，FDG 代谢明显降低，考虑治疗后肿瘤活性受抑制，达 PR，且血常规恢复正常。2023-04 复查 PET-CT 显示扫描区未见明显肿大及高 FDG 代谢淋巴结影，与 2022-12 PET/CT 检查结果大致相仿，考虑治疗后肿瘤活性受抑制；脾大，未见 FDG 代谢增高，达 CR 状态。后续继续该方案治疗。（图 5-5-2）

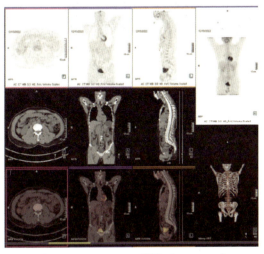

图 5-5-2　PET-CT 检查（2022-12）

综合而言，该MCL患者经含奥妥珠单抗方案治疗4个周期，复查PET-CT显示达CR状态，验证了奥妥珠单抗在该类患者中的较优疗效。（图5-5-3）

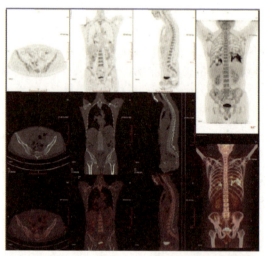

图5-5-3　PET-CT检查（2023-04）

专家点评

本病例系初治MCL患者，伴脾肿大症状。MCL的一线治疗一直面临严峻挑战，常规免疫化疗方案疗效有限，且不良反应较严重，需探索更加高效低毒的方案[1]。近年来无化疗方案备受关注，其中抗CD20单抗联合BTK抑制剂方案为目前重点探索方向之一，已有部分临床试验证实了该方案在 MCL 患者中的良好疗效与安全性[2, 3]。对于初治 MCL 患者的治疗，一项研究表明，基于奥妥珠单抗与 BTK 抑制剂的无化疗方案显示较优疗效，ORR 达 93%，CR/CRu 率达 80%，1 年 PFS 为 93.3%，且耐受性良好[4]。该类研究的积极结果为 MCL 治疗选择提供了新的方向。

故本院计划给予奥妥珠单抗联合 BTK 抑制剂的无化疗方案进行治疗。首先给予奥妥珠单抗单药治疗 1 个周期，治疗期间出现发热，白细胞、血小板下降现象，可能与患者初诊时白细胞水平较高易发生肿瘤溶解综合征有关，给予地塞米松治疗后症状好转。后续给予奥妥珠单抗＋奥布替尼治疗 3 个周期，治疗结束后行 PET-CT 检查达 PR，且血常规恢复正常，4 个月后复查 PET-CT 显示达 CR 状态。该病例的成功治疗表明含奥妥珠单抗的无化疗方案在 MCL 患者中有效，未来前景可期。

病例作者　朱亚男　浙江大学医学院附属第一医院

点评专家　俞文娟　浙江大学医学院附属第一医院

参考文献

[1] Lenting PJ, Denis CV, Christophe OD. Emicizumab, a bispecific antibody recognizing coagulation factors IX and X: how does it actually compare to factor VIII?[J]. Blood, 2017, 130(23): 2463-2468.

[2] Jain P, Zhao S, Lee HJ, et al. Ibrutinib With Rituximab in First-Line Treatment of Older Patients With Mantle Cell Lymphoma[J]. J Clin Oncol, 2022, 40(2): 202-212.

[3] Mesa R, Oh ST, Gerds AT, et al. Momelotinib reduces transfusion requirements in patients with myelofibrosis [J]. Leuk Lymphoma, 2022, 63(7): 1718-1722.
[4] Le Gouill S, Morschhauser F, Chiron D, et al. Ibrutinib, obinutuzumab, and venetoclax in relapsed and untreated patients with mantle cell lymphoma: a phase 1/2 trial [J]. Blood, 2021, 137(7): 877-887.

冲破迷雾
——含奥妥珠单抗联合方案治疗复发/难治性套细胞淋巴瘤患者安全有效

一般情况

患者,男性,68岁。

主诉:确诊淋巴瘤3年半,化疗后1年余。

现病史:2019年8月初无明显诱因出现腹胀不适,无发热、腹泻等伴随症状,自认为消化不良,对症治疗后症状未缓解,就诊于当地医院。CT检查示:腹腔大包块。进一步行PET/CT检查示:颈部、纵隔多发肿大淋巴结;腹腔多发肿大淋巴结融合伴代谢增高,考虑淋巴瘤可能。2019-08首次就诊于我院,完善相关检查并行超声引导下腹腔占位穿刺术。自发病以来,患者精神食欲尚可,无B症状。

体格检查

ECOG评分0分。

实验室检查

2019-08 血常规：WBC 6.61×10^9/L，LYMP% 21.6%，HGB 130g/L，PLT 161×10^9/L。

LDH 275U/L。

肝肾功能正常。

HBV、HCV 阴性。

心电图：正常，LVEF 65%。

骨髓形态学、免疫分型：异常 B 淋巴细胞 35.7%。

骨髓重排：阳性。

骨髓染色体：46，XY[20]。

影像学检查

2019-08-26 PET-CT 示：双颈部（2.5cm×1.8cm，SUVmax 5.88）、双肺门、纵隔（2.8cm×2.4cm，SUVmax 6.09）、双腋下、胸骨旁、腹腔内（11.4cm×7.1cm，SUVmax 10.49）、双侧腹股沟区多发肿大淋巴结，以上考虑淋巴瘤累及，Deauville 评分 5 分。

病理学检查

2019-09-04 腹腔穿刺符合 MCL。

免疫组化：CD20（+），CD3（-），CD5（弱+），CD10（-），CD38（-），SOX11（+），CD23（-），Cyclin-D1（+），CD38（-），Ki-67（+，60%~70%）。

疾病诊断

MCL，Ⅳ期EA，MIPI评分4分，中危组，KPS评分80分

治疗历程

2019-08至2021-09

给予R-CDOP（利妥昔单抗375mg/m² d0，环磷酰胺750mg/m² d1，长春新碱1.4mg/m² d1，PLA 25~30mg/m² d1，泼尼松60mg/m² d1—5）和R-DHAP（利妥昔单抗375mg/m² d0，地塞米松40mg d1—4，顺铂100mg/m² d1，阿糖胞苷2g/m² d2）方案交替治疗6个周期，C4疗效评估为CR，后序贯利妥昔单抗（1次/3个月）维持治疗6个周期。

2021-09-01

复查CT示：腹腔新增大包块，考虑淋巴瘤复发。2021-09-14腹腔穿刺符合MCL。免疫组化：CD20（+），CD3（-），CD5（-），CD10（-），CD38（-），SOX11（弱+），CD21（-），CD23（-），Cyclin-D1（+），

	CD38（-），Ki-67（+，80%），Bcl-2（+）。
2021-09 至 2022-01	给予奥妥珠单抗 1000mg d0+ 苯达莫司汀 90mg/m² d1—2+ 泽布替尼 160mg bid 方案治疗 2 个周期后，疗效评估为 CR。

疗效总结

此例患者初次确诊后给予 R-CDOP 和 R-DHAP 方案交替治疗 2 个周期，疗效评估为 PR，PET/CT 评分 4 分；继续给予 R-CDOP 和 R-DHAP 方案交替治疗 2 个周期，疗效评估为 CR，PET/CT 评分 2 分；最后给予 R-CDOP 和 R-DHAP 方案交替治疗 2 个周期，序贯利妥昔单抗维持治疗 6 个周期。2021-09-01 复查 CT 示：腹腔新增大包块，考虑淋巴瘤复发，调整方案为奥妥珠单抗＋苯达莫司汀＋泽布替尼。（图 5-6-1）

治疗 1 个周期后，CT 示：双肾，髂血管等周围未见异常；治疗 2 个周期后，CT 示：颈、胸、腹盆腔未见明显变化，疗效评估达 CR。

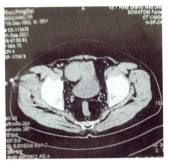
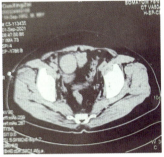

图 5-6-1　2021-09-01 CT

专家点评

此例患者为 MCL Ⅳ期，一线给予利妥昔单抗联合化疗治疗后序贯利妥昔单抗维持治疗，疾病再次复发。依据《CSCO 淋巴瘤诊疗指南（2021版）》和 2021 年 NCCN B 细胞淋巴瘤指南，拟选用 BTK 抑制剂联合抗 CD20 单抗及苯达莫司汀进行治疗。患者前期已使用利妥昔单抗治疗 12 个周期，且在治疗期间出现疾病复发，考虑利妥昔单抗耐药。此时正值新一代抗 CD20 单抗奥妥珠单抗上市，其多项研究证明：含奥妥珠单抗的联合方案在 MCL 中表现出良好的疗效和可控的安全性[1-3]，如Ⅰ/Ⅱ期 OAsIs 研究表明：中位随访时间为 48 个月时，接受奥妥珠单抗＋伊布替尼＋维奈克拉治疗的 R/R MCL 患者 ORR 为 71%，4 年

PFS 率为 50%[1]。基于奥妥珠单抗联合 BTK 抑制剂的良好疗效，最终为患者选择奥妥珠单抗联合泽布替尼及苯达莫司汀治疗方案。

输液反应是奥妥珠单抗联合化疗时常见的不良事件。2021 版《奥妥珠单抗临床用药指导原则中国专家共识》中指出：为降低输液反应发生风险，输注奥妥珠单抗前推荐预防性应用糖皮质激素、口服解热镇痛剂和抗组胺药物[4]。此例患者在奥妥珠单抗输注前半小时，使用地塞米松和苯海拉明进行预处理，可降低此类不良反应风险。

病例作者　白　敏　山西省肿瘤医院

点评专家　苏丽萍　山西省肿瘤医院

参考文献

[1] Gouill S, Morschhauser F, Chiron D, et al. LONG TERM FOLLOW-UP OF UNTREATED/RELAPSING MCL PATIENTS WITH THE IBRUTINIB, OBINUTUZUMAB, AND VENETOCLAX COMBINATION [Z]. 2023 EHA, Abstract: P1090.

[2] Morschhauser FA, Cartron G, Thieblemont C, et al. Obinutuzumab (GA101) monotherapy in relapsed/refractory diffuse large b-cell lymphoma or mantle-cell lymphoma: results from the phase II GAUGUIN study[J]. J Clin Oncol, 2013, 31(23): 2912-2919.

[3] Greenwell IB, Switchenko JM, Maddocks KJ, et al. Obinutuzumab and Venetoclax As Induction Therapy for Untreated Mantle Cell Lymphoma [J]. Blood, 2020, 136(1): 33-34.

[4] 中国临床肿瘤学会（CSCO）淋巴瘤专家委员会. 奥妥珠单抗临床用药指导原则中国专家共识（2021 年版）[J]. 白血病·淋巴瘤, 2021, 30(10): 581-587.

精准打击
——一例老年初治套细胞淋巴瘤经免疫联合方案治疗后完全缓解

一般情况

患者,男性,63岁。

主诉:鼻塞2月余,确诊MCL 1月。

现病史:患者2021-11出现鼻塞,查鼻咽部MRI:鼻咽顶部、后壁见软组织肿物,冠状位大小约66mm×55mm,增强扫描未见强化。因鼻塞症状持续加重,于2021-12就诊于解放军总医院第一医院耳鼻喉科,查PET-CT:鼻咽部及左侧扁桃体可见软组织密度影,SUVmax 19.0~21.9。鼻咽镜检查:双侧鼻腔后端及鼻咽部见表面不光滑肿物,堵塞双侧后鼻孔。肿物活检病理:(鼻咽部)MCL。就诊于中国人民解放军总医院第五医学中心,于2021-01给予R-COP方案化疗,因患者出现戒烟后精神异常,未能完成化疗出院。现患者为求进一步治疗来我院。患者病来无发热、盗汗、消瘦。

既往史:高血压病病史;冠心病支架植入术后;陈旧性脑梗死;青光眼。

个人史:长期吸烟史。

实验室检查

血常规：WBC 4.31×10^9/L，中性粒细胞绝对值 2.79×10^9/L，LY 1.14×10^9/L，Hb 123.00g/L，PLT 117.00×10^9/L。

肝生化：ALT 30.93U/L，AST 20.39U/L，Alb 41.36g/L，LDH 186.81U/L。

肾功：尿素氮 6.13mmol/L，肌酐 67.47μmol/L，UA 470.96μmol/L，估算肾小球滤过率（eGFR）> 90 ml/min。

β2-MG：2.36mg/L。

免疫球蛋白：IgG 13.6g/L，IgM 1.11g/L，IgA 3.09g/L。

血凝常规：PT 13.90s，APTT 40.60s，FIB 1.77g/L。

影像学检查

2021-12 PET-CT：1. 鼻咽部及左侧扁桃体区异常高代谢病变，考虑恶性，鼻咽癌可能性大，淋巴瘤待除外。2. 右上肺无代谢小结节，考虑良性，双侧少许慢性炎症。3. 左侧腹股沟区高代谢淋巴结，考虑反应性改变可能性大。4. 双肾囊肿，左肾小结石，前列腺增生伴钙化，双侧肩周炎性改变。余躯干及脑部 PET-CT 检查未见其他异常代谢征象。（图5-7-1）

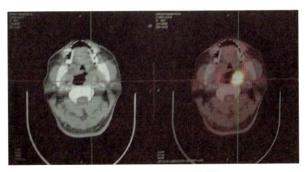

图 5-7-1 PET-CT 结果

病理学检查

2021-12 外院鼻咽部术后病理：MCL。

免疫组化：CD10（-），Bcl-2（+），TIA-1（个别细胞+），CD3 T 淋巴细胞（+），CD23（-），CD20（+），Bcl-6（少数细胞+），Mum-1（少数细胞+），Ki-67（+，85%），C-MYC（部分+），CD5（部分细胞+），Cyclin-D1（+），CD21（+）。

2022-01 我院鼻咽部病理：活检组织内弥漫淋巴细胞浸润，细胞体积小至中等，核形不规则，免疫组化染色结果提示：非霍奇金 B 细胞淋巴瘤，符合 MCL。

免疫组化：肿瘤细胞 CD20（+），CD3（-），CD5（弱+），CD10（-），Bcl-6（+，90%），TIA-1（个别+），CD23（-），C-MYC（+，60%），Cyclin-D1（+），CD21（+），Ki-67（+，70%~80%）。

骨髓细胞学和骨流式细胞学：无骨髓受累。

NGS：TP53 突变阴性，NOTCH2 突变阳性，KMT2D 突变阳性。

疾病诊断

非霍奇金淋巴瘤，MCL，ⅠE 期（侵及鼻咽部、左侧扁桃体，无骨髓及消化道受累），MIPI 评分 4 分，中危组，MIPI-c 高中危组，ECOG 评分 2 分

冠心病，前降支、回旋支支架植入术后

高血压病 3 级，极高危

陈旧性脑梗死

青光眼

治疗历程

2022-01

予以 ZOB 方案 4 个周期治疗（泽布替尼 160mg bid，奥妥珠单抗 1000mg d1，苯达莫司汀 125mg d1—2）。复查 PET-CT 后疗效评估 CR。

后续治疗计划：继续应用奥妥珠单抗联合泽布替尼治疗 2 个周期后，泽布替尼单药维持治疗。

疗效总结

本例患者合并多种慢性疾病，体能状况差，不适合自体造血干细胞移植，但相对年轻，故予以 ZOB 方案治疗。4 个周期后复查 PET-CT 提示全身未见异常高代谢的淋巴结及结外组织，疗效评估为 CR，且治疗过程中未出现 3~4 级治疗相关不良事件，表明 ZOB 方案治疗疗效显著且安全性良好。（图 5-7-2、图 5-7-3）

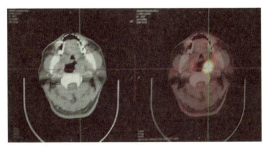

图 5-7-2　2021-12 治疗前 PET-CT 结果

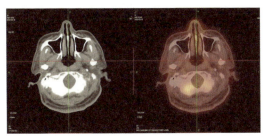

图 5-7-3　2022-05 治疗后 PET-CT 结果

2022-05 治疗后 PET-CT 结果：1. 全身未见异常高代谢的淋巴结及结外组织；脾脏、骨髓未见高代谢。2. 脑内未见异常高代谢；喉室周围弥漫性高代谢，考虑炎性或非特异性摄取,随诊。3.右肺上叶粟粒结节;纵隔多发小淋巴结,考虑良性,随诊;PICC 置入;PCI 术后;气管后壁结节,未见异常高代谢,考虑良性,随诊。4.副脾结节;双肾囊肿;腹膜后多发小淋巴结,未见异常高代谢,考虑良性,随诊;前列腺钙化。5.椎体退行性变。

专家点评

MCL 兼具侵袭性淋巴瘤和惰性淋巴瘤的临床表现,异质性较大,难以根治,需根据检查结果及患者状况制定最佳方案。本例患者为初治不适合移植的 MCL 患者,MIPI-c 分层为高中危组,提示 5 年总生存率为 43%,预后较差,且患者基础疾病多,体能状况差,可考虑低强度化疗、无化疗方案或临床试验。

NCT03872180 研究、Window-1 研究均显示抗 CD20 单抗 +BTK 抑制剂 /Bcl-2 抑制剂 + 化疗在初治 MCL 中可达到较高的 ORR 和 CR 率[1, 2]。临床前研究显示,BTK 抑制剂会抑制利妥昔单抗的 ADCC 作用,联合治疗杀伤率为利妥昔单抗单药的 77%,而奥妥珠单抗的结构与利妥昔单抗不同,联合 BTK 抑制剂并不影响奥妥珠单抗的 ADCC 作用[3, 4]。

该患者既往冠心病,可选择房颤发生率较低的 BTK 抑制剂,以及优效的新型抗 CD20 单抗奥妥珠单抗联合化疗治疗，予以 4 个周期 ZOB 治疗后复查病情已完全缓解，且未发生 3~4 级治疗相关不良事件，说明该方案疗效佳，安全性可，是初治不适合移植、既往心血管疾病 MCL 患者可考虑的治疗方案。

病例作者　　张　旗　大连医科大学附属第二医院

点评专家　　王晓波　大连医科大学附属第二医院

[1] Greenwell IB, Switchenko JM, Maddocks KJ, et al. Bendamustine, Obinutuzumab and Venetoclax As Induction Therapy for Untreated Mantle Cell Lymphoma [J]. Blood, 2020, 136 (Supplement 1): 33–34.
[2] Wang M, Jain P, Yao Y, et al. Ibrutinib Plus Rituximab (IR) Followed By Short Course R-Hypercvad/MTX in Patients (age ≤ 65 years) with Previously Untreated Mantle Cell Lymphoma – Phase-II Window-1 Clinical Trial[J]. Blood, 2020, 136(Supplement_1): 35–36.
[3] Kohrt HE, Sagiv-Barfi I, Rafiq S, et al. Ibrutinib antagonizes rituximab-dependent NK cell-mediated cytotoxicity [J]. Blood, 2014, 123 (12): 1957–1960.
[4] Ng PP, Lu DK, Sukbuntherng J, et al. Ibrutinib Enhances the Activity of Anti-CD20 Antibodies in an MCL Mouse Model: Effect of Drug at Clinically Relevant Concentrations on ADCC and ADCP [J]. Blood, 2015, 126 (23): 3998.

车到山前必有路
——一例接受奥妥珠单抗联合方案治疗获得完全缓解的复发/难治性套细胞淋巴瘤患者诊治经过

一般情况

患者,男性,73岁。

主诉:因"发现颈部肿物7年余,进行性肿大5月余"入院。

现病史:7年前因"右侧颈部多发肿物"就诊于甘肃省人民医院,完善颈部淋巴结活检后明确诊断"MCL",予以1个周期R-Hyper CVAD方案化疗(在使用利妥昔单抗过程中出现严重过敏性休克)后拒绝进一步治疗。7年间上述肿物未见进一步增大,未行任何诊治。5个月前发现颈部肿物进行性增大来我院就诊。

既往史:无殊。

体格检查

颈部可触及数枚肿大淋巴结,部分融合,最大者大小约10cm×32cm,质硬,无压痛,活动度差,余无异常。

实验室检查

血常规：WBC 4.28×10^9/L，NE 69%，LY 19%，MO 11%，HGB 150g/L，PLT 109×10^9/L。

β2-MG：2427ng/ml。

细胞因子：IL-8 31.15pg/ml。

Treg：11.7%。

铁蛋白、淋巴细胞亚群、LDH 未见异常。

影像学检查

PET-CT：颈部Ⅱ~Ⅳ区及锁骨区多发增大淋巴软组织结节及肿块影，较大者约142~87mm，FDG药物摄取不同程度增高，SUVmax 3.8~9.1；左侧腋窝多个增大淋巴结影，最大者18~11mm，FDG药物摄取增高，SUVmax 2.8。多考虑淋巴瘤。（图5-8-1、图5-8-2）

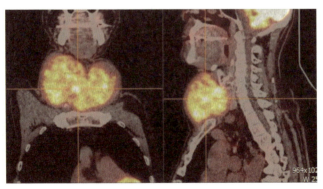

图5-8-1

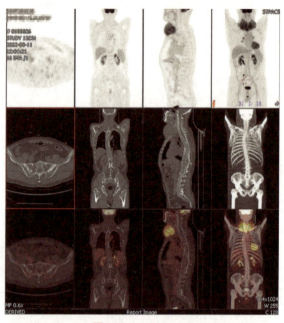

图 5-8-2　PET-CT

病理学检查

颈部肿物病理：MCL。（图 5-8-3）

免疫组化：B 细胞示：CD20（+），CD79a（+）；T 细胞示：CD3（+），CD43（+），CD5（+），CD21（-），CD23（-），Bcl-2（+），Bcl-6（-），MUM-1（-），EBER（-），CD30（-），CD99（-），CD34（血管+），MPO（-），TdT（-），SOX-11（+），Cyclin-D1（+），C-MYC（-），LEF-1（-），CD10（部分+），Ki-67 阳性细胞数 20%。

图 5-8-3 病理结果

骨穿及骨髓活检未见淋巴瘤细胞浸润。
免疫分型：未见免疫表型异常的 B 淋巴细胞。
染色体：46，XY[20]。
FISH：阴性。

疾病诊断

MCL，ⅡA 期，MIPI 评分 0 分，低危，MIPI-c 低危

治疗历程

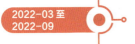
2022-03 至 2022-09

奥妥珠单抗 +COP［奥妥珠单抗 1000mg d1（C1 1000mg d1、8、15），环磷酰胺 750mg/m² d1，长春新碱 1.4mg/m² d1，泼尼松 100mg d1—5］方案治疗 5 个周期。治疗过程中无过敏反应，耐受性好，无明显骨髓抑制、感染，完善检查后疗效评价 CR。（图 5-8-4）

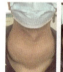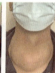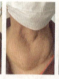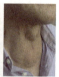

图 5-8-4　患者体征变化

疗效总结

本例患者为早期低危 MCL 患者，接受奥妥珠单抗+COP 方案治疗 5 个周期后，复查 PET-CT 提示淋巴结消失、代谢降低，总 B 细胞水平降低，总 T、NK 细胞水平增高，Treg 水平恢复正常，IL-2、TNF-α、IFN-γ 水平升高；IL-6、IL-8 水平降低，β2-MG 水平恢复正常，疗效评价为 CR。（图 5-8-5）

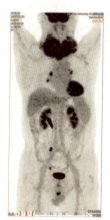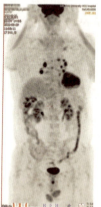

图 5-8-5

PET-CT：左腋窝多枚增大并代谢增高淋巴结消失，颈部多枚增大淋巴结较前体积缩小，部分消失，代谢降低；Deauville 评分 3 分。（图 5-8-6）

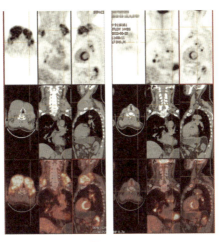

图 5-8-6

专家点评

大多数 MCL 患者表现为非局限性、可触及的淋巴结肿大，伴或不伴全身症状。约 10% 的患者存在局部淋巴结或结外疾病，超过 80% 的患者在诊断时为Ⅲ期或Ⅳ期，且常累及骨髓，约 25% 的患者可见巨大淋巴结肿大（包块最大直径 ≥ 10cm）[1]。

《CSCO淋巴瘤诊疗指南（2023版）》推荐R/R MCL患者参加临床试验、抗CD20单抗为基础的免疫化疗、BTK抑制剂[2]。本例患者为老年男性MCL，伴大包块，病程较长，既往使用利妥昔单抗治疗过程中发生严重过敏性休克，考虑奥妥珠单抗为人源化抗CD20单抗，可降低过敏性反应发生风险，故改用奥妥珠单抗联合COP方案治疗，5个周期后达到CR，治疗过程中未发生过敏反应、骨髓抑制等不良反应，疗效佳，安全性良好。

研究显示，奥妥珠单抗具有优异的ADCC作用[3]。治疗过程中该患者NK细胞水平升高，IL-2、TNF-α及IFN-γ水平升高，Treg细胞水平降至正常范围，与肿瘤相关的IL-6、IL-8水平降低，表明奥妥珠单抗联合方案可通过调节患者免疫功能杀伤肿瘤细胞。奥妥珠单抗为基础的免疫化疗方案可以作为大包块老年MCL患者、利妥昔单抗过敏患者的优效治疗方案。

病例作者 郭晓嘉 兰州大学第二医院

点评专家 李莉娟 兰州大学第二医院

参考文献

[1] Armitage JO, Longo DL. Mantle-Cell Lymphoma [J]. N Engl J Med, 2022, 386(26): 2495-2506.
[2] 中国临床肿瘤学会指南工作委员会. 中国临床肿瘤学会（CSCO）淋巴瘤诊疗指南2023 [M]. 北京：人民卫生出版社，2023.
[3] Goede V, Klein C, Stilgenbauer S. Obinutuzumab (GA101) for the treatment of chronic lymphocytic leukemia and other B-cell non-Hodgkin's lymphomas: a glycoengineered type Ⅱ CD20 antibody [J]. Oncol Res Treat, 2015, 38(4): 185-192.

众里寻"它"千百度
——奥妥珠单抗联合米托蒽醌脂质体有效治疗复发/难治性母细胞性套细胞淋巴瘤

一般情况

患者,男性,51岁。

主诉:腹股沟肿块8月,鼻塞4月。

现病史:患者于2017-03发现腹股沟肿块,未重视。2017-05出现鼻塞、盗汗,血常规提示白细胞升高。随后于2017-06就诊于外院诊断为"套细胞淋巴瘤 Ⅳ期B组",予以R-HyperCVAD 4次化疗。于2017-10-17第1次入我科进行治疗。

既往史:2013年因左侧甲状腺乳头状腺癌,行左侧甲状腺次全切除术。

实验室检查

血常规:WBC 34.60×10^9/L,Hb 97g/L,PLT 201×10^9/L。

病理学检查

左颈部淋巴结病理：母细胞性套细胞淋巴瘤，CD20、CD79a、Bcl-2、Cyclin-D1、CD5及CD43（+），Bcl-6、CD10、MUM1及C-MYC（-），CD2及CD3（T细胞+），Ki-67（+，约70%），EBER-ISH（-）。

骨髓病理：套细胞淋巴瘤侵犯骨髓。

骨髓检查

骨髓细胞学：三系增生，可见分类不明原始细胞骨髓象。幼稚细胞PAS染色+36%，细颗粒弥散状。

骨髓免疫组化：异常淋巴细胞CD20（+），PAX5（+），Cyclin-D1（+），CD5（+），SOX-11（少数弱+），CD10（-），CD23（-），CD3（-），CD34（-），MPO（-）。

骨髓流式细胞学检查：可见一群CD5（+）、CD10（-）、CD19（+）、FSC偏大异常B淋巴细胞，约占淋巴细胞65.8%，符合CD5（+）、CD10-B细胞淋巴瘤，FSC偏大。可见CD19+、CD5+、CD20+异常B淋巴细胞，占有核细胞58.58%。

基因检查

临床基因扩增报告：CARD11 24.4%，ATM 30%，WHSC1 47.2%，ECT2L 51.2%，BRINP3 47.2%。

疾病诊断

母细胞性 MCL，Ⅳ期 B 组，高危

治疗历程

2017-06 至 2018-01

R-Hyper CVAD 方案（利妥昔单抗、环磷酰胺、长春新碱、多柔比星、地塞米松）和（利妥昔单抗、大剂量甲氨蝶呤+大剂量阿糖胞苷）交替，共 4 个周期。PET-CT 检查：腋窝腹股沟糖代谢正常淋巴结；骨髓检查：阴性。随后 2 个周期 R-HyperCVAD 后进行采干，于 2017-12 行自体造血干细胞回输。复查骨髓检查：阴性。于 2018-01 行 2 个周期 R 维持治疗。

2020-04 至 2021-06

发现右大腿外侧肿块，活检提示母细胞性套细胞淋巴瘤；复查 PET-CT 提示淋巴瘤较前进展。病理提示套细胞淋巴瘤，大部分已向弥漫性大 B 细胞转化。无进展生存期（PFS）为 34 个月。给予苯达莫司汀（B）-R+伊布替尼 3 个周期后复查 PET-CT 提示 CR，骨髓检查阴性。继续 BR+ 伊布替尼治疗 3 个周期后于 10 月开始给予伊布替尼维持治疗。

2021-06 至 2021-07

出现消化道出血，胃镜活检诊断为套细胞淋巴瘤。PET-CT 提示淋巴瘤复发可能性大，累及胃壁。二次无进展生存期（PFS 2）为 14 个月。给予 VR-CAP（硼替佐米、R、环磷酰胺、多柔比星、泼尼松）+ 伊布替尼 1 个周期后出现黑便、带状疱疹和肺炎克雷伯败血症。

2021-08 至 2021-12

行 R+ 地塞米松 + 多柔比星 + 阿糖胞苷 + 顺铂（R-DHAP）3 个周期后左上腹包块缩小变软，于 12 月给予 R-DHAP+ 泽布替尼，复查 PET-CT 提示 SD。

2022-01 至 2022-04

给予奥妥珠单抗 + 米托蒽醌脂质体 6 个周期，4 个周期后复查胃镜活检未见肿瘤细胞。6 个周期后复查 PET-CT 提示 CR。

疗效总结

PET-CT 评估（2021-05-19）：胃体近胃窦处见糖代谢增高团块影，形态欠规则，最大横截面约为 67mm×52mm，SUVmax 23.87。评价结果为 PD。（图 5-9-1）

PET-CT 评估（2021-12-23）：肿块较前明显缩小，糖代谢减低，现胃小弯侧胃壁残存糖代谢异常增高灶，大小约 50mm×33mm，SUVmax 13.9。余各区域未见明显糖代谢增高的肿大淋巴结。评价结果为 SD。（图 5-9-2）

PET-CT 评估（2022-04-14）：原胃体小弯侧胃壁明显增厚伴糖代谢异常增高，现胃壁稍增厚并糖代谢稍高改变，SUVmax 5.6。考虑治疗后较前明显好转，局部残存少许肿瘤活性。评价结果为 CR。（图 5-9-3）

本例患者入院后完善

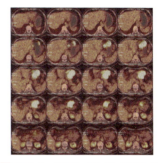

图 5-9-1　2021-05-19 PET-CT

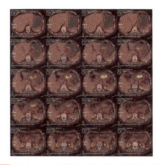

图 5-9-2　2021-12-23 PET-CT

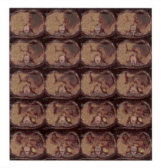

图 5-9-3　2022-04-14 PET-CT

各项血液学检查、病理检查、骨髓活检等检查后明确诊断为母细胞性 MCL（Ⅳ期 B 组，高危），给予 R-Hyper CVAD 方案后出现复发，给予多种含利妥昔单抗方案后疗效欠佳，考虑利妥昔单抗耐药，最终综合评估患者病情后给予奥妥珠单抗联合米托蒽醌脂质体方案，6 个周期后 PET-CT 评估提示：治疗后较前明显好转，疗效评价结果为 CR。

CR 持续至 2023 年 9 月。治疗期间未出现药物相关严重不良反应，疗效及安全性满意。

专家点评

MCL 中有 10%~15% 的细胞形态呈"母细胞变形"等侵袭性变形，该亚型瘤细胞体积大，且通常具有较高的增殖活性，这些患者临床侵袭性较高，预后差[1]。《中国临床肿瘤学会（CSCO）淋巴瘤诊疗指南 2023》[2] 提到，由于传统的挽救化疗在 R/R MCL 患者中疗效有限，临床医生更多地关注一些新的靶向治疗药物。

奥妥珠单抗单药[3]或联合[4,5]治疗 MCL 及其他 B 细胞淋巴瘤[6]展现出了良好的疗效。在一项奥妥珠单抗联合伊布替尼治疗高危 R/R MCL 的Ⅱ期研究[7]中，奥妥珠单抗联合伊布替尼的 ORR 高达 89%（CR 为 55.6%，PR 为 33.3%），中位 PFS 达 14 个月。盐酸米托蒽醌脂质体也在外周T细胞淋巴瘤中体现出一定的疗效[8]，亦有研究表明米托蒽醌（盐酸米托蒽醌脂质体的活性成分）在MCL患者中具有很高的细胞毒性[9]。

本例患者为一例ⅣB期高危母细胞性MCL患者，存在两个高危因素：母细胞变形和Ki-67＞50%，经过多种含利妥昔单抗方案后出现反复复发，每次复发后无进展生存期逐渐缩短，考虑出现利妥昔单抗耐药，多项研究证实奥妥珠单抗对利妥昔单抗治疗耐药的R/R B细胞淋巴瘤患者具有临床优势[10]。奥妥珠单抗联合对MCL具有细胞毒性的盐酸米托蒽醌脂质体治疗6个周期后，患者复查PET-CT提示CR，CR持续至2023年9月。复查胃镜活检未见肿瘤细胞，表明奥妥珠单抗联合米托蒽醌脂质体治疗高危R/R MCL患者可获得良好的疗效。当然，这种创新方案的疗效及安全性需要更多的研究数据进一步佐证。

病例作者 崔亚娟　中南大学湘雅二医院

点评专家 彭宏凌/唐友红　中南大学湘雅二医院

参考文献

[1] 套细胞淋巴瘤诊断与治疗中国指南（2022年版）[J]. 中华血液学杂志, 2022, 43(7): 529-536.
[2] 中国临床肿瘤学会指南工作委员会. 中国临床肿瘤学会（CSCO）淋巴瘤临床诊疗指南2023 [M]. 北京：人民卫生出版社, 2023.
[3] Salles GA, Morschhauser F, Solal-Céligny P, et al. Obinutuzumab（GA101）in patients with relapsed/refractory indolent non-Hodgkin lymphoma: results from the phase II GAUGUIN study [J]. J Clin Oncol, 2013, 31(23): 2920-2926.

[4] Irl Brian Greenwell, Jeffrey M. Switchenko, et al. Bendamustine, Obinutuzumab and Venetoclax As Induction Therapy for Untreated Mantle Cell Lymphoma [J]. Blood, 2020, 136(Supplement_1): 33-34.

[5] Steven Le Gouill, franck Morschhauser, krimo Boua, et al. IBRUTINIB, VENETOCLAX PLUS OBINUTUZUMAB IN NEWLY DIAGNOSED MANTLE CELL LYMPHOMA PATIENTS [Z]. 2020EHA, Abstract: S228.

[6] Edelmann J, Gribben JG. Obinutuzumab for the treatment of indolent lymphoma [J]. Future Oncol, 2016, 12(15): 1769-1781.

[7] Kim MS, Banerjee T, Chen A, et al. A phase II study of obinutuzumab in combination with ibrutinib for treatment of relapsed mantle cell lymphoma. Leuk Lymphoma [J]. Leuk Lymphoma, 2023, 64(3): 722-724.

[8] 盐酸米托蒽醌脂质体注射液治疗外周T细胞淋巴瘤临床应用指导原则 [J]. 白血病·淋巴瘤, 2022, 31(5): 257-262.

[9] Ferrer A, S Marce, B Bellosillo, et al. Activation of mitochondrial apoptotic pathway in mantle cell lymphoma: high sensitivity to mitoxantrone in cases with functional DNA-damage response genes [J]. Oncogene, 2004, 23(55): 8941-8949.

[10] Klein C, Jamois C, Nielsen T. et al. Anti-CD20 treatment for B-cell malignancies: current status and future directions [J]. Expert Opin Biol Ther, 2021, 21(2): 161-181.

第六篇
复发/难治性弥漫性大 B 细胞淋巴瘤篇

弥漫性大 B 细胞淋巴瘤（DLBCL）是非霍奇金淋巴瘤最常见的病理亚型，在中国约占所有 B 细胞淋巴瘤的 54%，占所有淋巴瘤的 35.75%[1,2]。DLBCL 具有高度异质性，不同亚型具有不同的临床特征、遗传学改变及治疗反应。患者中位年龄达 66 岁，5 年相对生存率为 64.7%[3]。对利妥昔单抗耐药是一些 DLBCL 患者预后不良的重要原因，治疗耐药性与肿瘤细胞本身的异质性、肿瘤免疫微环境功能受损［比如肿瘤浸润性 T 细胞和（或）自然杀伤细胞的缺乏］以及患者个体因素（如性别、年龄、体重、药代动力学）有关[4]。此外，老年虚弱 DLBCL 患者因不能耐受 R-CHOP 标准治疗而接受低剂量 R-mini CHOP 方案，无法达到标准剂量的临床疗效[5,6]。耐药患者、老年患者可能通过接受更强抗肿瘤活性的奥妥珠单抗而具有更好的生存结局。

对于复发或难治性（R/R）DLBCL，抗 CD20 单抗仍然是重要的治疗药物。奥妥珠单抗可克服利妥昔单抗抗原识别表位突变导致的利妥昔单抗耐药，具有更强的抗肿瘤效应。淋巴瘤移植模型（DLBCL 细胞系）显示，一线利妥昔单抗治疗发生耐药后，改用奥妥珠单抗治疗仍有明显应答[7]。因此，利妥昔单抗耐药或复发患者仍然能从奥妥珠单抗联合治疗中获益。

基于 PARMA、CORAL 等多项研究中的生存获益，确立了挽救治疗联合自体造血干细胞移植（ASCT）巩固治疗的标准治疗地位[8-12]。然而，R/R DLBCL 仅 10% 可以通过现有挽救治疗 + ASCT 标准治疗获得治愈，不适合行 ASCT 或者 ASCT 后复发者的预后更差，中位总生存期（OS）仅 6~12 个月右[13-15]。移植前挽救治疗是否达完全缓解（CR）是影响移植效果的关键，移植前达 CR 可显著改善患者生存预后[16-18]，但是常用的移植前挽救化疗方案如利妥昔单抗 + 异环磷酰胺 + 卡铂 + 依托泊苷（R-ICE）、利妥昔单抗 + 地塞米松 + 多柔比星 + 阿糖胞苷 + 顺铂（R-DHAP）等的 CR 率 < 30%[19-22]。在临床中发现，患者通过接受含奥妥珠单抗的方案能够更快达到 CR，拟行移植患者也有望达到更好的疗效。

2017 年以来，嵌合抗原受体 T 细胞（CAR-T）疗法逐渐兴起，当前已经成为 R/R DLBCL 的重要治疗选择，桥接治疗可帮助患者在 CAR-T 细胞输注前防治疾病快速进展，降低肿瘤负荷，缓解肿瘤相关症状，以保证患者能顺利接受清淋和细胞回输。无论在临床试验还是临床应用中，抗 CD20 单抗均为最常用的 CAR-T 桥接方案之一，新型抗 CD20 单抗奥妥珠单抗有望进一步助力桥接、为 CAR-T 赋能，当前奥妥珠单抗已获 CSCO 指南对于 CAR-T 前桥接治疗的高级别推荐（Ⅰ级）[23]。

近年来，DLBCL 领域新药层出不穷，抗体偶联药物（ADC）、双抗、抗 CD19 单抗、BTK 抑制剂、XPO-1 抑制剂、Bcl-2 抑制剂等新药给 DLBCL 患者带来了更多生存希望。凭借抗 CD20 单抗在 DLBCL 的基石地位，以及奥妥珠单抗在作用机制上的优势，奥妥珠单抗治疗 DLBCL 已获临床认可。

本篇章共纳入 13 例精彩病例。第 1 例是苏州大学附属第一医院曲昌菊医生分享的一例原发难治性 DLBCL 患者的诊疗病例。该病例为早期（ⅠA 期）、低危（IPI 评分 0 分）患者，CD20（+），经 4 个周期 R-CDOP 方案治疗后达部分缓解，但继续接受 2 个周期该方案治疗后出现疾病进展，属原发难治性 DLBCL 病例，该类患者预后较差，后续可选治疗方案有限。后选用有望克服利妥昔单抗耐药的新型抗 CD20 单抗——奥妥珠单抗，联合奥沙利铂 + 吉西他滨（G-Gemox）方案行挽救治疗，2 个周期治疗后经 PET-CT 评估达完全缓解，后续行局部病灶放疗。截至 2023 年 7 月，患者仍为无病生存状态，正在进一步随访中。提示原发难治 DLBCL 患者可选用含奥妥珠单抗的联合方案进行挽救治疗。

第 2 例是浙江省肿瘤医院陈曦医生分享的一例原发睾丸 R/R DLBCL 治疗病例。本病例左侧睾丸切除术后一线采用含利妥昔单抗免疫化疗方案，但未行对侧睾丸放疗，治疗后短期内出现疾病进展。经评估，该患者符合移植条件，有望通过桥接治疗取得较优疗效，继而行移植。本中心类似病例通常采用奥妥珠单抗 + 异环磷酰胺 + 卡铂 + 依托泊苷 + 奥布替尼方案，一方面升级了抗 CD20 单抗，另一方面加入了 BTK 抑制剂，并已取得较优疗效，ORR 达 83%。故该病例同样使用该方案行二线挽救治疗，治疗结束后达完全缓解，后行自体造血干细胞移植，治疗较成功。提示含奥妥珠单抗方案在 R/R DLBCL 患者治疗中初具潜力。

第 3 例是哈尔滨血液病肿瘤研究所宋航医生分享的一例 DLBCL 合并肺损伤的诊疗病例。该病例为中老年女性，伴双表达，治疗前分期为ⅢB 期。患者首先行 R-Hyper CVAD 方案治疗，出现严重骨髓抑制，改为 R-CDOP 方案治疗 2 个周期，手足综合征进一步加重，改为 R-COP 方案治疗 1 个周期，出现重度间质肺炎伴呼吸衰竭，给予相应治疗后好转，疗效评估为 CR。后续给予患者奥妥珠单抗 -COPD 方案治疗 2 个周期，患者未再出现间质性肺炎、手足综合征且治疗后疗效评估仍为 CR。因患者自身原因不考虑行移植治疗，故给予奥妥珠单抗维持治疗2个周期。该病例治疗经验提示不能耐药利妥昔单抗的患者，可使用奥妥珠单抗治疗，其疗效与安全性均较优。

第4例是上海市同济医院叶世光医生分享的一例既往接受以利妥昔单抗为基础的联合方案治疗后复发的DLBCL患者的治疗过程。该患者为老年、晚期中高危、非生发中心（non-GCB）型DLBCL患者，外院接受R-CHOP（利妥昔单抗、表柔比星、环磷酰胺、长春地辛、泼尼松）、R^2（利妥昔单抗、来那度胺）治疗方案后先后获得部分缓解（PR）、完全缓解（CR），予以那度胺维持治疗，后续患者出现疾病复发，以R-GDP（利妥昔单抗、吉西他滨、顺铂、地塞米松）方案治疗3个周期后，患者疾病进展。本院予以奥妥珠单抗联合奥布替尼±苯达莫司汀治4个周期（仅在前2个周期使用苯达莫司汀，后因患者出现皮肤脓肿停用该药），患者再次获得CR，可见BTK抑制剂和奥妥珠单抗是R/R DLBCL患者较为理想的治疗选择。

第5例是南方医科大学珠江医院周璇医生分享的一例R/R DLBCL病例。本例患者明确诊断R/R DLBCL，non-GCB型，Ⅳ期A组，ECOG评分1分，IPI评分3分，合并大包块、慢性乙型病毒性肝炎。该患者经CHOP、R-CHOP方案、R-ICE方案、泽布替尼+来那度胺、信迪利单抗+西达本胺、GEMOX+塞利尼索方案等多线治疗效果不佳。五线治疗采用ViPOR方案，治疗2个周期后，疗效评估达PR；治疗4个周期后PET-CT疗效评估为CR。

第6例是福建医科大学附属协和医院骆晓峰医生分享的一例高龄复发DLBCL病例。本例患者为女性，80岁，前期给予6个周期R-CHOP方案治疗，因患者转院，期间疗效评估不详。口服"环磷酰胺、康索龙（中国台湾中成药）、希利林（中国台湾中成药）"4个月治疗后，给予泽布替尼+苯达莫司汀+利妥昔单抗方案治疗4个周期，疾病得到短暂缓解后再次复发；给予利妥昔单抗+苯达莫司汀方案治疗后,患者出现皮疹加重、中性粒细胞减少等不良反应,因此将方案调整为奥妥珠单抗+苯达莫司汀,患者达到 CR 且安全性可控。该病例体现出了奥妥珠单抗治疗 R/R DLBCL 患者的卓越疗效和良好安全性,为利妥昔单抗治疗失败患者带来了新的治疗选择。

第 7 例是河北医科大学附属第四医院马瑞娟医生分享的一例 MCD 亚型 R/R DLBCL 诊疗病例。该病例于行免疫组化诊断为"非霍奇金弥漫性大 B 细胞淋巴瘤",后一线外院行 2 个周期 R-CDOP 化疗,PET-CT 疗效评估为 PR,为行进一步治疗再次就诊河北医科大学第四医院。一线共给予 4 个周期 R-CDOP 治疗后,疗效评估达 CR,给予 R-CDOP 方案巩固治疗 2 个周期后进入临床观察。间歇 7 个月后疾病复发,患者一般情况较差,顾虑二线化疗的不良反应,不接受二线化疗及移植,二线给予 4 个周期 R^2 方案治疗后疗效评估达 CR,后续给予 4 个周期 R^2 方案巩固治疗。间歇近 1 年后患者疾病再次复发,与利妥昔单抗相比,奥妥珠单抗 ADCC、ADCR 效应更强,并且具有更强的直接杀伤细胞效应,因此三线治疗首先给予 1 个周期 G-DICE 方案,结果患者骨髓抑制重、感染、耐受差,完善二代测序检测,提示患者为 MCD 亚型 DLBCL。MCD 亚型 DLBCL 预后较差,研究显示 BTKi 抑制剂治疗 MCD 亚型 R/R DLBCL 患者疗效良好,ORR 达 80%。遂三线改用 IGR 方案,治疗 3 个周期后 PET-CT 疗效评估达 CR。

第 8 例是华中科技大学同济医学院附属同济医院周晓曦医生分享的一例 R/R DLBCL 病例。该患者被诊断为 R/R DLBCL(GCB 型,Ⅲ期,IPI 评分 2 分)先后予 R-CHOP+化疗、R-DHAP、Gemox+地西他滨。经此三线化疗患者均出现疾病进展,故四线治疗改用 G+POLIVY+米托蒽醌脂质体、G-MINE 方案治疗。患者经四线治疗后行 PET-CT,疗效评价为 CR,目前自行 ASCT 治疗。由该病例治疗过程可见，以 G 为基础的治疗方案在 R/R DLBCL 患者中疗效和安全性良好。

第 9 例是广西医科大学附属肿瘤医院何莎医生分享的一例既往接受传统免疫化疗方案复发的老年 DLBCL 患者的治疗过程。该患者为全身多处淋巴结累及的晚期高危 DLBCL 患者，接受一线 R-CHOP 方案和腰穿鞘注治疗，R-CHOP 方案治疗 8 个周期时出现腹痛，完善检查提示病情进展，后予以泽布替尼联合 R-GEMOX 方案治疗，4 个周期后仍为疾病进展（PD）。改用奥妥珠单抗联合苯达莫司汀和泊马度胺方案治疗，4 个周期后达到 CR，后用泊马度胺维持治疗。4 个周期治疗后出现粒细胞缺乏合并肺部感染，予升白、抗感染治疗后好转，可见奥妥珠单抗联合苯达莫司汀和泊马度胺在 R/R DLBCL 患者中疗效显著且安全性可控。

第 10 例是福建医科大学附属第一医院杨阿碰医生分享的一例头痛 2 周的 70 岁女性 DLBCL 患者。该患者入院完善血常规、病理和影像学检查等后明确诊断为 GCB 型 DLBCL、继发中枢神经系统侵犯。根据患者病情给予 4 个周期 PGMTZR（替雷利珠单抗、奥妥珠单抗、甲氨蝶呤、替莫唑胺、泽布替尼、来那度胺）方案，3 个周期后疗效评估达 CRu，治疗期间疗效和安全性良好。

第 11 例是山东大学齐鲁医院卢菲医生分享的一例 R/R DLBCL 病例。该患者 62 岁，因"淋巴结肿大 2 月余"入院，完善病理学、影像学等检查后确诊为高危、进展期 non-GCB 型 DLCBL，一线给予 R-CDOP 方案治疗达到 CR，但早期复发。后续先后给予 XPO-1 抑制剂 + 奥妥珠单抗 +GDP（吉西他滨、顺铂、地塞米松）方案、奥妥珠单抗 + 来那度胺 +MINE（美司钠、异环磷酰胺、依托泊苷、米托蒽醌脂质体）方案治疗后，患者达 PR。由该病例治疗过程可见，以奥妥珠单抗为基础的联合化疗方案在 R/R DLBCL 患者中疗效较好，安全可控。

第 12 例是西安交通大学第一附属医院李其璟医生分享的一例 DLBCL 病例。该患者无意间发现左侧腹股沟、右颈部肿块，诊断为 DLBCL 伴 C-MYC 及 Bcl-2 双表达（生发中心来源）。接受一线 R-CHOP 方案治疗 8 个周期后，达到 CR。治疗结束 4 个月后，患者出现头晕、恶心，伴食欲缺乏、呕吐、嗜睡，完善检查提示疾病中枢神经系统复发，予以 G-MAT 方案化疗与鞘内注射。G-MAT 方案化疗 2 个周期后，患者头晕、嗜睡等症状消失，磁共振提示 CR，后行 ASCT，患者随诊至今 1 年余仍为 CR 状态。由此可见，复发 DLBCL 伴 C-MYC 及 Bcl-2 双表达、中枢神经系淋巴瘤患者可将新型抗体药物奥妥珠单抗作为其良好选择。

第 13 例是河南省肿瘤医院的王海英医生分享的一例 FL 转化的 DLBCL。患者为老年女性，于 2018 年 12 月于外院诊断为高级别 FL，行 R-CHOP 方案化疗 8 个周期，疗效评价为 CR。1 年后疾病复发，再次活检，病理结果为 DLBCL。患者于 2020 年 5 月至 2021 年 12 月先后使用 R-DICE 方案 4 个周期治疗，疗效评价为 PR；R 联合来那度胺 7 个周期治疗 +R 单药维持治疗，发生 PD；R+ 吉西他滨 + 顺铂 + 地塞米松 6 个周期治疗，虽肿瘤较前缩小，但最终还是发生 PD；R-DA-EPOCH 方案 1 个周期治疗，效果欠佳。于 2022 年 1 月首次转入我院，诊断为复发难治性转化型 DLBCL，2022 年 1 月至 2022 年 5 月在我院接受奥妥珠单抗 + 苯达莫司汀 + 阿糖胞苷方案 5 个周期治疗，PET-CT 疗效评估为 CMR，患者治疗顺利，截至 2023 年 10 月仍处于 CMR 状态。由此病例可见，以奥妥珠单抗为基础的联合方案在利妥昔单抗疗效不佳的 FL 转化的 DLBCL 患者中疗效良好。

金正明　杨海燕

参考文献

[1] Teras L R, DeSantis C E, Cerhan J R, et al. 2016 US lymphoid malignancy statistics by World Health Organization subtypes. [J]. CA-CANCER J CLIN, 2016, 66(6): 443-459.

[2] 李小秋, 李甘地, 高子芬, 等. 中国淋巴瘤亚型分布: 国内多中心性病例10002例分析 [J]. 诊断学理论与实践, 2012, 11(02): 111-115.

[3] NATIONAL CANCER INSTITUTE.SEER 标准化数据库 [DB/OL] (2021-03-17) [2023-09-22]. https://seer.cancer.gov/statfacts/html/dlbcl.html.

[4] He MY, Kridel R. Treatment resistance in diffuse large B-cell lymphoma [J]. Leukemia, 2021, 35(8): 2151-2165.

[5] Park S, Jo JC, Do YR, et al. Multicenter Phase 2 Study of Reduced-Dose CHOP Chemotherapy Combined With Rituximab for Elderly Patients With Diffuse Large B-Cell Lymphoma [J]. Clin Lymphoma Myeloma Leuk, 2019, 19(3): 149-156.

[6] 中华人民共和国国家卫生健康委员会. 弥漫性大B细胞淋巴瘤诊疗指南（2022年版）. [EB/OL]. [2023-09-22]. http://www.nhc.gov.cn/yzygj/s7659/202204/a0e67177df1f439898683e1333957c74/files/697cd66a248e4186bec17040d53a1f3f.pdf.

[7] Mössner E, Brünker P, Moser S, et al. Increasing the efficacy of CD20 antibody therapy through the engineering of a new type II anti-CD20 antibody with enhanced direct and immune effector cell-mediated B-cell cytotoxicity [J]. Blood, 2010, 115(22): 4393-4402.

[8] Zahid U, Akbar F, Amaraneni A, et al. A Review of Autologous Stem Cell Transplantation in Lymphoma [J]. Curr Hematol Malig Rep, 2017, 12(3): 217-226.

[9] Susanibar-Adaniya S, Barta SK. 2021 Update on Diffuse large B cell lymphoma: A review of current data and potential applications on risk stratification and management [J]. Am J Hematol, 2021, 96(5): 617-629.

[10] Philip T, Guglielmi C, Hagenbeek A, et al. Autologous bone marrow transplantation as compared with salvage chemotherapy in relapses of chemotherapy-sensitive non-Hodgkin's lymphoma [J]. N Engl J Med, 1995, 333(23): 1540-1545.

[11] Gisselbrecht C, Glass B, Mounier N, et al. Salvage regimens with autologous transplantation for relapsed large B-cell lymphoma in the rituximab era [published correction appears in J Clin Oncol. 2012 May 20;30(15): 1896] [J]. J Clin Oncol, 2010, 28(27): 4184-4190.

[12] Martín A, Conde E, Arnan M, et al. R-ESHAP as salvage therapy for patients with relapsed or refractory diffuse large B-cell lymphoma: the influence of prior exposure to rituximab on outcome-A GEL/TAMO study [J]. Haematologica, 2008, 93(12): 1829-1836.

[13] 何旭华. 弥漫大B细胞淋巴瘤分子通路研究及靶向治疗进展 [J]. 中国癌症防治杂志, 2019, 11(4): 276-281.

[14] Wang S, Wang L, Hu J, et al. Outcomes in refractory diffuse large B-cell lymphoma: results from a multicenter real-world study in China [J]. Cancer Commun (Lond), 2021, 41(3): 229-239.

[15] Crump M, Neelapu SS, Farooq U, et al. Outcomes in refractory diffuse large B-cell lymphoma: results from the international SCHOLAR-1 study [J]. Blood, 2017, 130(16): 1800-1808.

[16] 张曦, 黄瑞昊. 新药时代下如何为异基因造血干细胞移植赋能 [J]. 第三军医大学学报, 2021, 43(21): 2271-2275.

[17] Sauter CS, Matasar MJ, Meikle J, et al. Prognostic value of FDG-PET prior to autologous stem cell transplantation for relapsed and refractory diffuse large B-cell lymphoma [J]. Blood, 2015, 125(16): 2579-2581.

[18] Armand P, Welch S, Kim HT, et al. Prognostic factors for patients with diffuse large B cell lymphoma and transformed indolent lymphoma undergoing autologous stem cell transplantation in the positron emission tomography era [J]. Br J Haematol, 2013, 160(5): 608-617.

[19] Girouard C, Dufresne J, Imrie K, et al. Salvage chemotherapy with mini-BEAM for relapsed or refractory non-Hodgkin's lymphoma prior to autologous bone marrow transplantation [J]. Ann Oncol, 1997, 8(7): 675-680.

[20] Crump M, Kuruvilla J, Couban S, et al. Randomized comparison of gemcitabine, dexamethasone, and cisplatin versus dexamethasone, cytarabine, and cisplatin chemotherapy before autologous stem-cell transplantation for relapsed and refractory aggressive lymphomas: NCIC-CTG LY.12 [J]. J Clin Oncol, 2014, 32(31): 3490-3496.

[21] Gisselbrecht C, Glass B, Mounier N, et al. Salvage regimens with autologous transplantation for relapsed large B-cell lymphoma in the rituximab era [published correction appears in J Clin Oncol. 2012 May 20;30(15): 1896] [J]. J Clin Oncol, 2010, 28(27): 4184-4190.

[22] Wang S, Wang L, Hu J, et al. Outcomes in refractory diffuse large B-cell lymphoma: results from a multicenter real-world study in China [J]. Cancer Commun (Lond), 2021, 41(3): 229-239.

[23] 中国临床肿瘤学会指南工作委员会. CSCO CAR-T 细胞治疗恶性血液病及免疫靶向治疗相关感染管理指南 2022 [M]. 北京：人民卫生出版社, 2022.

转向见曙光
——含奥妥珠单抗方案挽救治疗原发难治性弥漫性大B细胞淋巴瘤病例分享

一般情况

患者，男性，58岁。

主诉：咽痛伴吞咽困难1月。

现病史：患者因咽痛伴吞咽困难就诊我院，检查发现咽稍充血，少许淋巴滤泡增生。扁桃体Ⅰ度，表面光滑，无脓点附着。喉镜检查发现会厌囊脓肿，会厌新生物，经抗感染治疗无效。

实验室检查

血常规：WBC 6.35×10^9/L，NEU 3.84×10^9/L，Hb 133g/L，PLT 291×10^9/L。

生化全套：肝肾功能（-），LDH 188.7U/L。

输血全套：（-）。

影像学检查

PET-CT（2022-03-29）检查结果：1.右侧口咽-喉咽团块伴FDG代谢异常增高（大小约4.9cm×4.3cm×5.2cm，SUVmax 33.2），结合病史，符合淋巴瘤（Ⅰ期）表现，建议治疗后复查。2.全身骨骼FDG代谢轻度增高，考虑骨髓增生活跃可能，需结合骨穿，双侧颈部、颌下炎性淋巴结增生可能性大（纵隔血池SUVmean 1.3，SUVmax 1.8；肝脏血池SUVmean 1.9，SUVmax 2.4）。（图6-1-1）

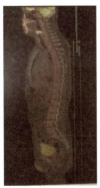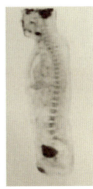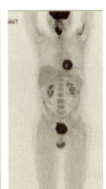

图6-1-1　2022-03-29 PET-CT

病理学检查

舌根新生物病理学检查：见异型细胞弥漫增生伴坏死，结合免疫组化结果，诊断为恶性B细胞性淋巴瘤（弥漫性大B细胞型）。

免疫组化：肿瘤细胞CD20（+），CD79a（+），CD10（少

量+），Bcl-2（弱+），Bcl-6（+），MUM1（+），C-MYC（+，约30%），Ki-67（+，约80%），CD30（-），TDT（-），CD23（-），CD3（-），CD2（-），CD56（-），TIA-1（-），CD5（-）。

分子病理：共12个基因变异，其中Bcl-6、IGHD、MYD88等基因突变具有明确或潜在临床意义。

疾病诊断

DLBCL，ⅠA期，IPI评分0分，低危；NCCN-IPI评分1分，低危

治疗历程

2022-04 至 2022-08

R-CDOP方案（利妥昔单抗375mg/m² d1+环磷酰胺750mg/m² d2+脂质体多柔比星25mg/m² d2+长春地辛4mg d2+地塞米松15mg d2—6），共6个周期，前4个周期结束后评估为PR，后继续接受2个周期治疗，治疗结束后经PET-CT评估发现病灶体积增大，考虑PD。

2022-09 至 2022-10

G-GemOx方案（奥妥珠单抗1000mg+吉西他滨1.0g/m² d1、8+

奥沙利铂 100mg/m² d1），2 个周期，治疗结束后经 PET-CT 评估为 CR。

疗效总结

本例患者入院后诊断为ⅠA期DLBCL，一线治疗采用R-CDOP方案，分为2个阶段，第一阶段接受4个周期的R-CDOP治疗，治疗结束后经PET-CT评估发现病灶体积缩小，代谢降低，评估为PR；第二阶段继续接受2个周期的R-CDOP方案治疗，治疗结束后经PET-CT评估发现病灶体积增大，代谢增高，考虑PD。（图6-1-2、图6-1-3）

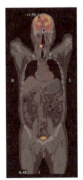
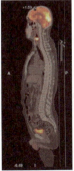
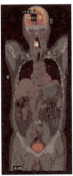
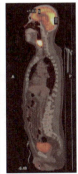

图 6-1-2 一线 R-CDOP 治疗第一阶段结束后 PET-CT 评估（2022-07-01）：PR

图 6-1-3 一线 R-CDOP 治疗第二阶段结束后 PET-CT 评估（2022-09-09）：PD

二线治疗采用 G-GemOx 方案治疗 2 个周期，经 PET-CT 评估发现与前次 PET-CT 相比，口咽部未见异

常软组织及葡萄糖代谢增高灶，提示治疗有效，达 CR。（图 6-1-4）

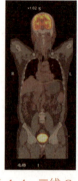
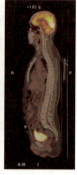

图 6-1-4　二线 G-GemOx 治疗结束后 PET-CT 评估（2022-11-10）：CR

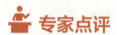

专家点评

本病例属早期（ⅠA 期）、低危（IPI 评分 0 分）DLBCL 患者，免疫组化显示 CD20（+），接受 4 个周期 R-CDOP 方案治疗后达 PR，但继续接受 2 个周期该方案治疗后出现 PD，属原发难治性 DLBCL 病例。原发难治性 DLBCL 预后较差，有报道显示，其 1 年生存率仅 29%，中位生存期仅 7.1 个月[1]。

利妥昔单抗耐药是导致 DLBCL 复发难治的重要因素之一[2]，本病例使用含利妥昔单抗方案治疗 6 个周期后出现 PD，不再适合继续使用利妥昔单抗治疗。奥妥珠单抗是一种新型抗 CD20 单抗，与利妥昔单抗具有不同的抗原识别表位，有望克服利妥昔单抗的耐药问题[3]。2023 版 CSCO 淋巴瘤指南推荐复发/难治患者选择其他与 CHOP 无交叉耐药的药物[4]。

故本病例二线治疗选用奥妥珠单抗-Gemox 方案，治疗 2 个周期后行 PET-CT 评估达 CR，后续行局部病灶放疗，截至 2023-07，患者仍为无病生存状态，正在进一步随访中。提示原发难治性 DLBCL 患者可选用含奥妥珠单抗的联合方案进行挽救治疗。我们期待后续更多数据的产生能够进一步阐释该方案在原发难治性 DLBCL 患者中的疗效及安全性。

病例作者 曲昌菊 苏州大学附属第一医院

点评专家 金正明 苏州大学附属第一医院

参考文献

[1] Crump M, Neelapu SS, Farooq U, et al. Outcomes in refractory diffuse large B-cell lymphoma: results from the international SCHOLAR-1 study [J]. Blood, 2017, 130 (16): 1800-1808.
[2] Bonavida, B. (Ed.). (2013). Resistance to Immunotherapeutic Antibodies in Cancer. Resistance to Targeted Anti-Cancer Therapeutics [M]. Springer, New York, NY.
[3] Klein C, Jamois C, Nielsen T. Anti-CD20 treatment for B-cell malignancies: current status and future directions [J]. Expert Opin Biol Ther, 2021, 21 (2): 161-181.
[4] 中国临床肿瘤学会指南工作委员会. 中国临床肿瘤学会（CSCO）淋巴瘤诊疗指南 2023 [M]. 北京：人民卫生出版社，2023.

环环相扣
——一例奥妥珠单抗+BTK抑制剂+化疗挽救治疗后获完全缓解的弥漫性大B细胞淋巴瘤病例分享

一般情况

患者，男性，66岁。

主诉：确诊非霍奇金淋巴瘤1年余，在外院二线治疗1个周期后3周。

现病史：2021-03患者于外院确诊DLBCL，nonGCB，双表达，ⅣA期，予以R-CHOP方案治疗4个周期后达CR。2021-11患者发现右腕部及右前臂进行性肿大，伴酸胀感，影响上肢活动，同时左足轻度水肿，右足跟酸痛，外院完善检查后考虑右上肢多发静脉血栓形成，予对症治疗后患者右腕肿胀较前明显好转。2022-01患者自觉左下肢膝关节内侧肿胀，无压痛，轻微影响走路，遂至该院复查，完善左膝关节组织软组织肿瘤及左侧睾丸切除术，病理提示DLBCL，nonGCB型。2022-02-16于外院PET-CT评估，2022-02-17行R-CHOP联合奥布替尼方案治疗，现来我院咨询。

既往史：既往体质健康。疾病史：无。

实验室检查

血常规：WBC 3.8×10^9/L，Hb 147g/L，PLT 182×10^9/L。

血生化：BUN 4.12mmol/L，Cr 62.6μmol/L，总蛋白 69.5g/L，Alb 43.5g/L，尿酸 298μmol/L。

凝血四项+D 二聚体：纤维蛋白原 4.24g/L↑，D-二聚体：0.66mg/L（FEU）。

粪便隐血试验（免疫法）：阳性。

乙型肝炎病毒表面抗原：> 1000.00。

影像学检查

彩超（2022-01-17）：左膝关节内侧皮下低回声结节。

外院PET-CT（2022-02-16）提示：左侧睾丸术后缺如，术区左侧阴囊未见异常密度影，左侧腹股沟区少许索条影，未见FDG代谢增高，对比前片代谢减低，考虑术后改变，建议随访；左下肢肿物活检术后确诊肿瘤浸润，左小腿近膝关节内后缘皮肤稍增厚，皮下斑片状模糊影，FDG代谢略增高，首先考虑术后改变，建议随访；右侧手舟骨、右侧尺骨远端、右侧股骨外侧髁、双足根骨、右足跖骨多发低密度骨质破坏，右侧尺骨明显，周围伴软组织肿块形成，对比前片新发，考虑肿瘤浸润；左侧肾上腺结合部软组织密度结节考虑淋巴瘤浸润；右侧尺桡骨间隙、右侧肘关节旁、左足底软组织多发小斑片状局灶性FDG代谢增高，考虑浸润不除外，建议密切随访。胸部CT（2022-03-04）：两肺多发类小结节，考虑良性；两上肺胸膜下纤维灶。两肺散在炎性灶,建议复查;两肺肺气肿,部分肺大疱形成。

足部 CT(2022-03-07):双侧跟骨、左侧中间楔骨软组织影伴部分骨质破坏,请结合 MRI 检查。

右前臂 MRI(2022-03-06):右侧尺骨远端骨质异常伴软组织肿胀,考虑恶性,结合病史考虑淋巴瘤浸润可能性大。(图 6-2-1)

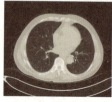
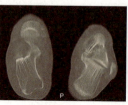
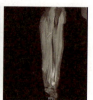

胸部 CT　　　足部 CT　　　右前臂 MRI

图 6-2-1

病理学检查

病理检查:(左下肢)DLBCL,nonGCB 型。

免疫组化:CD20(+),CD19(+),CD10(-),Bcl-6(弱+),MUM1(+),CD5(部分+),Bcl-2(+90%),C-MYC(+90%),CD30(弱+,20%),CD3(-),Cyclin-D1(-),CD21(-),Ki-67(+,60%),P53(+,10%),PD-1(+,肿瘤10%),EBER(-)。

FISH 检测:MYC 重排(+),Bcl-2 重排(-),Bcl-6 重排(-)。

疾病诊断

复发性 DLBCL（non-GCB），IPI 评分 3 分，CNS-IPI 评分 4 分

治疗历程

2021-03-23 至 2021-06-10
R-CHOP 方案（利妥昔单抗+环磷酰胺+多柔比星+长春新碱+泼尼松），共 4 个周期，达 CR，后 PD。

2021-08-05 至 2021-11
R² 方案（利妥昔单抗+来那度胺），治疗 2 个周期，后来那度胺单药维持治疗，后 PD。

2022-02-17
R-CHOP+奥布替尼治疗 1 个周期，未评估疗效。

2022-03-15 至 2022-06-06
GICE+BTKi 方案（奥妥珠单抗+异环磷酰胺+卡铂+依托泊苷+奥布替尼），共 4 个周期，中期评估（治疗 2 个周期后）时达 PMR。治疗结束时达 CR。

疗效总结

本例患者左侧睾丸切除术后一线接受 R-CHOP 方案 4 个周期及后续 R^2 治疗后复发。本院给予 GICE+ 奥布替尼方案行二线挽救治疗，共 4 个周期。中期 PET-CT 评估未见术区及右侧睾丸明显占位及 FDG 代谢增高灶，右侧尺骨远端、双足跟骨溶骨性骨质破坏，FDG 代谢稍增高，考虑淋巴瘤浸润，Deauville 评分 2~4 分，达部分代谢缓解。治疗 4 个周期后达完全缓解，Deauville 评分 2~3 分，后续行自体造血干细胞移植，疗效较理想。（图 6-2-2、图 6-2-3）

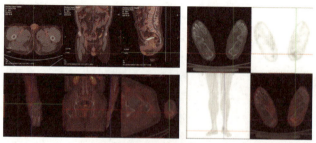

图 6-2-2　2 个周期 GICE+ 奥布替尼方案治疗后 PET-CT（中期评估）

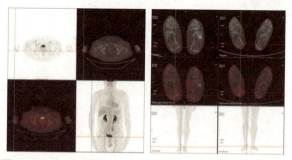

图 6-2-3　4 个周期 GICE+ 奥布替尼方案治疗后 PET-CT

专家点评

本病例确诊原发睾丸 DLBCL，左侧睾丸切除术后一线采用含利妥昔单抗免疫化疗方案，但未行对侧睾丸放疗，治疗后短期内疾病进展。经评估，该患者符合移植条件，希望通过桥接治疗达到较优疗效，继而行移植。2023 版 CSCO 淋巴瘤指南[1]推荐该类患者可行化疗 ±R 方案，若患者达 CR 或 PR，可考虑移植。但利妥昔单抗耐药问题同样是 R/R DLBCL 治疗的巨大挑战之一，故需更多新型抗 CD20 单抗选择。

奥妥珠单抗是一种新型抗 CD20 单抗，其与利妥昔单抗作用机制不同，有望克服利妥昔单抗的耐药问题[2]。本病例使用的奥妥珠单抗 + 异环磷酰胺 + 卡铂 + 依托泊苷 + 奥布替尼方案一方面升级了抗 CD20 单抗，另一方面加入了 BTK 抑制剂，有望提高患者的 CR 率，为后续行移植创造条件。本病例选用该方案行二线挽救化疗达 CR，后续行自体造血干细胞移植，治疗较成功。提示奥妥珠单抗 +BTK 抑制剂 + 化疗方案有望为首次复发、适合移植的 DLBCL 患者提供合适的桥接治疗选择。

病例作者	陈 曦 浙江省肿瘤医院
点评专家	杨海燕 浙江省肿瘤医院

参考文献

［1］中国临床肿瘤学会指南工作委员会. 中国临床肿瘤学会（CSCO）淋巴瘤诊疗指南 2023［M］. 北京：人民卫生出版社，2023.
［2］Payandeh Z, Bahrami AA, Hoseinpoor R, et al. The applications of anti-CD20 antibodies to treat various B cells disorders［J］. Biomed Pharmacother, 2019, 109: 2415-2426.

峰回路转
——含奥妥珠单抗方案为弥漫性大 B 细胞淋巴瘤合并肺损伤患者带来新希望

一般情况

患者，女性，59 岁。

主诉：腹股沟肿物 10 天，加重伴低热 3 天。

现病史：患者自述于行走时发现左侧腹股沟肿物，开始患者未予重视，未进行检查及治疗。就诊前患者自感肿物增大，有轻度发热最高 38℃，并伴有可触及无痛全身浅表多发肿物。

实验室检查

血常规：WBC 6.34×10^9/L，RBC 2.25×10^{12}/L，HGB 109g/L，PLT 174×10^9/L。

血生化：总蛋白 55.6g/L ↓，Alb 34.8g/L ↓，前白蛋白 150.6mg/L ↓，肌酸激酶 20U/L ↓，乳酸脱氢酶 416U/L ↑，α- 羟丁酸 309U/L ↑，C 反应蛋白 31.5mg/L ↑，钠 135.6mmol/L ↓，尿素 2.87mmol/L ↓，β2-MG 4.46mg/L ↑，甘油三酯 2.40mmol/L ↑，高密度脂蛋白 0.65mmol/L ↓。

超声提示：肝实质弥漫性改变，肝内实性结节（不除外血管瘤），胆囊胆汁淤积，胰腺、脾未见明显异常，双肾未见明显异常，双侧输尿管未见扩张，右侧颈部、双侧腋下、双腹股沟少许淋巴结肿大，双锁骨上、左颈部、双颌下未见肿大淋巴结。

影像学检查

PET-CT 检查：1. 右侧颈后三角区、双侧腋下、腹主动脉周围、髂总血管旁、左侧髂血管区、双侧髂外血管旁、双侧腹股沟区多发淋巴结，PET 呈异常放射性浓聚，结合病史，符合淋巴瘤诊断。2. 左侧髂骨、骶椎、第 8 胸椎、第 11 胸椎、第 12 胸椎、第 3 颈椎、双侧锁骨、右侧肩胛骨、右侧第 8 肋骨、左侧第 6 肋骨内见异常放射性浓聚，CT 部分见骨质密度减低及软组织密度形成，考虑为淋巴瘤浸润。3. 左侧上颌窦炎症；左肺上叶小结节，建议观察。4. 双肺野散在斑点、斑索，PET 未见异常放射性浓聚，考虑为炎性病变。5. 脊椎部分椎体退行性改变。（图 6-3-1）

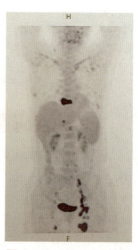

图 6-3-1　PET-CT 检查

病理学检查

病理检查提示：非霍奇金B细胞淋巴瘤，符合DLBCL，非生发中心细胞亚型。

IHC检测：CD20（+），PAX5（+），CD3（-），CD5（-），CD21（-），MUM-1（+），Bcl-2（+，50%），Bcl-6（-），CD10（-），Cyclin-D1（-），C-MYC（+，60%），Ki-67（60%），EBER（-）。

FISH基因检测：Bcl-2（+），Bcl-6（+），MYC（-）。

骨髓穿刺：未见淋巴瘤浸润骨髓象。

染色体：未见异常。

淋巴瘤基因突变检测：未见异常。

疾病诊断

DLBCL，非生发中心细胞，双表达，ⅢB期

治疗历程

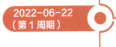
2022-06-22（第1周期）

R-Hyper CVAD方案（利妥昔单抗600mg d1+环磷酰胺400mg q12h d1—3+脂质体多柔比星60mg d4+地塞米松30mg d1—4，20mg d11—14），化疗后患者出现四级骨

髓抑制及手足综合征。

2022-07-18（第2—3周期）

R-CDOP方案（利妥昔单抗600mg d0+环磷酰胺1.2g d1+脂质体多柔比星60mg d1+长春地辛4mg d1+地塞米松15mg d1—5），手足综合征进一步加重，患者停用脂质体多柔比星。

2022-08-30（第4周期）

R-COP方案（利妥昔单抗600mg d0+环磷酰胺1.2g d1+长春地辛4mg d1+地塞米松15mg d1—5），出现肺部重度间质感染，给予相应治疗后好转，经全面评估达CR。

2022-10-19（第5—6周期）

G-COPD（奥妥珠单抗1000mg d1，环磷酰胺1.2g d1+脂质体阿霉素20mg d1—2+泼尼松100mg d1—5）方案，未再出现间质性肺炎、手足综合征，治疗结束后疗效评估仍为CR。

2022-12-12（第7—8周期）

奥妥珠单抗单药维持治疗。

疗效总结

该病例首先行 R-Hyper CVAD 方案治疗 1 个周期，患者出现严重骨髓抑制，改为 R-CDOP 方案治疗 2 个周期，手足综合征进一步加重，改为 R-COP 方案治疗 1 个周期，患者出现重度间质肺炎伴呼吸衰竭，给予患者激素、抗炎、抗真菌治疗后好转，患者全面评估达 CR，考虑患者既往出现重度间质肺炎伴呼吸衰竭且患者手足综合征明显好转，给予患者奥妥珠单抗-COPD 方案（更换为其他品牌的脂质体阿霉素）治疗 2 个周期，患者未再出现间质性肺炎、手足综合征，治疗后疗效评估仍为 CR，建议患者行自体造血干细胞移植，但因患者及患者家属自身原因不考虑行自体造血干细胞移植，给予患者行奥妥珠单抗单药维持治疗 2 个周期，并建议患者后续行来那度胺维持治疗。

总而言之，该患者前期治疗中出现严重的手足综合征，后出现重度间质性肺炎伴呼吸衰竭，患者改为含奥妥珠单抗方案治疗 4 个周期后，未再出现间质性肺炎，提示含奥妥珠单抗方案是 DLBCL 合并肺损伤患者的良好治疗选择。

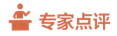

利妥昔单抗相关并发症限制了其使用。肺损伤是利妥昔单抗治疗相关并发症之一，发生率约为 3.7%~10%，病死率高达 14.88%~29%，是临床诊疗难点之一[1]。本次报

道的 1 例 DLBCL 合并肺损伤患者的治疗经过有助于提高临床医护人员对本病的认识。该病例为非生发中心细胞亚型，伴双表达，中老年女性，治疗前分期为Ⅲ B 期。本病例前期使用以利妥昔单抗为基础的免疫化疗方案，虽然治疗后获得了 CR，但出现较严重的肺间质性病变，考虑与利妥昔单抗治疗有关。经激素及抗生素的治疗，间质性肺炎得到了有效的控制。结合该患者既往用药的不良反应情况，后续应更改治疗方案继续治疗。

奥妥珠单抗是新一代人源化抗 CD20 单抗，既往的数据表明在 DLBCL 患者中，奥妥珠单抗联合免疫化疗方案的疗效相似于以利妥昔单抗为基础的免疫化疗方案[2]。在因各种原因不能使用利妥昔单抗的患者中，奥妥珠单抗是利妥珠单抗的良好替代药物，可有效治疗 B 细胞淋巴瘤患者[3]。故本中心将在该患者后续治疗中，将利妥昔单抗替换为奥妥珠单抗，并联合化疗。患者顺利完成了后续的治疗，未再次出现肺间质病变，且维持 CR 状态。本病例的治疗经验提示在不能耐受利妥昔单抗治疗的患者中，可使用含奥妥珠单抗方案治疗，该方案安全有效，为患者提供了更多的治疗选择。

病例作者　宋　航　哈尔滨血液病肿瘤研究所

点评专家　赵东陆　哈尔滨血液病肿瘤研究所

参考文献

[1] 吴晶晶, 黄智敏, 俞同福, 等. 膜性肾病患者伴发利妥昔单抗相关急性肺损伤 1 例 [J/CD]. 中国临床案例成果数据库, 2022, 04(01): E02421-E02421.
[2] Sehn LH, Martelli M, Trněný M, et al. A randomized, open-label, Phase III study of obinutuzumab or rituximab plus CHOP in patients with previously untreated diffuse large B-Cell lymphoma: final analysis of GOYA [J]. J Hematol Oncol, 2020, 13(1): 71.
[3] Sehn LH, Chua N, Mayer J, et al. Obinutuzumab plus bendamustine versus bendamustine monotherapy in patients with rituximab-refractory indolent non-Hodgkin lymphoma (GADOLIN): a randomised, controlled, open-label, multicentre, phase 3 trial [J]. Lancet Oncol, 2016, 17(8): 1081-1093.

靶向施策,精准发力
——抗 CD20 单抗联合 BTK 抑制剂给非生发中心型复发/难治性弥漫性大 B 细胞淋巴瘤患者带来生存希望

一般情况

患者,男性,75 岁。

2020-07 患者因"左侧扁桃体肿大疼痛,伴胸闷、腹胀、盗汗"于外院就诊,完善扁桃体活检和影像学检查后,诊断为 DLBCL(non-GCB 型,Ⅲ 期 B 组,IPI 评分 2 分),予以 R-CHOP 6 个周期治疗后,疗效评估为部分缓解,R^2 6 个周期治疗后,PET-CT 提示完全缓解,予以来那度胺维持治疗,后续增强 CT 提示疾病复发。予以 R-GDP 3 个周期(2022-04 至 2022-07)治疗,患者疾病进展,为进一步治疗,入院就诊。

查体:ECOG 体能状态评分 1 分。神志清楚,颈软无抵抗,甲状腺无肿大,胸廓未见异常,呼吸规整,胸骨无压痛。双肺叩诊清音,双肺呼吸音粗,可闻及少许湿啰音。心浊音界未见异常,各瓣膜听诊区未闻及病理性杂音。腹部柔软,无压痛,无反跳痛,肝脏、脾脏肋下未触及。

实验室检查

血常规：WBC 4.16×10^9/L，ANC 1.79×10^9/L，HGB 110g/L，PLT 223×10^9/L。

血生化：LDH 344U/L，Scr 64.1μmol/L，UA 546μmol/L。

乙肝两对半：全阴性。HBV-DNA 阴性。

CMV、EBV-DNA、COVID-19 检测：阴性。

病理学检查

（气管膜部）结合病史及免疫组化结果，符合 DLBCL（non-GCB）。

免疫组化：CD20（+），CD19（部分+），CD10（-），CD79α（+），CK（-），Ki-67（+，约60%），CD3（T细胞+），P53（-），C-MYC（+，约60%），CD30（-），MUM-1（+），PD-1（+），PD-L1（ZR3）（组织细胞+），CD79B（+），CD38（+，约5%），Bcl-2（+，约80%），Bcl-6（+，约50%）。

影像学检查

PET-CT：右侧锁骨上窝、右侧胸廓入口处、上纵隔气管旁多发肿大淋巴结，大者位于右侧锁骨上窝，大小约 3.6cm×3.1cm，FDG 代谢增高，SUVmax 26.5，相邻气管受压。胰头旁、肠系膜上及右侧髂血管旁见多发肿大淋巴

结，大者位于肠系膜上，大小约 1.2cm×1.6cm，FDG 代谢增高，SUVmax 10.2。（图 6-4-1）

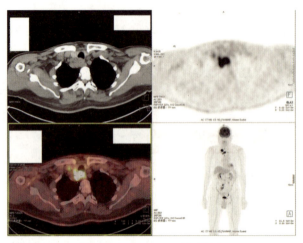

图 6-4-1　PET-CT 检查结果

其他辅助检查

气管镜：声门对称，活动良好。气管通畅，气管膜部、声门下 1~5 个软骨环 3~7 点处黏膜隆起，表面高低不平，气管管腔狭窄约 50%，软骨环清晰可见。隆突锐利，左主支气管及各叶、段支气管开口通畅，黏膜光整，未见新生物。右主支气管及各叶、段支气管开口通畅，黏膜光整，未见新生物。两侧各叶、段支气管间嵴未见增宽。

疾病诊断

DLBCL，复发，non-GCB，双表达，Ⅲ期B组，IPI评分3分

治疗历程

2022-08 至 2022-10
予以奥妥珠单抗（1000mg，d0）+苯达莫司汀（150mg，d1—2）+奥布替尼（150mg）治疗2个周期。

2022-10-31
因化疗后患者出现皮肤脓肿，此次停用苯达莫司汀，治疗方案改为奥妥珠单抗+奥布替尼。

2022-12-01
继续予以奥妥珠单抗+奥布替尼进行第4个周期化疗，同月复查PET-CT示，原右锁骨上窝、纵隔、腹膜后、肠系膜上、右侧髂血管旁肿大淋巴结明显缩小，部分消失，FDG代谢明显减低，考虑为淋巴瘤治疗后肿瘤活性基本受抑制。右下腹肠系膜淋巴结显示伴FDG代谢增高，较前大致相仿，考虑淋巴结反应性增生。气管前腔静脉后

及两侧腹股沟区淋巴结较前相仿，FDG 代谢未见增高，考虑反应性增生。依据 2014 Lugano 疗效评估标准，PET-CT 疗效评价为 CR。

疗效总结

本例 DLBCL 患者诊断明确，在外院先后接受 R-CHOP、R^2 治疗后获得 PR、CR，予以来那度胺维持治疗，后续疾病复发，以 R-GDP 方案治疗，但患者疾病进展。入院后调整治疗方案为 GB 联合 BTK 抑制剂（奥妥珠单抗、苯达莫司汀、奥布替尼），治疗 2 个周期后患者出现皮肤感染，停用苯达莫司汀，继续予以奥妥珠单抗+奥布替尼治疗 2 个周期后，患者实现 CR。在 R/R DLBCL 患者中，BTK 抑制剂和奥妥珠单抗的联合方案体现出初步疗效，且安全性可控。（图 6-4-2）

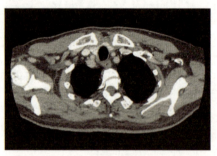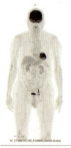

图 6-4-2　2022-12 复查 PET-CT，疗效评价为 CR

专家点评

细胞起源是影响 DLBCL 预后的重要因素,即使在利妥昔单抗时代,non-GCB 型患者的预后仍劣于 GCB 型[1]。本例 DLBCL(non-GCB)老年患者经多种以利妥昔单抗为基础的联合治疗后,最终出现疾病复发进展,可能与利妥昔单抗、化疗药物耐药相关,故考虑使用其他抗 CD20 单抗,并以靶向药物为主的治疗方案。

与利妥昔单抗的结构和功能有所差异[2],奥妥珠单抗可克服 I 型抗 CD20 单抗耐药,故可考虑作为利妥昔单抗的升级选择。该例老年患者的肿瘤负荷较高,ECOG 体能状态评分为 1 分,故使用兼具烷化剂功能和抗代谢功能的苯达莫司汀[3]。此外,新型靶向药物 BTK 抑制剂可以抑制 B 细胞肿瘤的促生存信号通路,靶向作用于 B 细胞抗原受体和趋化因子调控的细胞黏附和迁移,在 non-GCB 型 DLBCL 中表现出较好活性[4]。结合该患者的肿瘤亚型分类和 2022 年《中国临床肿瘤学会(CSCO)淋巴瘤诊疗指南》的后线治疗推荐,予以奥妥珠单抗、苯达莫司汀、奥布替尼联合治疗。治疗期间患者出现皮肤感染,停用苯达莫司汀,在奥妥珠单抗、奥布替尼的治疗下,患者重新获得 CR,提示联合应用基于奥妥珠单抗的治疗方案能为 R/R DLBCL 患者带来生存希望,值得进一步探索。

病例作者 叶世光 上海市同济医院

点评专家 李 萍 上海市同济医院

参考文献

[1] 赵维莅,张慕晨,付迪. 我如何诊断和治疗弥漫大B细胞淋巴瘤[J]. 中华血液学杂志, 2021, 42(12): 978-984.

[2] 中国临床肿瘤学会(CSCO)淋巴瘤专家委员会. 奥妥珠单抗临床用药指导原则中国专家共识(2021年版)[J]. 白血病·淋巴瘤, 2021, 30(10): 581-587.

[3] Storti S, Spina M, Pesce EA, et al. Rituximab plus bendamustine as front-line treatment in frail elderly (>70 years) patients with diffuse large B-cell non-Hodgkin lymphoma: a phase II multicenter study of the Fondazione Italiana Linfomi[J]. Haematologica, 2018, 103(8): 1345-1350.

[4] Hou K, Yu Z, Jia Y, et al. Efficacy and safety of ibrutinib in diffuse large B-cell lymphoma: A single-arm meta-analysis[J]. Crit Rev Oncol Hematol, 2020, 152: 103010.

化险为夷
——ViPOR 方案在侵袭性淋巴瘤的治疗尝试，一例原发难治弥漫性大 B 细胞淋巴瘤患者的诊疗经过

一般情况

患者，男性，56 岁。

主诉：腰背部疼痛 1 年。

现病史：2021-07 无诱因出现左侧腰背部刺痛，夜间发作，持续疼痛，无其余不适。当地医院胸腹部增强 CT：1. 腹主动脉左旁见一稍低密度肿块，平扫密度较均匀，大小约 64mm×75mm×98mm（纵径），增强扫描见肿块欠均匀轻度强化，肿块边界较清，包裹部分左侧肾上腺外侧肢及腹主动脉、全段左肾动脉；向前推压胰尾、左肾静脉，向外轻度推压左肾，可疑累及左侧输尿管上段，左肾强化程度稍减低。2. 腹主动脉旁见多发肿大淋巴结，强化尚均匀。腹膜后肿物穿刺病理：肿瘤细胞体积增大，呈免疫母细胞样，核分裂象可见，弥漫分布。免疫组化：CD20、CD79a（＋），CD3、CD5（－），CD10（－），Ki-67（＋，约 80%），Bcl-2（＋），Bcl-6（＋），MUM1（＋），Cyclin-D1（－），P53（＋，约 30%），CK（－），MelanA（－），Vimentin（－），SyN（－），Inhibin（－）。结合免疫组化结果，提示侵袭性 B 细胞源性淋巴瘤，考虑 DLBCL，non-GCB 型，尚需排

除高级别B细胞淋巴瘤。2021-08-24补充FISH检测结果提示未检测到Bcl-2、Bcl-6、MYC基因分离重排,符合DLBCL,non-GCB型。2021-08-19行骨髓穿刺+活检术:未见肿瘤累及骨髓。因合并乙肝,外院先后予CHOP、R-CHOP一线治疗无效,二线予R-ICE化疗,疗效仍为SD,后续予泽布替尼+来那度胺维持治疗。2022-07-23首次就诊我院。

查体:浅表淋巴结未触及肿大。腹软,右侧中腹部压痛,无反跳痛。

既往史:高血压病3级(极高危)、慢性乙型病毒性肝炎。

实验室检查

血常规:WBC 10.89×10^9/L,NEUT 8.55×10^9/L,Hb 121g/L,PLT 161×10^9/L

血生化:eGFR 80.9ml/min,Glu 7.48mmol/L,LDH 817.1IU/L

传染病八项:HBsAg 3322.000COI,HBeAb 0.562COI,HBcAb 0.007COI,HBV-DNA 2.28×10^7IU/ml(不符合CAR-T临床试验入组标准)。

影像学检查

心脏彩超：室间隔增厚，主动脉瓣退行性变并轻度反流，E/A 倒置。

2022-08-04 CT 平扫：腹主动脉周围、肝门区、肠系膜根部多发结节、团块影，符合淋巴瘤，累及左侧膈肌脚，左肾动、静脉、左侧输尿管上段及左侧肾上腺显示不清，不除外侵犯。

疾病诊断

R/R DLBCL，non-GCB，Ⅳ期 A 组，ECOG 1 分，IPI 评分 3 分，原发难治

伴随高危因素：慢性乙型病毒性肝炎、腹腔大包块、高 IPI 评分、分期Ⅳ期、LDH 高

治疗历程

外院治疗经过

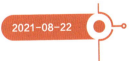
2021-08-22 给予 CHOP 方案治疗（因乙肝病毒载量高，具体不详，未予利妥昔单抗治疗）。

2021-09-14

给予 3 个周期 R-CHOP 方案治疗，2021-11-19 PET-CT 疗效评价为 SD，考虑肿瘤难治。

2021-11-23

更换治疗方案为 R-ICE，2 个周期后 PET-CT（2022-01-11）疗效评价为 PR，4 个周期后 PET-CT（2022-03-16）疗效评价为 SD。后续予泽布替尼＋来那度胺维持治疗。

到我院后治疗经过

2022-07-25

予信迪利单抗＋西达本胺治疗（因乙肝病毒载量高，未予利妥昔单抗治疗）；并持续予恩替卡韦＋替诺福韦抗乙肝病毒。治疗后患者腰背部疼痛仍进行性加重，考虑肿瘤持续进展。

2022-08-04

腹部 CT 平扫：腹主动脉周围、肝门区、肠系膜根部多发结节、团块影，符合淋巴瘤，累及左侧膈肌脚，左肾动、静脉、左侧输尿管上段及左侧肾上腺显示不清，不除外侵犯。

2022-08-05 予更换为 GEMOX+ 塞利尼索治疗，期间反复出现转氨酶显著升高。

2022-08-28 腹部 CT 平扫：腹主动脉周围、肝门区、肠系膜根部多发结节、团块影、范围较前缩小。

2022-09-18 患者再次出现腰背部持续性疼痛伴双小腿麻木。

2022-09-25 查腹部 CT 提示腹腔肿块较前增大，评估疗效为 PD。

2022-09-26 再次予 GEMOX 化疗，因患者不能耐受，1 天后停用，予对症止吐、补液、止痛、护肝等治疗。

2022-10-07 乙肝病毒 DNA 转阴，转氨酶降至正常。更换 ViPOR 联合方案治疗，2 个周期后，疗效评估为 PR；治疗 4 个周期后，PET/CT 疗效评估为 CR。

2023-02-25 行自体造血干细胞动员采集失败，且患者随后拒绝再次尝试干细胞动员及自体造血干细胞移植。

后续分别于 2023-03-25 和 2023-04-22 继续 2 个周期 ViPOR 方案巩固治疗。

疗效总结

本例患者外院一二线分别采用 R-CHOP 方案和 R-ICE 方案化疗，疗效评价均为 SD。由于患者合并乙肝，不符合 CAR-T 治疗标准，且无法使用抗 CD20 单抗治疗，我院三、四线治疗采用信迪利单抗 + 西达本胺、GEMOX+ 塞利尼索方案，评估疗效均为 PD，且化疗耐受不佳，期间患者持续食欲缺乏、呕吐，反复出现转氨酶显著升高。后续患者乙肝 DNA 转阴，五线治疗更换 ViPOR 联合方案，耐受良好，2 个周期后评估疗效（2022-11-18）为 PR。4 个周期后（2023-02-23）PET-CT 结果提示疗效评估为 CR。（图 6-5-1～图 6-5-3）

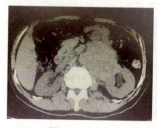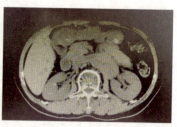

图 6-5-1　2022-08-04 和 2022-11-18 CT 结果

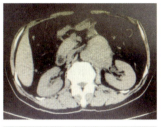
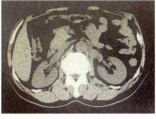

图 6-5-2 2022-09-26 和 2022-11-18 CT 结果

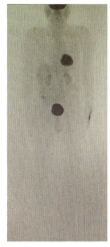

图 6-5-3 2023-02-24 PET-CT 结果

》DLBCL

 专家点评

本例患者明确诊断 R/R DLBCL，non-GCB 型，Ⅳ期 A 组，ECOG 评分 1 分，IPI 评分 3 分，合并腹腔大包块、慢性乙型病毒性肝炎。该患者经 R-CHOP 方案、R-ICE 方案、GEMOX+ 塞利尼索方案等多线治疗效果不佳且不适合 CAR-T 治疗。

R/R DLBCL 患者预后较差，最佳挽救性方案尚未明确，含抗 CD20 单抗的免疫化疗方案是主要的系统治疗方案。作为新型抗 CD20 单抗，奥妥珠单抗为利妥昔单抗治疗耐药的患者提供了新的治疗选择，其联合方案在利妥昔单抗治疗耐药的 R/R B-NHL 患者中表现出可观的疗效。Ⅰb/Ⅱ期研究结果提示[1]，ViPOR 治疗 R/R B-NHL 可诱导持久 CR，无须维持治疗，其中 DLBCL non-GCB 亚型的 ORR 为 64%，CR 率为 57%，且 ViPOR 治疗安全性良好，未增加额外不良反应。因此该患者选择 ViPOR 方案，经 4 个周期 ViPOR 治疗，患者 PET-CT 疗效评估达 CR，后续巩固 2 个周期 ViPOR 方案后进入随访观察阶段。

奥妥珠单抗目前是 B 细胞淋巴瘤领域研究的热点，其联合治疗方案为我国 B 细胞淋巴瘤患者带来了治疗新希望。本例患者 ViPOR 方案的成功应用验证了 ViPOR 方案在 R/R DLBCL 患者中的应用价值，期待后续更多数据的产生以进一步阐释该方案的安全性及有效性。

病例作者　周　璇　南方医科大学珠江医院

点评专家　李玉华　南方医科大学珠江医院

参考文献

[1] Christopher Melani MD, Rahul Lakhotia MD, Stefania Pittaluga MD PhD, et al. Phase 1b/2 Study of Vipor (Venetoclax, Ibrutinib, Prednisone, Obinutuzumab, and Lenalidomide) in Relapsed/Refractory B-Cell Lymphoma：Safety, Efficacy and Molecular Analysis [Z]. ASH 2020, Abstract：598.

双管齐下
——奥妥珠单抗 + 苯达莫司汀治疗复发 / 难治性弥漫性大 B 细胞淋巴瘤患者安全有效

一般情况

患者，女性，80 岁。

因"流带血丝鼻涕"就诊于某省级医院，行鼻咽部 MRI 检查示"考虑鼻咽癌累及翼突，并颈部淋巴结转移"。

现病史：初步考虑"鼻咽癌"，行鼻咽部组织活检。

既往史："乙肝病毒携带者"病史。

实验室检查

血常规：WBC 3.5×10^9/L，HGB 132g/L，PLT 135×10^9/L。

影像学检查

CT：1. 双侧鼻咽侧壁、顶后壁及左侧口咽壁，左侧鼻咽 - 口咽为著，双侧颈部多发肿大淋巴结，结合临床，考虑淋巴瘤可能，建议进一步检查。2. 左肺下叶背段结节，淋巴瘤浸润？建议进一步检查。3. 双肺少许慢性炎症。4. 甲状腺双侧叶低密度影，建议进一步检查。5. 双侧额顶叶及基底节区多发腔隙状缺血灶。6. 皮层下动脉硬化性脑白质改变；脑萎缩。7. 肝 S7 段包膜下小低密度灶，囊肿可能，必要时进一步检查。8. 脾下方等密度结节，考虑副脾。9. 左侧肾上腺结节，腺瘤？建议进一步检查。

病理学检查

IHC：CK（-），CK5/6（-），PE40（-），S100（-），CD21（-），CD3（-），CD20（+），PAX5（-），CD10（-），Bcl-6（+），MUM1（+），Bcl-2（90%+），C-MYC（40%+），CD30（-），CD5（-），Cyclin-D1（-），Ki-67（+，85%），EBER（-）。

未检测到单克隆性 Ig 基因重排。

其他辅助检查

FISH 检测结果：不存在 C-MYC 基因断裂分离，不存在 Bcl-2 基因断裂分离，不存在 Bcl-6 基因断裂分离裂。

TCRB 基因重排：TCRB A（-），TCRB B（-），TCRB C（-）。

TCRG 基因重排：TCRG A（-），TCRG B（+）。

疾病诊断

DLBCL 复发，非生发中心，双表达，IPI 评分 2 分

治疗历程

2019-06 至 2019-12
给予 R-CHOP 治疗 6 个周期，期间疗效评估不详。

2020-01 至 2020-04
口服"环磷酰胺、康索龙（中国台湾中成药）、希利林（中国台湾中成药）"治疗，具体剂量不详。

2020-07 至 2020-11
给予 ZBR（泽布替尼 160mg bid，苯达莫司汀 90mg/m^2，利妥昔单抗 375mg/m^2）方案治疗 4 个周期后，疗效评估为 CR，Deauville 评分 1 分，3 个月后疗效评估为 PD。

2021-10 至 2022-03
给予 BR 方案治疗，期间皮疹加重，中性粒细胞减少。

2022-07 至 2023-04
给予 GB 方案治疗，疗效评估为 CR。

疗效总结

此例患者确诊为 DLBCL，给予利妥昔单抗联合化疗治疗 6 个周期后，因患者转诊于外院，期间疗效评估不详。后给予泽布替尼＋苯达莫司汀＋利妥昔单抗方案治疗 4 个周期后，疾病得到缓解，疗效评估为 CR。但 3 个月后疾病再次进展，给予利妥昔单抗＋苯达莫司汀方案治疗后，患者出现皮疹加重，中性粒细胞减少等不良反应，后改用奥妥珠单抗＋苯达莫司汀，疗效评估为 CR。目前患者一般情况良好，原鼻咽部病灶较前吸收，未再出现皮疹及中性粒细胞、血小板减少等不良反应。

专家点评

利妥昔单抗治疗耐药的 R/R 患者已成为 B 细胞淋巴瘤治疗面临的最大挑战之一。奥妥珠单抗作为新型抗 CD20 单抗，弥补了利妥昔单抗治疗耐药患者治疗方案的不足。既往多项研究已证实奥妥珠单抗可使 R/R 患者生存获益更佳。如全球多中心Ⅲ期临床试验 GADOLIN 研究表明：对于利妥昔单抗治疗耐药的 R/R iNHL 患者，奥妥珠单抗＋苯达莫司汀治疗方案可延长其 PFS 和 OS，并降低 43% 疾病进展或死亡风险[1]。另外，在 R/R FL、CLL、MCL、DLBCL 患者中，奥妥珠单抗均显示出较好的疗效[2-4]。

此例患者为高龄 DLBCL 复发患者，在给予利妥昔单抗+苯达莫司汀治疗方案出现严重皮疹、中性粒细胞减少等不良反应后，改用奥妥珠单抗+苯达莫司汀方案，疗效评估为 CR 且安全性可控，这也提示我们选择正确的药物及方案可为患者带来更多临床获益。

目前奥妥珠单抗是 B 细胞淋巴瘤领域的研究热点，联合应用奥妥珠单抗和抗体药物偶联物、双特异性抗体、BTK 抑制剂等更多治疗方案正在探索中，有望成为 R/R B 细胞淋巴瘤的优选药物，为利妥昔单抗治疗耐药患者及更多 R/R B 细胞淋巴瘤患者带来有效的治疗选择。

病例作者 骆晓峰　福建医科大学附属协和医院

点评专家 沈建箴　福建医科大学附属协和医院

参考文献

[1] Cheson BD, Chua N, Mayer J, et al. Overall Survival Benefit in Patients With Rituximab-Refractory Indolent Non-Hodgkin Lymphoma Who Received Obinutuzumab Plus Bendamustine Induction and Obinutuzumab Maintenance in the GADOLIN Study [J]. J Clin Oncol, 2018, 36(22): 2259-2266.

[2] Morschhauser F, Steven Le Gouill, Pierre Feugier, et al. Obinutuzumab combined with lenalidomide for relapsed or refractory follicular B-cell lymphoma (GALEN): a multicentre, single-arm, phase 2 study [J]. Lancet Haematol, 2019, 6(8): e429-e437.

[3] Bravo J, Baltasar Tello P, González Garcia E, et al. Obinutuzumab plus bendamustine for relapsed/refractory chronic lymphocytic leukemia and predictive and prognostic impact of genetic alterations: the phase II GABRIELL study [J]. Leuk Lymphoma, 2023, 64(5): 913-926.

[4] Morschhauser FA, Cartron G, Thieblemont C, et al. Obinutuzumab (GA101) monotherapy in relapsed/refractory diffuse large b-cell lymphoma or mantle-cell lymphoma: results from the phase II GAUGUIN study[J]. J Clin Oncol, 2013, 31(23): 2912-9.

精准出击
——且看 IGR 方案如何破解 MCD 型复发/难治性弥漫性大 B 细胞淋巴瘤患者诊疗困局

一般情况

患者，男性，初始发病时 59 岁。

主诉：咽部不适 4 月余，确诊淋巴瘤 1 月余，于 2019-03-20 入院。

现病史：患者 4 个多月前无明显诱因出现咽部不适，吞咽时为著，当地医院查喉镜检查示：扁桃体肿物。口咽部 CT 示：口咽两侧壁增厚，考虑扁桃体增大；颈部间隙多发淋巴结影，部分肿大。遂于我院耳鼻喉科行右侧扁桃体肿物咬检：可见异型细胞，免疫组化诊断为"非霍奇金弥漫性大 B 细胞淋巴瘤"，于北京某三甲医院行 2 个周期 R-CDOP 化疗后，为行进一步治疗再次就诊我院。

实验室检查

血常规：WBC 8.08×10^9/L，Hgb 154g/L，PLT 274×10^9/L。
β2-MG：2.14μg/ml。
甲乙丙肝炎抗体：HBsAb（-），HBcAb（-），余阴性。
血生化：白蛋白 42g/L，LDH 204U/L。

影像学检查

PET/CT：1. 左侧咽旁间隙、双侧颈部、双侧锁骨区、纵隔、双侧肺门、右侧腋窝多发葡萄糖代谢增高淋巴结，部分融合。2. 鼻咽后壁，双侧扁桃体肿大伴代谢增高。

病理学检查

（本院）右侧扁桃体肿物咬检免疫组化（19-02471）示：CD3（-），CD20（+），CD21（-），CD30（-），Ki-67（+，60%），AE1/AE3（-），Bcl-2（+），Bcl-6（+），CD10（-），C-MYC（10%阳性），MUM1（+），CD5（-）。原位杂交结果：EBER（-），诊断为非霍奇金弥漫大B细胞淋巴瘤。

FISH基因检测：Bcl-6、MYC、Bcl-2均无重组。

（北京某三甲医院）免疫组化：CD20（+），CD3（-），PAX-5（+），CD21（细胞+），Ki-67（70%），CD10（-），Bcl-6（+），MUM-1（+），Bcl-2（>50%），C-MYC（30%），非霍奇金淋巴瘤，弥漫性大B细胞淋巴瘤，非特指型。

骨髓涂片及流式细胞学未见异常。

疾病诊断

DLBCL，ⅡA期，aaIPI评分0分，低危

治疗历程

患者一线于北京某三甲医院行 2 个周期 R-CDOP 化疗，PET-CT 疗效评估为 PR，为行进一步治疗再次就诊我院。

我院继续给予 R-CDOP 治疗，前后治疗共 4 个周期后患者疗效评估为 CRu，考虑患者 aaIPI 评分 0 分，为低危组，无移植指征。后 R-CDOP 方案巩固治疗 2 个周期，进入临床观察期。

末次化疗结束后 7 个月（2020-03），患者咽部出现不适，伴有颌下淋巴结肿大，诊断为"DLBCL，ⅡA 期，复发"。

患者一般情况较差，顾虑化疗的不良反应，不接受二线化疗及移植，二线给予 R^2 方案治疗，治疗 2 个周期后患者疗效评估为 PR，治疗 4 个周期后患者疗效评估达 CR，仍不接受移植，后续给予 4 个周期 R^2 方案巩固治疗。

治疗结束后近 1 年（2021-10），患者甲状腺超声/浅表淋巴结超声提示：双侧颈深上段、左锁上多发淋巴结肿大，颈部淋巴结穿刺活检病理示：非霍奇金弥漫大 B 细胞淋巴瘤。诊断为"DLBCL，ⅡA 期，第二次复发"。

三线治疗给予 G-DICE 方案化疗 1 个周期后，患者骨髓抑制重、感染、耐受差，二代测序检测提示患者为 MCD 亚型 DLBCL，遂改用 IGR 方案，治疗 3 个周期后患者 PET-CT 疗效评估达 CR。

疗效总结

该病例为弥漫大 B 细胞淋巴瘤 ⅡA，aaIPI 评分 0 分，低危，首先于北京某三甲医院行 2 个周期 R-CDOP 化疗，PET-CT 疗效评估为 PR，为行进一步治疗再次就诊我院。我院继续给予 RCDOP 方案化疗，4 个周期后疾病评估为 CR，给予 R-CDOP 方案巩固治疗 2 个周期后进入临床观察期。7 个月后疾病复发，患者一般情况较差，顾虑化疗的不良反应，不接受二线化疗，亦不接受移植，二线给予 R^2 方案，治疗 4 个周期后患者疗效评估达 CR，仍不接受移植，后续给予 4 个周期 R^2 方案巩固治疗。近 1 年后，患者再次复发。三线治疗首先给予个 1 周期 G-DICE 方案，患者骨髓抑制重、感染、耐受差，二代测序显示患者为 MCD 亚型 DLBCL，MCD 亚型 DLBCL 预后较差，因研究显示[1] BTKi 治疗 MCD 亚型 R/R DLBCL 患者疗效良好，遂改用 IGR 方案，3 个周期后患者全身及脑 PET-CT 疗效评估达 CR。（图 6-7-1、图 6-7-2）

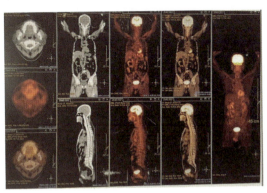

图 6-7-1　全身 PET-CT

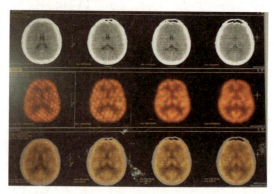

图 6-7-2　脑 PET-CT

专家点评

虽然大部分患者经 R-CHOP 化疗可以取得良好治疗效果，但仍有 20% 的患者可能原发耐药，30% 的患者会复发进展[2]。R/R DLBCL 患者最佳挽救性方案尚未明确，尤其是年老体弱不能耐受化疗患者，缺少高效低毒的治疗方案。

本例患者为利妥昔单抗耐药的 R/R DLBCL 患者，两次复发距末次化疗均未达 1 年，根据二代基因测序结果为 MCD 亚型，预后差。研究显示[1]，BTKi 治疗 MCD 亚型 R/R DLBCL 患者疗效良好，ORR 达 80%。此外，使用新一代抗 CD20 单抗是克服利妥昔单抗耐药的方法之一，与利妥昔单抗相比，奥妥珠单抗的 ADCC、ADCP 效应更强，并且具有更强的直接杀伤细胞效应[3-5]。因此，三线治疗采用 IGR 方案，3 个周期后，患者疗效评估达 CR。

R/R NHL 患者使用奥妥珠单抗治疗取得了持久的完全缓解以及可控的安全性，本例患者 IGR 方案的成功运用提示，在利妥昔单抗耐药的 MCD 亚型 R/R DLBCL 患者的治疗中，可使用含奥妥珠单抗方案治疗，该方案的良好疗效和安全性为患者提供了更多的治疗选择。

病例作者 马瑞娟 河北医科大学附属第四医院

点评专家 高玉环 河北医科大学附属第四医院

参考文献

[1] Wilson WH, Young RM, Schmitz R, et al. Targeting B cell receptor signaling with ibrutinib in diffuse large B cell lymphoma [J]. Nat Med, 2015, 21（8）: 922.
[2] Bertrand Coiffier, Sarkozy C. Diffuse large B-cell lymphoma: R-CHOP failure-what to do? [J]. Hematology Am Soc Hematol Educ Program, 2016, 2016（1）: 366-378.
[3] Mossner E, Brünker P, Moser S, et al. Increasing the efficacy of CD20 antibody therapy through the engineering of a new type II anti-CD20 antibody with enhanced direct and immune effector cell-mediated B-cell cytotoxicity [J]. Blood, 2010, 115: 4393.
[4] Alduaij W, Ivanov A, Honeychurch J, et al. Novel type II anti-CD20 monoclonal antibody（GA101）evokes homotypic adhesion and actin-dependent, lysosome-mediated cell death in B-cell malignancies [J]. Blood, 2011, 117: 4519.
[5] Golay J, Da Roit F, Bologna L, et al. Glycoengineered CD20 antibody obinutuzumab activates neutrophils and mediates phagocytosis through CD16B more efficiently than rituximab [J]. Blood, 2013, 122: 3482.

千淘万漉虽辛苦,吹尽狂沙始到金
——一例四线治疗的复发/难治性弥漫性大B细胞淋巴瘤

一般情况

患者,男性,46岁。

2021-11因"确诊DLBCL 1年,无明显原因诱因出现腹痛5天"入院。

现病史:患者于2020-09因"左侧腹股沟淋巴结肿大"在外院就诊,完善检查确诊为DLBCL,经6个周期R-CHOP治疗后出院,2021-10复查PET-CT提示病情进展,于2021-11入院。完善骨髓穿刺,基因深度测序,病理检查等诊断为DLBCL复发(GCB型,Ⅲ期)。

既往史:糖尿病史10年,口服二甲双胍、瑞格列奈、达格列净,注射长效胰岛素,输血史。

体格检查

体温36.3℃,心率80次/分,呼吸20次/分,血压119/78mmHg。

实验室检查

血常规:WBC 9.92×10^9/L,中性粒细胞 7.31×10^9/L,淋巴细胞 1.03×10^9/L,RBC 4.28×10^{12},Hb 127.0g/L,β2-MG 2.76mg/L,GLU 8.38mmol/L。

肝功能:LDH 261U/L,碱性磷酸酶 143U/L,总胆固醇 6.24mmol/L,D-D 二聚体定量 1.81μg/ml FEU。

凝血四项:PT16.5秒,凝血酶原活动度 63.0%,国际标准化比值 1.34,纤维蛋白原 5.50g/L。

CMV-DNA < 400copy/ml,超敏C反应蛋白 10.8mg/L,血沉 40mm/h。

胰脂肪酶 > 3000.0IU/L,胰淀粉酶 885U/L。

影像学检查

2021-12-15 全腹增强CT:胰腺饱满、强化不均、胰周渗出,胰腺炎可能,不排除淋巴瘤累及,建议结合临床;双肾多发稍低密度结节,淋巴结累及可能;左侧盆壁可见多发肿大淋巴结,肝右后叶钙化灶或肝内胆管结石可能;右侧肾上腺点状钙化,双肾多发囊肿,双肾结石。

病理学检查

外周血171基因深度测序结果:PIM1、BCL7A、DTX1、SOCS1、IGLL5、SGK1、HIST1H1E 基因突变。

免疫组化：CD20（+），CD19（-），CD22（+），Bcl-2（-），Bcl-6（+），P53（+），Ki-67（LI：90%）。

FISF 结果：Bcl-6 基因缺失，C-MYC 基因扩增，-17 号染色体，-18 号染色体。

疾病诊断

DLBCL 复发（GCB 型）Ⅲ期，IPI 评分 2 分，伴 PIM1、BCL7A、DTX1、SOCS1、IGLL5、SGK1、HIST1H1E 基因突变，P53 缺失，C-MYC 基因扩增

治疗历程

2020-09 至 2021-01

一线治疗：于外院行 6 个周期 R-CHOP（利妥昔单抗、环磷酰胺、长春新碱、泼尼松）治疗后行左腹股沟区放疗（CTV36GY/18F）及 2 个周期 R 治疗。R-CHOP 治疗及放疗后 8 个月复查 PET-CT 疗效评估为 PD，故再次入住外院，行"腹腔肿物切除术"。

2021-11

二线治疗：患者因一线治疗 8 个月后 PD 再次入院，完善检查后诊

断为DLBCL复发，予R-DHAP（利妥昔单抗1000mg IV st d1，顺铂：150mg IV ci 24h d2，阿糖胞苷：3.5g IV q12h ci2h d3）方案治疗，并予以干细胞采集。经1个周期R-DHAP方案治疗后，患者腹痛较前好转出院。出院后患者因"上腹隐痛，夜间加重"再次入院。

2021-12至2022-02

三线治疗：该患者因上腹痛再次入院，诊断为胰腺炎，经复查病理，考虑淋巴瘤累及胰腺、双肾可能，患者暂不符合移植条件，予以行GemOx+地西他滨（吉西他滨2g d1；奥沙利铂200mg d1；地西他滨d2—5方案治疗，同时予以对症治疗。

2022-03至2022-05

四线治疗：患者病情进展，予以G（1g d1—8）+POLIVY（140mg d2）+米托蒽醌脂质体（30mg d9）治疗1个周期后，症状好转出院。出院2周后复查生化提示：脂肪酶120.9U/L，胰淀粉酶38U/L。经患者本人意愿现予以改行G-MINE+

ASCT（奥妥珠单抗 1g d0，米托蒽醌脂质体 30mg d1，异环磷酰胺 2500mg d1—3，依托泊苷 100mg d1—3，每 28 天 1 个周期），G-MINE 治疗 2 个周期后，PET-CT 提示患者疗效评估 CR，目前行 ASCT 治疗。

疗效总结

本例患者于 2020-09 于外院确诊 DLBCL，6 个周期 R-CHOP+ 化疗后病情稳定，2021-10-27 行 PET-CT 复查显示：左肺门区、肝胃间隙、脾胃间隙、腹膜后区、左侧髂血管旁、盆腔左侧、左侧闭孔多发淋巴瘤，部分相互融合，代谢异常增高，较前新发，考虑多发淋巴瘤浸润，病情进展，按 Deauville 标准评分 5 分；膀胱前壁及右下壁局部增厚，代谢异常增高，考虑淋巴瘤浸润可能性大。组织病检显示：(腹腔) DLBCL，非特指，生发细胞中心来源；组织病检显示：(腹腔) DLBCL，非特指，生发细胞中心来源。

2021-11 于本院确诊复发 DLBCL，二线治疗予 R-DHAP 化疗方案 1 个周期，患者病情进展，经 1 个周期 R-DHAP 方案治疗后，患者腹痛较前好转出院。出院后患者因"上腹隐痛，夜间加重"再次入院，完善生化提示：脂肪酶＞3000.0IU/L，胰淀粉酶 885U/L。CT 提示胰腺饱满、强化不均、胰周渗出，胰腺炎可能，不排除淋巴瘤累及；双肾多发稍低密度结节，淋巴结累及可能。消化科会诊考虑淋巴瘤累及胰腺可能。

2021-12 三线治疗予 GemOx+ 地西他滨治疗，化疗后出现骨髓抑制，给予升白治疗，治疗后患者腹痛好转，胰腺损伤指标较前好转，暂予以出院。出院 1 个月后，患者复查脂肪酶 976.8U/L，胰淀粉酶 207U/L，考虑 PD。

2022-03 四线治疗予 G+POLIVY+ 米托蒽醌脂质体治疗一周期后生化提示脂肪酶 26.9U/L，胰淀粉酶 12U/L，患者腹痛症状好转，出院 2 周后复查生化提示：脂肪酶 120.9U/L，胰淀粉酶 38U/L。因患者强烈要求进入 CD70 靶点 CAR-T 临床研究，予以采集 T 细胞，过程顺利，予以 2 个周期奥妥珠单抗及化疗治疗后，复查胰腺损伤指标未见明显改善。患者年龄较轻，体能状况良好，符合移植条件经患者本人意愿予以改行 G-MINE+ASCT，G-MINE 治疗 1 个周期后复查胰腺损伤指标较前明显好转，CT 提示病灶较前缩小，疗效评估 PR，予以出院。G-MINE 治疗 2 个周期后复查 PET-CT，疗效评估 CR，目前行 ASCT 治疗。

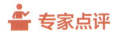

专家点评

DLBCL 是最常见的侵袭性淋巴瘤亚型，约 60%~65% 患者可通过 R-CHOP 达到缓解，R/R DLBCL 患者预后较差,且约 16%DLBCL 患者会出现 CD20 表达减弱的情况,预示着更差的生存结局[1]。该患者经多线以利妥昔单抗为基础的治疗后病情仍进展,在多次疾病进展过程中进行组织免疫组化检测可见 CD20 表达逐渐变弱,评估该患者符合移植条件,建议其采用大剂量化疗和 ASCT 治疗[2]。

R/R DLBCL 患者可见 CD20 表达减弱的情况,奥妥珠单抗相较利妥昔单抗与 CD20 的结合方式不同,稳定性更强,抗体依赖细胞介导的细胞毒性作用(ADCC)/抗体依赖性细胞吞噬(ADCP)、补体依赖性细胞毒性(CDC)作用更强[3],对于 R/R DLBCL 中 CD20 表达较弱的患者及利妥昔单抗治疗耐药的患者仍具有良好疗效。该患者最后以奥妥珠单抗为基础的方案达到 CR,并顺利进行 ASCT 治疗,可见在 R/R DLBCL 患者及利妥昔单抗耐药、CD20 表达减弱的 DLBCL 患者中,奥妥珠单抗具有更多优势。

因前线化疗难治而不适合 ASCT 的 R/R DLBCL 患者在 Pola-BR 治疗后约 40% 可转变为适合 ASCT 的患者[4]。

病例作者 周晓曦 华中科技大学同济医学院附属同济医院

点评专家 黄 亮 华中科技大学同济医学院附属同济医院

参考文献

[1] Johnson NA, Boyle M, Bashashati A, et al. Diffuse large B-cell lymphoma: reduced CD20 expression is associated with an inferior survival [J]. Blood, 2009, 113(16): 3773-3780.

[2] Frontzek F, Karsten I, Schmitz N, et al. Current options and future perspectives in the treatment of patients with relapsed/refractory diffuse large B-cell lymphoma [J]. Ther Adv Hematol, 2022, 13: 20406207221103321.
[3] Herter S, Herting F, Mundigl O, et al. Preclinical activity of the type II CD20 antibody GA101 (obinutuzumab) compared with rituximab and ofatumumab in vitro and in xenograft models [J]. Mol Cancer Ther, 2013, 12(10): 2031-2042.
[4] Dimou M, Papageorgiou SG, Stavroyianni N, et al. Real-life experience with the combination of polatuzumab vedotin, rituximab, and bendamustine in aggressive B-cell lymphomas [J]. Hematological Oncology, 2021, 39(3): 336-348.

青山缭绕疑无路,忽见千帆隐映来
——探索弥漫性大B细胞淋巴瘤反复复发进展的缓解之路

一般情况

患者,男性,66岁。

患者因"颈部多发肿物10月余,逐渐增大,腹痛10余天"为主诉于2020-10于外院就诊,诊断为DLBCL(non-GCB亚型,Ⅳ期B组),行8个周期R-CHOP治疗后3个月时出现腹痛,CT示疾病进展,遂于2021-10-08收治进入我院。

起病以来患者有盗汗,无发热,体重下降约2kg,其余尚可。患者既往有胃溃疡病史,已治愈。吸烟50余年,每日20支,已戒烟1年。

查体:ECOG评分2分。浅表淋巴结未触及肿大;腹平软,未触及明显腹内包块,肝脾肋下未触及,移动性浊音(-),肠鸣音正常。

实验室检查

血常规:WBC 5.7×10^9/L,N 78.5%,L 18.4%,M 2.7%,HGB 77g/L,PLT 208×10^9/L。

血生化：LDH 746U/L。

肾功能：UREA 5.9mmol/L，CREA 120μmol/L，UA 307μmol/L，GFR 44.7 ml/min

肝功未见异常。

HBV、HCV、HIV 检测：阴性。

病理学检查

2020-12 外院病理示：DLBCL non-GCB 亚型，CD20（+），CD10（-），Bcl-6（+），MUM1（+），Bcl-2（+），C-MYC 弱（+），Ki-67（+，80%）。我院病理会诊（右颈部淋巴结）：DLBCL non-GCB 亚型，免疫组化示：CD20（+），CD19（+），CD3（-），CD10（-），Bcl-6（+），MUM-1（+），Bcl-2（70%+），C-MYC（20%+），CD5（-），Cyclin-D1（-），CD30（-），Ki-67（+，60%）。

原位杂交：EBER（-）。

FISH：MYC、Bcl-2 和 Bcl-6 重排（-）。

骨髓细胞学、病理：未见淋巴瘤浸润。

影像学检查

PET-CT：1. 纵隔血池 SUVmax 1.3，肝血池：SUVmax 2.0，全身多组淋巴结增大伴代谢增高，双侧胸膜增厚伴代谢增高，SUVmax 30.6，肝内多发结节、T10 椎体、左侧股骨头、双肱上段及右中髓腔内高代谢灶，直肠周围、骶前数枚小结节伴代谢增高，直乙交界——直肠下段管代谢增高，考虑淋巴瘤浸润，SUVmax 22.1。2. 右侧胸腔积液、盆腔积液。（图 6-9-1~图 6-9-3）

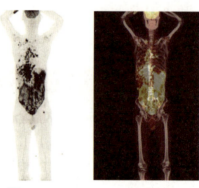

图 6-9-1　2021-10-10 PET-CT

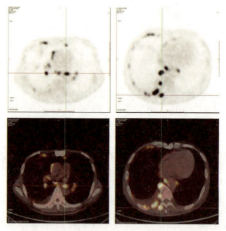

图 6-9-2　2021-10-10 PET-CT

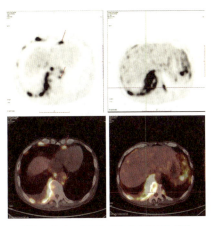

图 6-9-3　2021-10-10 PET-CT

CT：1.Th1 椎体及其附件、Th10 椎体、右侧肩胛骨、左 2 肋、左 3 肋、胸骨骨质破坏并 Th10 椎体右旁软组织肿物影，右侧胸膜不规则增厚；腹腔、腹膜后多发软组织结节、肿物；2.肝脏模糊结节；盆腔数个结节均考虑淋巴瘤。3.肺部感染；胸腔积液。（图 6-9-4、图 6-9-5）

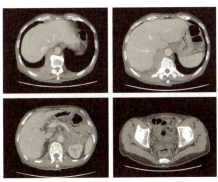

图 6-9-4　2021-10-13

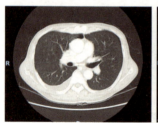
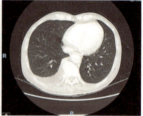

图 6-9-5 2021-10-13

基因检查

存在 PAX5 错义突变，EGR1 错义突变，IGLL5 5′ UTR 突变，PRKCB 错义突变（丰度 27.7%），TMSB4X 移码缺失，MYC 5′ UTR 突变。

疾病诊断

DLBCL，non-GCB，Ⅳ期 B 组，IPI 评分 5 分，高危组

治疗历程

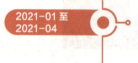

2021-01 至 2021-04

R-CHOP（利妥昔单抗 600mg d0，环磷酰胺 1.2g d1，多柔比星 80mg d1，长春新碱 2mg d1，泼尼松

100mg d1—5）治疗，4个周期后病灶 PR。

2021-04 至 2021-06

R-CHOP 治疗 4 个周期，腰穿鞘注（甲氨蝶呤+阿糖胞苷+地塞米松）6 次，疗效评价为 CRu。

2021-09

疾病进展，出现腹痛，当地医院 CT 检查提示腹腔淋巴结增大，PD。

2021-10-19 至 2021-12-30

4 个周期 R-GemOx（利妥昔单抗 600mg d0，吉西他滨 1.7g d1，奥沙利铂 170mg d1）+泽布替尼 160mg bid，期间给予抗感染治疗、纠正贫血。2 个周期后 PR，4 个周期后 PD。

2022-01-25 至 2022-06-30

4 个周期 GB（奥妥珠单抗 1000mg d1，苯达莫司汀 125mg d1—2）+泊马度胺 4mg d1—21 治疗。4 个周期化疗后出现粒细胞缺乏合并肺部感染，予升白、抗感染治疗后好转。疗效评价：2 个周期后 CRu，4 个周期后 CR。

2022-08 至今

泊马度胺维持治疗。

疗效总结

本例患者 DLBCL 诊断明确，先后予以 R-CHOP、R-GEMOX+泽布替尼治疗后病情均进展，后予以改 GB+泊马度胺治疗，2 个周期后即达 CRu，4 个周期后达 CR，治疗期间虽出现粒细胞缺乏合并肺部感染，但升白、抗感染治疗后好转，可见 GB+泊马度胺在 R/R DLBCL 患者中疗效显著且安全性可控。（图 6-9-6~图 6-9-9）

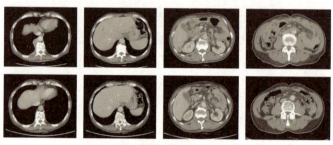

图 6-9-6　2022-04-12 CT：CRu

2022-04-12 CT：CRu，T10 椎体右旁软组织肿物、肝内多发结节、腹腔淋巴结消失

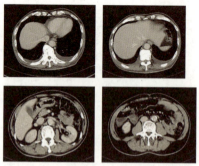

图 6-9-7　2022-08-05 CT：CR

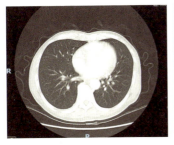
图 6-9-8 2022-01-21 CT

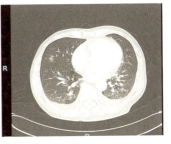
图 6-9-9 2022-08-05 CT

专家点评

DLBCL 具有高度异质性，不同亚型具有不同的临床特征、遗传学改变及治疗反应，经过 R-CHOP 治疗后，仍有 30%~40% 的 DLBCL 患者面临复发，治疗结束 6 个月内早期复发患者预后往往更差。

本例患者在短短 4 个周期 R-CHOP 治疗内病情进展，考虑 RTX 耐药相关，患者预后较差，且经综合评估后考虑无法耐受移植，需探索可克服 RTX 耐药的优效治疗方案。R±GemOx 是中外指南一致推荐不适合移植患者的二线优选治疗方案。对于不适合移植的 R/R DLBCL（non-GCB 亚型）患者，研究显示在 R-GemOx-D（地塞米松）的基础上加入 BTK 抑制剂能进一步改善患者缓解程度，该患者行 R-GemOx+ 泽布替尼后再次进展。

本中心对 BR 治疗不适合移植 R/R DLBCL 患者进行了回顾性分析，经过 BR 治疗后的缓解情况为 ORR 52.8%，CRR 11.1%，mPFS 4 个月，其中 80.6% 的患者为 12 个月内复发。新型抗 CD20 单抗奥妥珠单抗作用机制优异，可克服 RTX 耐药机制或应答不足。RTX 耐药的原因主要有 CD20 减少、CDC 抵抗、肿瘤微环境的不利影响、RTX 相关的 ADCC 抵抗和抗凋亡机制的激活等。而奥妥珠单抗主要通过直接诱导细胞死亡和 ADCC 发挥抗肿瘤活性，可克服 CDC 抵抗，且 ADCC/ADCP 作用、诱导直接细胞死亡作用较 RTX 均更强，可克服肿瘤微环境的不利影响，在 RTX 患者中仍发挥显著疗效[1]。

此外，研究显示小分子靶向药泊马度胺具有较强的免疫调节作用、干扰肿瘤微环境的相互作用以及直接抗肿瘤作用，并且对 DLBCL 细胞的生长具有抑制作用[2,3]，遂予以该患者 GB+ 泊马度胺治疗，4 个周期便获得 CR，顺利进入维持阶段。

病例作者　何　莎　广西医科大学附属肿瘤医院

点评专家　谭晓虹　广西医科大学附属肿瘤医院

参考文献

[1] Seyfizadeh N, Seyfizadeh N, Hasenkamp J, et al. A molecular perspective on rituximab: A monoclonal antibody for B cell non Hodgkin lymphoma and other affections [J]. Crit Rev Oncol Hematol, 2016, 97: 275-290.

[2] Quach H, Ritchie D, Stewart AK, et al. Mechanism of action of immunomodulatory drugs (IMiDS) in multiple myeloma [J]. Leukemia, 2010, 24(1): 22-32.

[3] Li Z, Qiu Y, Personett D, et al. Pomalidomide shows significant therapeutic activity against CNS lymphoma with a major impact on the tumor microenvironment in murine models [J]. PLoS One, 2013, 8(8): e71754.

强强联合,化疑解难
——且看 PGMTZR 方案如何帮助复发性弥漫性大 B 细胞淋巴瘤继发 CNS 侵犯患者脱困

一般情况

患者,女性,70 岁。

主诉:头痛 2 周,行走不稳、双下肢无力 3 天。

现病史:2022-12 患者因头痛伴左眼睑下垂就诊于外院。查颅脑 CT 示:右侧侧脑室体尾部、第三脑室高密度影,合并侧脑室周围多高、低密度影,考虑肿瘤性病变可能性,予对症处理后症状未见缓解。2022-12-01 转诊入我院神经外科。

查体:入院时(2022-12-01)双下肢肌力 4 级,肌张力正常。入院后 3 天(2022-12-04)出现头痛进行性加重、小便失禁、神志淡漠,反应迟钝,左上肢肌力 2 级,右上肢肌力 4 级,双下肢肌力 3 级。

既往史:患者 2 年前曾因颈部淋巴结肿大,于外院确诊为 DLBCL,行 2 个周期 R-CHOP 治疗后,未再接受治疗。

影像学检查

颅脑MRI平扫+增强(2022-12-06):1.右侧脑室占位,考虑恶性,并双侧侧脑室播散;继发侧脑室旁白质间质性水肿。2.双侧额叶多发缺血灶,双侧基底节区多发陈旧性微出血灶。

PET/CT(2022-12-27)左侧额叶淋巴瘤切除术后:1.双侧侧脑室多发高代谢结节、肿块,考虑淋巴瘤累及。2.左侧额叶术后改变,老年性脑改变,双侧侧脑室旁脑白质密度减低。3.双侧茎突周围代谢增高灶,考虑炎性改变。4.环状软骨周围代谢增高灶,考虑炎性或生理性摄取增高。5.甲状腺双侧叶低密度结节,代谢不高,建议彩超随诊。6.双肺散在多发炎症,以双下肺为著。7.双颈Ⅱ区、纵隔4区、7区及双侧肺门多发炎性增生淋巴结。8.肝Ⅱ段囊肿。(图6-10-1)

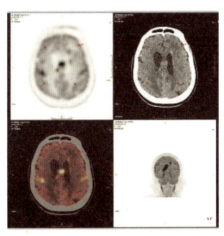

图6-10-1 患者PET/CT结果

病理学检查

2022-12-09 患者突然癫痫发作,于 2022-12-13 在全麻下行"神经导航下左额叶病损切除术(部分切除)+立体定向脑活检"。

免疫组化:CD20(+),CD3(+),Ki-67(+,90%),PAX5(+),Bcl-2(+,90%),Bcl-6(-),CD10(+,80%),CD21(-),CD23(-),CD30(-),CD43(+),Cyclin-D1(-),CD5(+),LEF-1(-),MUM-1(+,10%),MYC(+,40%),TDT(-),Syn(-),CgA(-)。[额叶病灶+左额叶病灶(冻后)]镜下见异型淋巴样细胞弥漫浸润,细胞中等偏大,异型明显,结合部分免疫组化,可符合 DLBCL(GCB,Hans 分型)。

FISH 基因检测:Bcl-2(+),Bcl-6(-),CMYC(-)。

实验室检查

2022-12-21 患者神志昏迷、呼之不应,转诊血液科。
血常规:WBC、PLT 正常,Hgb 97g/L。
EB 病毒 DNA:正常。
血生化:LDH 274U/L。
免疫电泳分析:未见异常克隆条带。
骨髓形态、流式、病理:未见淋巴瘤累及。
骨髓染色体:未见异常。
脑脊液常规:WBC 32×10^9/L,单核为主。
脑脊液生化:微量蛋白 1.09g/L。

脑脊液流式：共检测成熟淋巴细胞16795个，其中B淋巴细胞320个，表型为CD19（+），CD20（+），CD10（-），CD3（-），CD5（-），CD45（+），FSC及SSC偏大，可疑部分表达κ。

疾病诊断

DLBCL，GCB型，继发中枢神经系统侵犯

治疗历程

2022-12-24至2023-02-27

PGMTZR方案（替雷利珠单抗200mg d1，奥妥珠单抗1000mg d1，甲氨蝶呤1.75g d2，替莫唑胺0.3g d2—3，0.2g d4—6，泽布替尼160mg bid持续，来那度胺25mg d1—14）治疗。治疗第1个周期出现Ⅲ度粒细胞减少、Ⅲ度血小板细胞减少，1个周期后患者疗效评估为PR；治疗2个周期后患者神志转清，可简单对答；治疗3个周期后患者可在搀扶下行走，疗效评估为CRu；治疗4个周期后患者可拄拐独立行走。

疗效总结

该例 70 岁女性 DLBCL 患者入院完善血常规、病理和影像学检查等后明确诊断为 GCB 型 DLBCL、继发中枢神经系统侵犯。根据患者病情给予 4 个周期 PGMTZR 方案，3 个周期后疗效评估达 CRu，治疗期间疗效和安全性良好。（图 6-10-2）

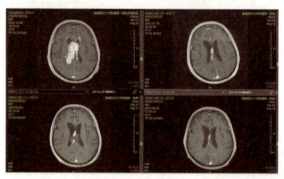

图 6-10-2 患者治疗前后颅脑磁共振增强结果

专家点评

DLBCL 患者少数可能出现 CNS 侵犯，预后差，超过 60 岁的年老体弱者甚至会危及生命[1, 2]。

对于复发性 DLBCL 患者，新一代抗 CD20 单抗奥妥珠单抗的抗体依赖性细胞介导的细胞毒作用活性较利妥昔单抗更强，还可诱导有效的直接致细胞死亡作用和补体依赖的细胞毒性作用，为复发性 DLBCL 患者提供了新的治疗选择[3]。本例患者继发 CNS 侵犯，联合应用能透过血脑屏障的化疗药物如甲氨蝶呤和 BTK 抑制剂如泽布替尼，可在 CNS 内达到有效治疗浓度，有助于减少 CNS 的复发并改善患者预后[4, 5]；此外，有相关病例报告证实 PD-1 抑制剂可有效治疗继发 CNS 侵犯的 R/R 淋巴瘤患者，联合来那度胺使用时疗效更佳[6]。考虑到不同作用机制的靶向药物联合化疗可能为 CNS 侵犯的复发/难治性（R/R）DLBCL，尤其是高增殖（双表达）患者带来更高的获益，因此给予患者 PGMTZR（替雷利珠单抗、奥妥珠单抗、甲氨蝶呤、替莫唑胺、泽布替尼、来那度胺）方案治疗，3 个周期后，患者即达 CRu。

本例 DLBCL 患者伴有 MYC 和 Bcl-2 双表达的不良预后因素，该因素与继发 CNS 侵犯的高风险相关，提示患者预后较差[1, 7]；同时，该患者已 70 岁高龄且年老体弱，既往使用传统方案疗效有限，本病例创新性的使用了 PGMTZR 方案并取得良好的疗效，不失为靶向药物联合常规化疗方案在继发 CNS 侵犯 DLBCL 患者中的有效临床实践，为此类患者提供了新的治疗思路。期待未来有更多的研究开展，进一步探索继发 CNS 侵犯 DLBCL 患者的有效治疗方案。

病例作者　　杨阿碰　福建医科大学附属第一医院

点评专家　　曾志勇　福建医科大学附属第一医院

参考文献

[1] 中华人民共和国国家卫生健康委员会. 弥漫性大B细胞淋巴瘤诊疗指南（2022版）[M]. 北京：人民卫生出版社，2022.

[2] Chenglan Lv, Wang J, Zhou M, et al. Primary central nervous system lymphoma in the United States, 1975-2017 [J]. Ther Adv Hematol, 2022.

[3] 中国临床肿瘤学会（CSCO）淋巴瘤专家委员会. 奥妥珠单抗临床用药指导原则中国专家共识（2021年版）[J]. 白血病·淋巴瘤, 2021, 30(10): 581-587.

[4] 何天珩, 邓丽娟, 宋玉琴, 等. 弥漫性大B细胞淋巴瘤继发中枢神经系统侵犯的诊疗进展[J]. 中国肿瘤临床, 2021, 48(15): 797-801.

[5] 石磊, 王亚丽, 孙恺, 等. 复发/难治DLBCL患者继发CNS侵犯的临床特征及泽布替尼联合化疗方案的疗效[J]. 山东医药, 2022, 62(19): 28-32.

[6] 李燕, 陈萍, 赵红玉, 等. 奥布替尼联合PD-1抑制剂和来那度胺治疗继发性中枢神经系统淋巴瘤1例[J]. 山东大学学报（医学版）, 2022, 60(10): 120-124.

[7] Savage KJ, Slack GW, Mottok A, et al. Impact of dual expression of MYC and BCL2 by immunohistochemistry on the risk of CNS relapse in DLBCL[J]. Blood, 2016, 127(18): 2182.

在危机中育新机
——探索复发/难治性弥漫性大B细胞淋巴瘤的治疗之路

一般情况

患者,女性,62岁。

主诉:淋巴结肿大2月余。

现病史:2月余前患者无明显诱因发现耳后、颈后、颌下淋巴结肿大,无发热,无头晕、乏力,无咳嗽、咳痰等不适,2021-06-22查血常规、肝肾功无明显异常,LDH为585U/L,CT示:1.纵隔、双侧锁骨窝、肺门、腋窝、心膈角、髂血管旁、腹股沟区、腹腔及腹膜后多发淋巴结肿大。2.双肺结节。3.右肺少许纤维条索,双侧少量胸腔积液。4.肝囊肿。5.胆囊显示不清,胰腺体尾部局部显示欠清。6.脾大。7.考虑右腹股沟疝。

既往史:有高血压、冠心病、糖尿病病史,曾行胆囊切除术。

体格检查

ECOG体能状态评分3分,BSA 1.74m^2。老年女性,被动体位,神志清,精神差,全身皮肤巩膜无黄染及出血点,双侧颈部、双侧锁骨上、双侧腋窝、右侧腹股沟可触及肿大淋巴结，最大约2cm×3cm，无触痛，质韧。胸骨无压痛，双肺呼吸音清，未闻及干湿性啰音。心率113次/分，律整，未闻及病理性杂音。腹软，无压痛及反跳痛，肝脾肋下未及。双下肢无水肿。

实验室检查

血常规：WBC 5.39×10^9/L，HGB 124g/L，PLT 234×10^9/L。
生化全套：LDH 882U/L，β2-MG 4.21mg/L。
感染指标：PCT 0.107ng/ml，IL-6 23.92pg/ml。
病毒检测：EBV（单个核）6.12×10^2拷贝/ml，血浆未检出、CMV阴性。

影像学检查

PET-CT示：纵隔血池SUVmax 1.4，肝脏SUVmax 2.7。颈部左侧多区、双侧锁骨上下、纵隔内多区（包括内乳区）、双肺门、横膈上、双侧腋窝、双侧胸肌下、膈脚后、腹盆腔内、腹膜后、右侧后腹壁处、双侧髂血管旁、双侧盆腔及双侧腹股沟等多区域见多发高度摄取FDG的肿大淋巴结影，部分融合，大者约6.4cm×4.8cm×9.4cm，SUVmax 16.7。结合病理，考虑多组织脏器活动性淋巴瘤（腮腺、鼻咽、口咽、脾脏、全身多区域淋巴结）；双肺浸

润可能性大。(图 6-11-1)

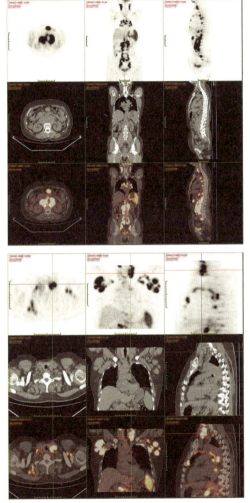

图 6-11-1　PET-CT 图像

病理学检查

（左颈部淋巴结）病理活检示：DLBCL，non-GCB。免疫组化：CD20（弥漫+），CD79a（弥漫+），CD3（T细胞+），CD5（肿瘤细胞弱+），CD10（-），Bcl-6（-），MUM-1（-），CD19（+），CD30（-），C-MYC（++，70%），Bcl-2（+，90%），CD21（FCD网+），Cyclin-D1（肿瘤细胞+，30%），P53（-），Ki-67阳性率约70%，原位杂交：EBER（-）。

荧光原位杂交（FISH）示：Bcl-2（-），Bcl-6（-），C-MYC（-），P53（+）。

基因突变检测：TP53、PIM1基因突变阳性，突变比例分别为32.80%、1.38%。

骨髓穿刺：仅见少数中性中，晚幼粒细胞，以中性杆状核及分叶核粒细胞为主，形态大致正常。淋巴系比值占19%，形态大致正常。

骨髓活检：骨髓增生大致正常，粒红巨三系造血细胞增生，未见异常淋巴细胞明显增多。

免疫分型：淋巴细胞占有核细胞的10.83%；成熟B细胞占淋巴细胞的72.20%（占有核细胞的7.82%）。表达CD5（弱表达）、CD19、CD20、CD23、FMC7、CD81、CD200、胞膜κ；不表达CD103、CD15、CD11c、CD43、CD10、CD34、CD3、CD4、CD8、CD7、CD56、胞膜λ；轻链限制性表达；异常成熟B淋巴细胞表型。

染色体核型分析：46，XX[20]。

疾病诊断

DLBCL，non-GCB 型，Ⅳ期；双表达；TP53 和 PIM1 基因突变；IPI 评分 5 分，高危。颈部左侧多区、双侧锁骨上下、纵隔内多区（包括内乳区）、双肺门、横膈上、双侧腋窝、双侧胸肌下、膈脚后、腹盆腔内、腹膜后、右侧后腹壁处、双侧髂血管旁、双侧盆腔及双侧腹股沟累及

高血压（3 级，很高危）

冠状动脉粥样硬化性心脏病

Ⅱ型糖尿病

治疗历程

2021-07-12 至 2021-10-07
给予 R-CDOP 方案治疗 4 个周期，复查 PET-CT，Deauville 评分 2 分，提示治疗有效，评估病情为完全代谢缓解（CMR），建议患者行自体造血干细胞移植（ASCT），患者拒绝。

2021-11-14 至 2021-12-11
给予 R-CDOP 方案治疗 2 个周期，同时给予腰穿鞘注中枢预防，6 个周期后复查 PET-CT，评估病情为 CR，Deauville 评分 2 分，提示治疗有效。

2022-02-07 至 2022-04-23

予以 R- 大剂量 MTX（甲氨蝶呤）方案 2 个周期进行中枢预防。

2022-05

发现右侧腹股沟包块，伴腹胀、腹痛等不适，行 PET-CT 检查示全身多发肿大淋巴伴 FDG 代谢明显增高，Deauville 评分 5 分，提示疾病进展。考虑患者病情复发。

2022-05-20 至 2022-06-18

予以 XPO-1 抑制剂（40mg po qw）+奥妥珠单抗（C1：1000mg d1、8、15；C2：1000mg d1）+GDP（吉西他滨 1000mg/m^2，d1、8；顺铂 75mg/m^2，d1；地塞米松 40mg d1—4）方案治疗 2 个周期。

2022-07-13

进行疗效评估，病灶最大垂直径乘积之和（SPD）缩小 44%，患者处于疾病稳定（SD）状态。筛选临床试验失败，建议行嵌合抗原受体 T 细胞（CAR-T）治疗，患者拒绝。

2022-07-16 至 2022-09-17

予以奥妥珠单抗（1000mg d0）+来那度胺（25mg，d1—10）+MINE（其中异环磷酰胺 1.33g/m^2 d1—3，

依托泊苷 65mg/m² d1~3，米托蒽醌脂质体 20mg/m² d1）方案治疗 3 个周期。

2022-09-15　复查 CT，示多发淋巴结较前减少、减小，疗效评估为 PR。

疗效总结

本例 DLBCL 患者诊断明确，给予一线 R-CDOP 方案化疗 6 个周期后达 CR，但患者早期复发。二线方案给予 XPO-1 抑制剂＋奥妥珠单抗＋GDP 方案治疗 2 个周期后，疗效评估为 SD。患者无条件行 CAR-T 治疗，三线方案给予奥妥珠单抗＋来那度胺＋MINE 方案治疗 3 个周期，疗效评估为 PR。由此可见，含奥妥珠单抗方案对一线标准治疗难治复发 DLBCL 患者是一种较好的治疗选择，可为患者的生命带来转机。（图 6-11-2）

R-CDOP 4 个周期后，复查 PET-CT 示，原有多区域淋巴结病灶部分消失，残存病灶体积缩小、FDG 代谢活性降低。Deauville 评分 2 分，提示治疗有效。（本次检查大者位于左侧腋窝，大小约 1.5cm×1.0cm，SUVmax 2.4）（图 6-11-3）

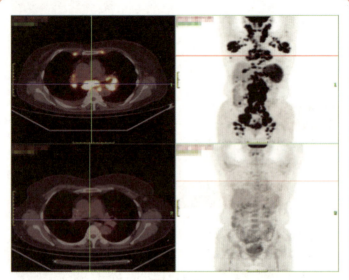

图 6-11-2

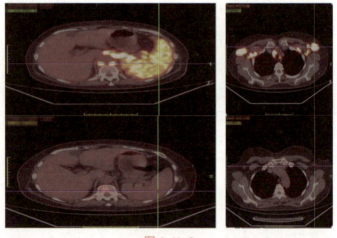

图 6-11-3

R-CDOP 方案治疗 6 个周期后，复查 PET-CT，评估病情为 CR。（图 6-11-4）

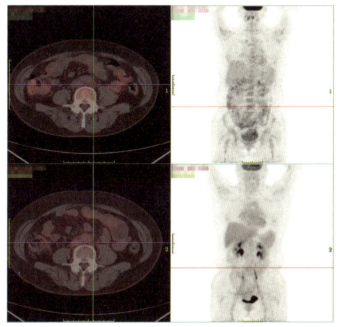

图 6-11-4

专家点评

此例患者年龄大于60岁，合并多种慢性疾病，体能状况欠佳，根据2021年《中国临床肿瘤学会（CSCO）淋巴瘤诊疗指南》，予以R-CDOP方案一线化疗。患者在获得CR后6个月内发生疾病进展，属于早期复发[1]，一线标准治疗失败，尤其是早期复发的DLBCL患者整体预后差、生存期缩短。此外，患者IPI评分为高危，伴有TP53和PIM1基因突变、Myc/Bcl-2双表达等不良预后因素，需积极探索安全有效的后线治疗方案。

奥妥珠单抗是人源化Ⅱ型抗CD20单抗，在Fc段的糖基化修饰可增强抗体依赖性细胞介导的细胞毒作用（ADCC）和抗体依赖性细胞介导的吞噬作用[2]，可作为治疗利妥昔单抗（RTX）耐药或疗效不佳的替代药物。另外，部分R/R DLBCL患者中存在XPO-1高表达。一项XPO-1抑制剂联合抗CD20单抗、GDP方案治疗DLBCL的Ⅰb期临床研究显示，在DLBCL亚组中，总体缓解率（ORR）为60%，安全性良好[3]。

对于R/R DLBCL患者，2021年《CSCO淋巴瘤诊疗指南》将GDP±R、MINE±R等方案作为Ⅰ级治疗推荐[4]，结合研究进展和指南推荐，予以患者XPO-1抑制剂+奥妥珠单抗+GDP方案治疗2个周期，患者病情评估为SD。来那度胺可与抗CD20单抗发生协同作用，在R/R DLBCL中显示出活性[5]，遂予以来那度胺+奥妥珠单抗+

> MINE三线方案治疗,患者的病情得到缓解,有机会进入下一步治疗,生存期得以延长。

病例作者 卢 菲 山东大学齐鲁医院

点评专家 叶静静 山东大学齐鲁医院

参考文献

[1] Coiffier B, Eric Lepage, Josette Briere, et al. Diffuse large B-cell lymphoma: R-CHOP failure–what to do? [J]. Hematology Am Soc Hematol Educ Program, 2016, 2016(1): 366-378.
[2] 中国临床肿瘤学会(CSCO)淋巴瘤专家委员会. 奥妥珠单抗临床用药指导原则中国专家共识(2021年版)[J]. 白血病·淋巴瘤, 2021, 30(10): 581-587.
[3] Marie Maerevoet, Olivier Casasnovas, Guillaume Cartron, et al. Selinexor in Combination with R-GDP for Patients with Relapsed/Refractory B-Cell Lymphoma: Results of the Selinda Phase Ib Lysa Study [J]. Blood, 2021, 138(Supplement_1): 1411.
[4] 中国临床肿瘤学会指南工作委员会. 淋巴瘤诊疗指南(2021版)[M]. 北京:人民卫生出版社, 2021.
[5] 赵丹青, 冯俊, 蔡华聪, 等. 来那度胺联合利妥昔单抗治疗复发/难治性弥漫大B细胞淋巴瘤的研究进展[J]. 白血病·淋巴瘤, 2019, 28(6): 321-326.

于变局中开新局
——创新治疗方案 G-MAT 方案为复发高侵袭淋巴瘤患者带来新的治疗希望

一般情况

患者,男性,58 岁。

主诉:确诊 DLBCL 1 年余,头晕、恶心 1 个月。

现病史:2021 年 5 月因"无意间发现左侧腹股沟、右颈部肿块,逐渐增大"就诊入院,右侧扁桃体活检提示高侵袭性 B 细胞淋巴瘤,行 FISH 检查排除双打击及三打击 B 细胞淋巴瘤后,考虑为 DLBCL 伴 C-MYC 及 Bcl-2 双表达(生发中心来源)。予以一线 R-CHOP 方案治疗 8 个周期后,患者后颈部肿块及双侧扁桃体肿块消失,CT 检查提示达 CR。治疗结束 4 个月,患者 1 个月前出现头晕、恶心,伴食欲缺乏、呕吐、嗜睡,影像学检查提示疾病颅内复发。

查体(2021-04):T 36℃,P 88 次/分,R 16 次/分,BP 109/84 mmHg。嗜睡状态,问答欠切题,双侧瞳孔等大等圆,直径 4mm,对光反射迟钝。浅表淋巴结未及肿大、无压痛。双侧呼吸音清,心律齐,心音可。腹软,肝脾肋下未触及。

实验室检查

血常规（2022-03）：RBC 5.25×10^{12}/L，WBC 4.24×10^{9}/L，N 2.53×10^{9}/L，Hb 122g/L，NEUT% 59.6%，PLT 145×10^{9}/L。

血生化（2022-03）：AST 455U/L，ALB 38.7g/L，ALT 325U/L，LDH 528U/L，CK 62U/L。

病理学检查

病理诊断（2021-04）：免疫组化 CD20（+），CD19（+），CD3（-），CD5（-），Cyclin-D1（-），CD10（-），Bcl-2（90%+），C-MYC（40%+），Bcl-6（部分+），Mum1（-），CD56（-），CD30（-），ALKp80（-），P53（弱中+，30%），Ki-67（+，80%），EBER（-）。

FISH（2021-4）：未检出 Bcl-2、Bcl-6、C-MYC 基因异位。

"右扁桃体活检"提示高侵袭性 B 细胞淋巴瘤，建议行 FISH 检测排除双打击及三打击 B 细胞淋巴瘤后，考虑为 DLBCL 伴 C-MYC 及 Bcl-2 双表达（生发中心来源）EBER（-）。

因患者入院时嗜睡症状加重，近昏迷，颅内多发病灶结合病史和影像学检查，符合中枢神经系统淋巴瘤，未行立体定位穿刺或开颅手术。

影像学检查

头颅CT（2022-03）：1.侧脑室及三脑室内稍高密度影并周围脑组织水肿征象，考虑陈旧出血可能，占位性病变待排除，请结合病史，建议MRI进一步检查；鞍区似见稍高密度结节影，请结合MRI检查。2.双侧侧脑室旁缺血性改变，双侧侧脑室旁及基底节区腔隙性脑梗死。

头颅MRI平扫+增强+DWI+波谱分析（2022-03）：鞍上池、垂体柄、右侧海马、双侧脑室及三、四脑室多发强化灶，结合病史，可符合中枢神经系统淋巴瘤，左额叶脑膜及顶骨转移可能。

外院CT颅脑外未发现病灶，PET-CT不能配合。

疾病诊断

继发性中枢神经系统淋巴瘤（孤立性CNS复发）

治疗历程

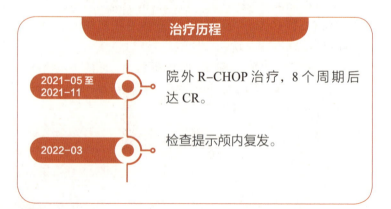

2021-05至2021-11　院外R-CHOP治疗，8个周期后达CR。

2022-03　检查提示颅内复发。

2022-03-11 G-MAT 方案（奥妥珠单抗 1000mg d1、甲氨蝶呤 5g d2、阿糖胞苷 3g d7—8、噻替哌 50mg d9）化疗。给予鞘内注射（甲氨蝶呤 15mg、阿糖胞苷 35mg、地塞米松 5mg）。患者意识状态转为清醒，问答切题。

2022-04-11 G-MAT 方案（奥妥珠单抗 1000mg d1、甲氨蝶呤 5g d2、阿糖胞苷 2g d3—4、噻替哌 50mg d5）化疗。

2022-04 颅脑平扫：1. 左侧基底节区腔梗，脑白质脱髓鞘。2. 左侧上颌窦炎。病灶消失。（图 6-12-1）

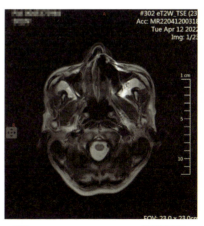

图 6-12-1　2022-04-12 颅脑平扫

2022-04

PET-CT 颅脑实质未见异常葡萄糖代谢增高灶；全身骨骼、骨髓葡萄糖代谢轻度升高，考虑化疗后继发性改变。两肺散在微结节，可定期观察；双肺下叶条索灶；双侧腋窝下多发小淋巴结影，考虑反应性增生。食管全段葡萄糖代谢轻度增高，考虑炎性或非特异性摄取。左肾囊肿。前列腺增生。（图 6-12-2）

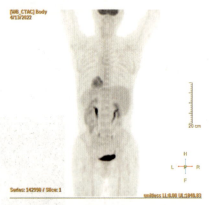

图 6-12-2　2022-04-13 PET-CT

2022-05-03

行造血干细胞采集。

2022-05-17

G-MAT 方案（奥妥珠单抗 1000mg d0、甲氨蝶呤 5g d1、阿糖胞苷 2g

2022-06

d2—3、塞替哌 50mg d4）化疗。

颅脑平扫：1. 左侧基底节区腔梗，脑白质脱髓鞘。2. 右侧上颌窦炎。（图 6-12-3）

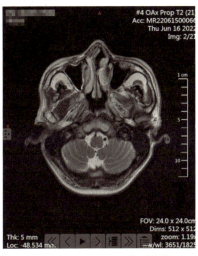

图 6-12-3　2022-06 颅脑平扫

2022-06-21

行 ASCT，泽布替尼维持治疗。

2022-12

颅脑平扫：1. 多发性腔梗，脑白质脱髓鞘。2. 双侧上颌窦炎。完全缓解状态。（图 6-12-4）

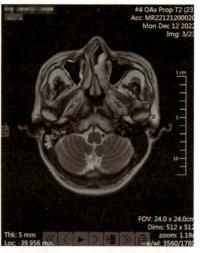

图 6-12-4 2022-12 颅脑平扫

疗效总结

本例患者为继发性中枢神经系统淋巴瘤（孤立性 CNS 复发）。予以 G-MAT 方案治疗，患者嗜睡，头晕等症状消失，后进行 ASCT。可见 G-MAT 方案是中枢神经系统淋巴瘤患者的良好选择。

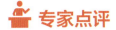

专家点评

双表达淋巴瘤（DEL）是高级别淋巴瘤，指通过免疫组化检测 MYC 蛋白过表达＞40%、Bcl-2 蛋白表达＞50%[1]。研究显示 DLBCL 中 MYC/Bcl-2 双表达的患者占 20%~45%[2]，此部分患者预后差，生存期短，5 年 OS 和 PFS 仅为 30% 和 27%[3]，是目前治疗的难点。

该例患者为 DLBCL 伴 C-MYC 及 Bcl-2 双表达，予以 R-CHOP 方案治疗 8 个周期后，复查结果提示 CR。治疗结束 4 个月后，患者出现疾病复发，属于复发 DLBCL，进一步检查结果提示孤立性 CNS 复发。予以 G-MAT 方案化疗后行 ASCT。患者嗜睡、头晕等症状消失。既往本院收治一例复发 DLBCL 伴 Bcl-2 及 C-MYC 双表达的患者，先后予以 G-CHOP 方案（奥妥珠单抗 1000mg d0、环磷酰胺 0.9g d1、长春瑞滨 22.5mg d1、泼尼松 100mg d1—5、多柔比星脂质体 40mg d1）、G-GEMOX 方案（奥妥珠单抗 1000mg d0、吉西他滨 1.36g d1—8、奥沙利铂 153g d1）治疗。复查结果显示全身未见明确提示淋巴瘤病灶，Deauville 评分 1 分，患者未再复发。可见 DLBCL 伴 C-MYC 及 Bcl-2 双表达以及中枢神经系统淋巴瘤患者可将奥妥珠单抗联合方案作为新的治疗选择。

| 病例作者 | 李其璟　西安交通大学第一附属医院 |

| 点评专家 | 贺鹏程/吴迪　西安交通大学第一附属医院 |

参考文献

[1] Swerdlow SH, Campo E, Pileri SA, et al. The 2016 revision of the World Health Organization classification of lymphoid neoplasms [J]. Blood, 2016, 127(20): 2375-2390.

[2] Rosenthal A, Younes A. High grade B-cell lymphoma with rearrangements of MYC and BCL-2 and/or BCL-6: Double hit and triple hit lymphomas and double expressing lymphoma [J]. Blood Rev, 2017, 31(2): 37-42.

[3] Hu S, Xu-Monette ZY, Tzankov A, et al. MYC/BCL2 protein coexpression contributes to the inferior survival of activated B-cell subtype of diffuse large B-cell lymphoma and demonstrates high-risk gene expression signatures: a report from The International DLBCL Rituximab-CHOP Consortium Program [J]. Blood, 2013, 121(20): 4021.

绝处逢生
——一例滤泡淋巴瘤转化的弥漫性大 B 细胞淋巴瘤病例分享

一般情况

患者，女性，70 岁。

主诉：因"确诊淋巴瘤三年余"入院。

现病史：2018-12 患者因"现颈部淋巴结肿大 1 月余"至外院就诊，诊断为高级别 FL（3b 级，Ⅳ期），于 2018-12-06 至 2019-05 行 R-CHOP 方案化疗 8 周期，疗效评价为 CR；2020-05 患者发现左颈部淋巴结肿大，经外院再次活检病理检查，考虑为 DLBCL；于 2020-05 至 2021-12 先后使用 R-DICE 方案 4 个周期治疗，疗效评价为 PR；R 联合来那度胺 7 个周期治疗 +R 维持治疗，发生 PD；换用 R+ 吉西他滨 + 顺铂 + 地塞米松 6 个周期治疗，虽肿物较前缩小，但最终 PD；换用 R-DA-EPOCH 方案 1 个周期治疗，效果欠佳，遂来我院。

既往史：1997 年确诊为甲状腺功能亢进，2018 年确诊冠心病，口服药物治疗。

治疗历程

2018-12 至 2019-05

初始治疗

病理检查(我院会诊):(右颈部淋巴结)高级别 FL,考虑 3b 级。

免疫组化:CD20(+),CD79a(+),CD3(-),CD5(-),CD43(-),CD10(+/-),Bcl-2(+),CD23(FDC 网+),Cyclin-D1(-),Bcl-6(少部分+),MUM-1(少部分+),Ki-67(+,60%)。

诊疗经过(外院):患者于 2018-12 因"发现颈部淋巴结肿大 1 月余",至外院就诊,诊断为 FL(3b 级,Ⅳ期,PS 评分 1 分),行 RCHOP 方案化疗 8 个周期,疗效评价为 CR。

2020-05 至 2020-09

二线治疗

2020 年 5 月左颈部淋巴结再次增大,再次取活检后病理:(左颈部淋巴结)符合 B 细胞 NHL,考虑 DLBCL,非生发中心型。免疫组化:CD3(-),CD5(-),CD20(+),CD79a(+),CD10(-),Bcl-2(弥漫+),Bcl-6(20%),CD23

(FDC+), Mum-1(+), C-MYC(10%), CD43(+), Cyclin-D1(-), Ki-67(80%)。

诊疗经过（外院）：患者 2020-05 发现"左颈部淋巴结肿大"，完善病理检查，结果提示为 DLBCL，非生发中心型。于 2020-05 至 2020-08 行 R-DICE 方案 4 个周期治疗，复查 CT，疗效评价为 PR，Ⅳ度骨髓抑制，经对症处理后好转。

2020-09 至 2021-05

二线维持治疗

诊疗经过（外院）：患者经二线治疗疗效 PR，毒性大，故换 R+来那度胺联合治疗 7 个周期，2021-04 开始性 R 维持治疗，患者于 2021-06 发现疾病进展。

2021-06 至 2021-12

三线治疗

诊疗经过（外院）：患者经两线治疗发生疾病进展后换用 R+吉西他滨+顺铂+地塞米松 6 个周期治疗，治疗过程中肿瘤较前缩小，但第 6 个周期化疗后最终发生疾病进展。

2021-12

四线治疗
诊疗经过（本院）：换用R-DA-EPOCH治疗1个周期，疗效欠佳。

2022-01至2022-05

五线治疗
诊疗经过（本院）：患者经前四线治疗均出现复发或疾病进展，使用利妥昔单抗联合方案疗效欠佳，转入我院，初步诊断为滤泡淋巴瘤转化的DLBCL；冠心病。给予患者G+苯达莫司汀（70mg/m^2）+阿糖胞苷5个周期治疗，治疗后经PET-CT检查疗效评价为CMR，后续给予颈部巩固性放疗，截至2023-10仍未复发。

病理学检查

患者于外院从2018-12起先后经一线治疗（8个周期R-CHOP方案），疗效评价为CR。1年后复发，二线治疗（4个周期R-DICE），疗效评价为PR。二线维持治疗（7个周期R+来那度胺，R维持治疗）出现PD。三线治疗（6个周期R+吉西他滨+顺铂+地塞米松）虽治疗过程中肿物较前缩小,但患者最终发生疾病进展。故改用四线治疗 R-DA-EPOCH 1 个周期治疗,患者治疗效果欠佳。最终转入我院行五线治疗(5 个周期 G+ 苯达莫司汀 + 阿糖胞苷,颈部局部放疗),PET-CT 疗效评价为 CMR。(图 6-13-1)

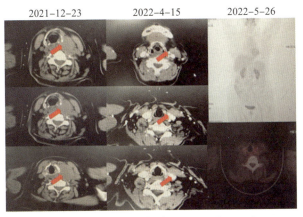

图 6-13-1　化疗后复查 PET/CT(CMR)

《DLBCL

专家点评

高级别 FL-3b 级目前认为其生物学行为不同于低级别 FL,属于侵袭性淋巴瘤,治疗原则参照 DLBCL;尽管多数患者经 R-CHOP 一线治疗后可获得完全缓解,有治愈希望,但仍有高达 40% 左右的患者表现为复发难治型[1,2]。此病例患者在一线治疗后仅 1 年出现早期复发,病理类型转化为DLBCL，提示预后不佳[3]。患者随后选用多线以利妥昔单抗为基础的联合方案治疗，均未能达到深度缓解且缓解持续时间短，提示肿瘤细胞多药耐药，亟须新药突破。

近年来，针对复发难治DLBCL，新型靶向药物及新型治疗手段层出不穷，这些新药物及新疗法可能具有持久控制疾病的潜力，能够为患者带来明显的生存获益[4]。其中奥妥珠单抗是一种经糖基化改造的Ⅱ型人源化抗CD20单克隆抗体，它的创新结构和机制可增强抗体依赖性细胞介导的细胞毒作用和抗体依赖性细胞介导的吞噬作用，加强对B细胞淋巴瘤细胞的杀伤力[5]。Gallium研究显示[6]，在滤泡淋巴瘤上奥妥珠单抗治疗疗效显著优于利妥昔单抗。结合该患者具有滤泡淋巴瘤转化背景的病理特征，故选用奥妥珠单抗联合治疗，患者治疗后肿瘤显著缩小，疗效评价为CMR，且缓解持续时间超过19个月，可见奥妥珠单抗联合治疗方案可以作为R/R DLBCL患者的治疗选择。

病例作者 王海英 河南省肿瘤医院

点评专家 姚志华 河南省肿瘤医院

参考文献

[1] Ott G, Katzenberger T, Lohr A, et al. Cytomorphologic, immunohistochemical, and cytogenetic profiles of follicular lymphoma: 2 types of follicular lymphoma grade 3 [J]. Blood, 2002, 99(10): 3806-3812.

[2] Barraclough A, Bishton M, Cheah CY, et al. The diagnostic and therapeutic challenges of grade 3B follicular lymphoma [J]. Br J Haematol, 2021, 195(1): 15-24.

[3] Fischer T, Zing NPC, Chiattone CS, et al. Transformed follicular lymphoma [J]. Ann Hematol, 2018, 97(1): 17-29.
[4] Nastoupil LJ, Bartlett NL. Navigating the Evolving Treatment Landscape of Diffuse Large B-Cell Lymphoma [J]. J Clin Oncol, 2023, 41(4): 903-913.
[5] 中国临床肿瘤学会（CSCO）淋巴瘤专家委员会. 奥妥珠单抗临床用药指导原则中国专家共识（2021年版）[J]. 白血病·淋巴瘤, 2021, 30(10): 581-587.
[6] Hiddemann W, Barbui AM, Canales MA, et al. Immunochemotherapy with Obinutuzumab or Rituximab for Previously Untreated Follicular Lymphoma in the GALLIUM Study: Influence of Chemotherapy on Efficacy and Safety [J]. J Clin Oncol, 2018, 36(23): 2395-2404.

第七篇
广泛应用篇

惰性淋巴瘤尚无法治愈,华氏巨球蛋白血症(WM)是一种少见的惰性成熟 B 细胞淋巴瘤,最常见的首发症状是与正细胞性贫血相关的疲劳,中位发病年龄为 71 岁[1]。对于有症状 WM 患者,抗 CD20 单抗联合苯达莫司汀、蛋白酶体抑制剂、BTK 抑制剂均为常见的治疗选择,其中抗 CD20 单抗 + 苯达莫司汀为国内外指南中治疗新诊断 WM 的首选方案之一[1, 2]。第 11 届 WM 国际工作组会共识小组将新型抗 CD20 单抗作为 R/R WM 首选药物,OBI-1 研究发现奥妥珠单抗作为诱导治疗序贯维持治疗展现了良好的疗效和可接受的毒性,联合应用奥妥珠单抗与 PI3K 抑制剂也显示出生存获益,2 年总生存(OS)率近 90%,为 WM 患者带来了新的希望[3-5]。

部分惰性淋巴瘤如滤泡性淋巴瘤(FL)、边缘区淋巴瘤(MZL)等患者诊断数年之后可能会发生组织学改变,使得疾病由惰性转变为侵袭性,弥漫性大 B 细胞淋巴瘤(DLBCL)是最常见的转化形式。不同的组织学类型对应的转化风险和生物学特性亦有差异,约有 11%~30% 的 FL 患者可能转化为 DLBCL,脾 MZL 患者的转化概率为 11%[6]。对于这部分转化患者,通常采用含抗 CD20 单抗的免疫化疗 ± 挽救性造血干细胞移植来改善患者预后[7]。新型抗 CD20 单抗奥妥珠单抗能够克服利妥昔单抗耐药,并且具有更强的抗肿瘤效应,有望为这部分转化患者带来更好的生存结局。

伯基特淋巴瘤（BL）是一种具有高度侵袭性的B细胞非霍奇金淋巴瘤，恶性程度极高，细胞生长和倍增迅速，及时予以患者有效的治疗非常关键。基于抗CD20单抗在侵袭性淋巴瘤中的应用可改善结局，BL治疗以含抗CD20单抗的强化化疗方案为主，中枢受累患者首选CODOX-M/IVAC（环磷酰胺、长春新碱、多柔比星、甲氨蝶呤/异环磷酰胺、依托泊苷和阿糖胞苷）+抗CD20单抗[7,8]。

目前临床上还存在具备高肿瘤负荷特征、状态不佳的淋巴瘤患者，预后明显较差，在化疗期间常发生肿瘤溶解综合征（TLS）。对于这部分患者，应注意预防TLS，尽可能选择高效且安全性良好的治疗药物[7]。一项研究显示，含奥妥珠单抗的联合治疗方案可快速缓解高肿瘤负荷状态，94.7%患者经1个周期治疗后肿瘤负荷明显降低，并且TLS的发生率较低[9]。在无化疗方案中，来那度胺联合奥妥珠单抗可增强T细胞和NK细胞功能，提升抗体依赖性细胞介导的细胞毒性/吞噬（ADCC/ADCP）效应，能获得更好的抗肿瘤疗效且安全性可控，在高肿瘤负荷的初治晚期FL患者中2年无进展生存（PFS）率达96%，客观缓解率高达98%，无计划外的安全信号[10]。

此外，部分自身免疫性疾病与B细胞反应失调、产生自身抗体有关，基于对CD20阳性B细胞的靶向清除作用，抗CD20单抗已经成为这些疾病临床可考虑的治疗选择之一[11]。在原发免疫性血小板减少症（ITP）中，抗CD20单抗通过清除B细胞、减少抗血小板抗体，减少免疫介导的血小板清除，可与重组人血小板生成素（rhTPO）联合用于ITP治疗，助力血小板提升[12,13]。应用新型抗CD20单抗奥妥珠单抗、优化治疗剂量、与其他治疗手段联合治疗有望提高ITP长期疗效，同时可兼顾安全性。

总之，对于众多 B 细胞恶性肿瘤及一些自身免疫性疾病，奥妥珠单抗是有潜力的治疗选择。

本篇章共纳入 8 例精彩病例。第 1 例是江苏省人民医院梁金花医生分享的一例 75 岁女性患者。该患者于 2019 年 11 月因颈部淋巴结肿大且包块逐渐增大入院，在外院确诊为 DLBCL（non-GCB 型，Ⅲ期 B 组），且 CD79a（+），经一线 R-CHOP 方案治疗 6 个周期后获得 PR，继续 2 个周期 R-CHOP 方案后 PD；二线换用 4 个周期 GemOx+BTK 抑制剂，评估为 CR 后继续 BTK 抑制剂维持治疗。然而，患者半年内再次发生疾病进展。2021 年 11 月患者入住本科室，接受 4 个周期 GB 的三线挽救治疗策略，2 个周期后增强 CT 提示 CRu，血浆 NGS 提示 MRD 阴性；随后给予 2 个周期 G 单药治疗，仍维持 CRu。

第 2 例是吉林大学白求恩第一医院李佳、国巍医生分享的一例 BL 病例。该患者为老年男性，诊断为多 NHL-BL（Ⅳ期 B，IPI 评分 5 分，高危组）。2022 年 6 月至 11 月予 G+MTX 方案 6 个周期治疗后 PET-CT 疗效评估为 PR，第 7、第 8 周期改用 G 单药治疗，8 个周期后 PET-CT 提示疗效为 PR，家属拒绝局部放疗。患者治疗相对顺利，未出现严重并发症。可见奥妥珠单抗在高龄 BL 患者治疗中的疗效与安全性良好。

第 3 例是中国医学科学院血液病医院陈云飞医生分享的一例 ITP 病例。该患者为女性，22 岁，入院前 16 个月被诊断为 ITP。既往使用静脉注射人免疫球蛋白（IVIg）、糖皮质激素、促血小板生成素受体激动剂（TPO-RA）等药物不能获得长期有效缓解。本次入院评估后，给予奥妥珠单抗治疗，患者血小板水平恢复至正常范围。由该病例治疗过程可见，奥妥珠单抗在 ITP 患者中疗效良好。

第 4 例是上海交通大学医学院附属瑞金医院孙芮医生分享的一例 FL 3A 级合并 DLBCL 的病例。本例患者为女性，61 岁，因"左眼眶肿物7月余"入院，完善影像学、病理学等检查后确诊为FL 3A级合并DLBCL，AA Ⅳ期，IPI评分4分，FLIPI评分4分，予以奥妥珠单抗-CHOP方案治疗后，中期疗效评估为部分缓解（PR）。由该病例治疗过程可见，含奥妥珠单抗的联合方案在FL 3A级合并DLBCL患者中疗效良好，安全性可控。

第5例是中国医学科学院血液病医院易树华医生分享的一例难治性淋巴浆细胞淋巴瘤/华氏巨球蛋白血症病例。该患者病理活检示MYD88-L265P突变阳性、CD20阳性，一线治疗选用以BTK抑制剂为基础的方案，治疗3个周期后疗效评估仅为微小缓解（MR），且治疗6个周期后疾病复发。继而给予利妥昔单抗联合苯达莫司汀方案治疗2个周期，疗效评估为SD（疾病稳定），再联合BTK抑制剂治疗1个周期后仍未获得缓解。后改用奥妥珠单抗联合来那度胺治疗，6个周期后疗效评估达VGPR（非常好的部分缓解），且血常规得以恢复，继续使用该方案约半年，未出现明显不良反应。

第6例是大连医科大学附属第二医院李娜医生分享的一例转化病例。该患者2018年诊断为滤泡淋巴瘤，因无治疗指征给予观察等待。2021年11月因右腹股沟淋巴结肿大再次穿刺诊断为经典霍奇金淋巴瘤，2021年12月至2022年3月接受一线治疗ABVD方案3个周期。治疗后PET-CT评估大部分病灶代谢消失，右腹股沟淋巴结代谢增高，再次穿刺活检，提示弥漫性大B细胞淋巴瘤+霍奇金淋巴瘤（组合性淋巴瘤），弥漫性大B细胞淋巴瘤考虑滤泡转化。2022年4月至2022年8月予G-CHOP方案治疗6个周期，疗效评价为Deauville评分3分。患者拒绝自体造血干细胞移植，故针对局部腹股沟淋巴结残留行局部放疗，同时予奥妥珠单抗及PD-1单抗维持治疗。至2023年6月基本情况良好，现持续随访中。

第7例是中山大学孙逸仙纪念医院杨文娟医生分享的一例

反复咳嗽、气促近6年的62岁男性患者。该患者入院6年前已诊断为MALT，给予多种方案治疗好转后停药。停药4年后再次出现反复咳嗽、气促，就诊于我科诊断为DLBCL（MALT转化，ⅣB期，P53阳性，non-GCB型，NCCN-IPI评分6分，高危组），经综合考虑最终使用了奥妥珠单抗+泽布替尼+来那度胺治疗方案，治疗3个周期后完善PET-CT进行疗效评估，结果为CR，之后继续同前治疗。治疗期间未出现药物相关严重不良反应，疗效及安全性满意。

第8例是温州医科大学附属第一医院陈怡医生分享的一例CLL转化为DLBCL的病例。该患者因发现颈部肿块入院，诊断为CLL。患者淋巴结肿大，快速进展，予BTK抑制剂治疗后白细胞逐渐恢复正常，淋巴结肿大消退。后患者发现右侧扁桃体肿大，伴吞咽异物感，确诊为DLBCL（非生发中心型），ⅢA期，IPI评分1分。予以R-CHOP方案治疗，治疗期间出现新发病灶，属于复发/难治性（R/R）DLBCL。随后予以GBV方案（奥妥珠单抗1000mg d1，苯达莫司汀25mg d2—3，维奈克拉爬坡调整剂量至400mg）进行3个周期的化疗，C3疗效评估为CR。但患者治疗期间感染新冠病毒，故治疗间歇期延迟。后加强静脉丙种球蛋白输注及胸腺素提升免疫功能，新冠病毒转阴后继续GBV方案治疗，疗效佳，达CR。本病例提示奥妥珠单抗联合苯达莫司汀和维奈克拉在R/R DLBCL患者中可带来有效、安全的缓解。

徐 卫　　白 鸥

参考文献

[1] Gertz MA. Waldenström macroglobulinemia: 2023 update on diagnosis, risk stratification, and management [J]. Am J Hematol, 2023, 98(2): 348-358.
[2] 中国临床肿瘤学会指南工作委员会. 中国临床肿瘤学会（CSCO）恶性血液病诊疗指南2023 [M]. 北京：人民卫生出版社, 2023.
[3] D'Sa S, Matous JV, Advani R, et al. Report of consensus panel 2 from the 11th international workshop on Waldenström's macroglobulinemia on the management of relapsed or refractory WM patients [J]. Semin Hematol, 2023, 60(2): 80-89.
[4] Wróbel T, Kalicinska E, Zaucha JM. et al. Obinutuzumab induction and maintenance in patients with relapsed/refractory waldenstrom macroglobulinaemia [Z]. 2023 EHA, Abstract: P1103.
[5] Tomowiak C, Poulain S, Herbaux C, et al. Obinutuzumab and idelalisib in symptomatic patients with relapsed/refractory Waldenström macroglobulinemia [J]. Blood Adv, 2021, 5(9): 2438-2446.
[6] 姜文奇, 王华庆, 高子芬等. 淋巴瘤诊疗学 [M]. 北京：人民卫生出版社, 2016.
[7] 中国临床肿瘤学会指南工作委员会. 中国临床肿瘤学会（CSCO）淋巴瘤诊疗指南2023 [M]. 北京：人民卫生出版社, 2023.
[8] Crombie J, LaCasce A. The treatment of Burkitt lymphoma in adults [J]. Blood, 2021, 137(6): 743-750.
[9] Wan X, Guo W, Wang XT, et al. The Short-Term Efficacy and Safety of Obinutuzumab Plus Chemotherapy in B-NHL with High Tumor Burden: A Real-World, Retrospective Study [J]. Blood, 2022, 140(Supplement_1): 11977-11978.
[10] Ivanov V, Yeh SP, Mayer J, et al. Design of the VIALE-M phase III trial of venetoclax and oral azacitidine maintenance therapy in acute myeloid leukemia [J]. Future Oncol, 2022, 18(26): 2879-2889.
[11] Kaegi C, Wuest B, Crowley C, et al. Systematic Review of Safety and Efficacy of Second- and Third-Generation CD20-Targeting Biologics in Treating Immune-Mediated Disorders [J]. Front Immunol, 2022, 12: 788830.
[12] Audia S, Mahévas M, Nivet M, et al. Immune Thrombocytopenia: Recent Advances in Pathogenesis and Treatments [J]. Hemasphere, 2021, 5(6): e574.
[13] 中华医学会血液学分会血栓与止血学组. 成人原发免疫性血小板减少症诊断与治疗中国指南（2020年版）[J]. 中华血液学杂志, 2020(8): 617-623.

点亮新生
——一例复发/难治老年弥漫性大 B 细胞淋巴瘤病例分享

一般情况

患者,女性,75岁。

主诉:因"出现颈部淋巴结肿大,未予特殊重视,后包块逐渐增大"于 2022-05 入院就诊。

现病史:一线接受 R-CHOP 方案,二线接受 GemOx+BTK 方案后均进展,入我院进一步治疗。

【初始治疗】 2020-06 至 2020-12

病理学检查

颈部淋巴结穿刺:(右侧中央区及右侧颈部淋巴结)DLBCL(非生发中心 B 细胞样),淋巴结结构破坏,肿瘤细胞弥漫分布,细胞异型。CD20(+),CD79a(+),PAX5(+),CD3(-),CD45RO(±),CD5(-),CD23(-),Cyclin-D1(-),SOX11(-),Bcl-2(-),Bcl-6(-),CD10(-),Mum-1(-),C-MYC(+),CD21(+),Ki-67(60%),EBER(-)。骨髓形态+活检+染色体+分子示,阴性。

实验室检查

血生化：LDH 高于正常值上限。

影像学检查

PET-CT：双侧颈部、颌下、颏下、锁骨区、胸大肌深面、腋窝、肺门、纵隔气管前腔静脉后、主肺动脉窗、隆突下、左侧内乳区、右侧膈上、上腹腔、腹膜后、盆腔内髂血管旁、腹股沟多发大小不等淋巴结，右侧锁骨区部分融合成团，较大截面 3.5cm×2.1cm，FDG 代谢增高（SUVmax 9.9）；轻度脾肿大，FDG 代谢轻度弥漫性增高。

疾病诊断

DLBCL，non-GCB，Ⅲ期 B 组，IPI 评分 3 分，ECOG 评分 1 分

治疗历程

患者于 2022-05 因"发现颈部淋巴结持续肿大"至院外就诊，一线接受 R-CHOP（利妥昔单抗 375mg/m² d1，环磷酰胺 750mg/m² d1，多柔比星 50mg/m² d1，长春新碱 1.4mg/m² d1，泼尼松 100mg d1—5）6 个周期，疗效评价

为 PR；继续 2 个周期 R-CHOP 方案后 PD。（图 7-1-1）

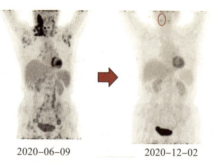

图 7-1-1 一线治疗影像评估结果

【第一次疾病进展】 2021-02 至 2021-06

治疗历程

患者于 2021-02 二线换用 GemOx（吉西他滨 1000mg/m² d1、8，奥沙利铂 100mg/m² d1）+ 泽布替尼 160mg bid 4 个周期，疗效评价为 CR；2021-06 接受泽布替尼维持治疗，2021-11 再次出现颈部新包块。（图 7-1-2）

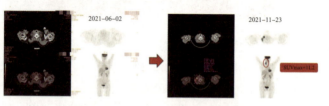

图 7-1-2 二线治疗影像评估结果

【第二次疾病进展】 2021-11 至 2022-02

病理学检查

颈部淋巴结穿刺：肿瘤细胞CD3（-），CD5（-），CD43（-），CD20（+），Pax-5（+），Bcl-2（90%+），Bcl-6（-），CD10（-），MUM1（+），C-MYC（90%+），κ（部分+），λ（-），CD21（-），CD23（-），Ki-67（+，80%），P53（25%+），CD30（-），原位杂交EBER（-），Cyclin-D1（-），SOX11（-）。（图7-1-3～图7-1-6）

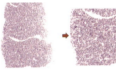

图7-1-3 淋巴结穿刺结果

图7-1-4 HE结果

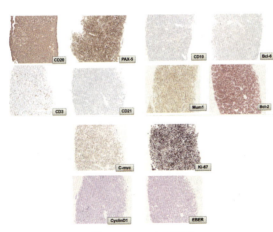

图7-1-5 IHC结果

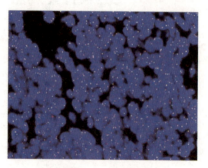

图 7-1-6 FISH 结果

实验室检查

血生化：LDH 正常。

影像学检查

PET/CT：双侧颈部及右侧锁骨区多枚肿大淋巴结，较大者位于右侧颈部，FDG 代谢增高（Deauville 评分 5 分），考虑淋巴瘤浸润，结合病史，提示疾病进展。

疾病诊断

DLBCL,non-GCB,DEL,MYC断裂,Ⅲ期B组,IPI评分1分,ECOG评分1分

治疗历程

患者于2021-11再次出现颈部新包块至本院就诊,给予患者GB(奥妥珠单抗1000mg d1,苯达莫司汀90mg/m^2 d1—2)4个周期,2个周期后增强CT提示CRu,NGS提示MRD阴性;随后给予患者G单药2个周期,仍维持CRu。(图7-1-7)

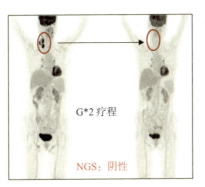

图7-1-7 三线治疗疗效评估的影像学结果

疗效总结

本例患者为高龄 DLBCL（non-GCB 型，Ⅲ期 B 组），一线经 6 个周期 R-CHOP 方案治疗后获得 PR，但继续 2 个周期 R-CHOP 治疗后达到 PD；二线换用 4 个周期 GemOx+ 泽布替尼治疗，实现 CR 后继续泽布替尼维持治疗，仅半年内再次 PD。2021 年 11 月底，给予该患者 GB 4 个周期三线挽救治疗，2 个周期后增强 CT 提示 CRu，血浆 NGS 提示 MRD 阴性；随后给予 G 单药 2 个周期治疗仍维持 CRu。由此可见，对于高龄、缓解时间短且反复进展、病灶相对惰性的 DLBCL 患者，GB 方案能够带来快速且深度的缓解，为患者带来新生。

专家点评

相关研究显示，DLBCL 患者确诊时的中位年龄为 66 岁，约 1/3 患者的确诊年龄＞75 岁[1]。由于老年 DLBCL 患者的疾病异质性较大，具有合并症多、对化疗耐受力差、侵袭程度高、复发风险高等特点[2]，其接受标准 R-CHOP 方案的 OS 较差[1]。对于不适合 R-CHOP 方案或 R-CHOP 治疗失败的老年 DLBCL 患者，其治疗尤其面临巨大挑战，亟须兼顾疗效与安全性的治疗策略[1, 2]。

本例患者年龄较大，在短期内反复进展，对利妥昔单抗原发耐药，病灶仅局限结内且呈现相对惰性的临床过程

（SUVmax < 13），因此临床治疗过程中应选择患者既能承受且可能获益的治疗方案。结合患者的临床特征及基因表达谱，从抗 CD20 单抗、化疗药、靶向药三个方面考虑下一步治疗选择，最终选择在三线挽救治疗时给予该患者 4 个周期 GB 方案，原因主要有以下两点：1. 患者可能存在利妥昔单抗原发耐药，奥妥珠单抗能进一步克服 RTX 耐药，故选择奥妥珠单抗[3]。2. 考虑患者身体因素以及 2023 年第 5 版 NCCN B 细胞淋巴瘤指南三线治疗的推荐和证据，故选择苯达莫司汀作为化疗药物[4-6]。该例患者三线接受 GB 方案 2 个周期后增强 CT 提示 CRu，血浆 NGS 提示 MRD 阴性，随后 2 个周期 G 单药仍维持 CRu。

综上所述，在制定个体化治疗方案时应充分了解患者临床特征和基因表达谱，进而带来持续、深度缓解。该病例提示，对于利妥昔单抗原发耐药、临床过程相对比较惰性且没有发生新的驱动基因突变的 R/R 老年 DLBCL 患者，GB 方案是可考虑的安全有效的方案，可作为此类人群的治疗选择。

病例作者　梁金花　江苏省人民医院

点评专家　徐　卫　江苏省人民医院

参考文献

[1] Di M, Huntington SF, Olszewski AJ. Challenges and Opportunities in the Management of Diffuse Large B-Cell Lymphoma in Older Patients [J]. Oncologist, 2021, 26(2): 120-132.

[2] 李巧伹，邹立群. 老年弥漫大B细胞淋巴瘤的分层治疗策略 [J]. 国际肿瘤学杂志, 2021, 48(5): 317-320.

[3] Meriranta L, Alkodsi A, Pasanen A, et al. Molecular features encoded in the ctDNA reveal heterogeneity and predict outcome in high-risk aggressive B-cell lymphoma [J]. Blood, 2022, 139(12): 1863-1877.

[4] Weidmann E, Kim SZ, Rost A, et al. Bendamustine is effective in relapsed or refractory aggressive non-Hodgkin's lymphoma [J]. Ann Oncol, 2002, 13(8): 1285-1289.

[5] Ohmachi K, Niitsu N, Uchida T, et al. Multicenter phase II study of bendamustine plus rituximab in patients with relapsed or refractory diffuse large B-cell lymphoma [J]. J Clin Oncol, 2013, 31(17): 2103-2109.

[6] NCCN Guidelines: B-Cell Lymphomas Version 5.2023 [EB/OL]. http://www.nccn.org.

克敌制胜
——一例伯基特淋巴瘤病例分享

一般情况

患者,男性,82岁。

主诉:因"上腹部胀痛1个月,加重伴黑便2周"入院。

现病史:患者于1个月前胃部不适、伴嗳气、食欲缺乏后逐渐加重,仅可进流食,伴间断腹部胀痛(服用抑酸药不缓解),当地医院查血常规提示贫血;2周前出现柏油样便,胃镜:胃溃疡(抑酸、止血、输血治疗)。2022-06-18中日联谊医院腹部CT:怀疑胃恶性肿瘤伴肝脏、腹膜后淋巴结、腹盆腔转移;胃镜病理:初步考虑NHL。

一般情况:伴盗汗;1个月体重减轻3kg;睡眠正常,无发热;ECOG评分3分;腹壁可见腹带加压包扎、左侧腹壁可见两枚引流管置入。

既往史:脑梗死、无后遗症。

第七篇 广泛应用篇

实验室检查

血常规：WBC 6.34×10^9/L，Hb 120g/L，MCV 95.2fL，MCHC 321g/L，血小板 327×10^9/L，LDH 371U/L，β2-MG 8.78mg/L。

肾功能：肌酐 141.4μmol/L，尿酸 830μmol/L。

血生化：LDH 432U/L；β2-MG 4.22mg/L。

粪便常规：潜血 +。

凝血常规，尿常规，肝功能，电解质，血糖未见异常。

EB 病毒核酸定量：阴性。

HBV、HCV、HIV、TP：未见异常。

感染 EB 病毒的淋巴细胞亚群检测报告：外周血 EBV DNA 拷贝数检出数值低于检测下限，CD3+CD4+ 细胞，CD3+CD8+ 细胞，CD3−CD19+ 细胞，CD56+ 细胞均为检测 EBV DNA 拷贝（精度 基因拷贝/100 万个细胞）。

影像学检查

PET-CT：全身多处高肿瘤负荷：颈部、腋窝、腹股沟、盆腔淋巴结，相邻输尿管分界不清 12.0cm×8.0cm（SUVmax 17.0）；胸膜、心包、右侧膈肌、腹膜及网膜（SUVmax 15.3）；肝实质结节及团块影，6.1cm×4.4cm（SUVmax 17.6）；胆囊局限壁厚、团块，3.2cm×2.8cm（SUVmax 13.2）；胃壁不均匀增厚（SUVmax 15.6）；右侧臀中肌、胸部、臀部皮下脂肪间 1.1cm×0.8cm（SUVmax 12.2）；全身多发骨：脊柱多个椎体、右侧第 1 胸锁关节

（SUVmax 13.2）。（图7-2-1）

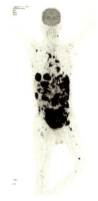

图7-2-1 入院PET-CT

病理学检查

病理诊断：肿瘤细胞中等大小，低倍镜下可见星空现象，结合IHC及FISH，诊断为（胃）NHL，伴大量EBV感染；WHO分类：BL。

病理（胃）IHC：Ki-67（+，＞95%），CD20（+），Pax-5（+），CD79a（+），CD3（-），CD5（-），CD10（+），Bcl-6（+），Bcl-2（-），CD21（-），CD19（+），C-MYC（+70~80%），P53（弱+70%），Cyclin-D1（-），LCA（+），TdT（-），CD38（+）；原位杂交：EBER（+）80%；分子病理：B细胞基因重排。

骨髓涂片：有核细胞增生活跃，其中粒系占24.5%，红系占 16%；淋巴细胞比例增多占 59.9%；低倍镜可见星空现象。

骨髓活检 + 骨髓免疫病理：送检骨髓未见异常淋巴细胞明显增多。IHC：CD3 少数 +，CD5 少数 +，CD20（个别 +），PAX5（个别 +），TdT（个别 +），CD10（少数 +），Bcl-2（少数 +），Bcl-6（-），Cyclin-D1（-），C-MYC（个别 +）。

骨髓免疫分型：淋巴细胞表型未见明显异常，未见明显异常原始细胞及单克隆 B 淋巴细胞。

腹腔积液淋巴细胞免疫表型分析：淋巴细胞比例增高，占有核细胞 90.54%，CD4/CD8b 比值略低（=0.49），CD38+ 活化 T 淋巴细胞比例增高，表型未见明显异常，未见明显异常原始细胞及单克隆 B 淋巴细胞。

FISH 检测：存在 MYC（8q24）基因易位。

疾病诊断

NHL-BL，Ⅳ期 B，IPI 评分 5 分，高危组

累及全身多处淋巴结，全身多处浆膜（胸膜、心包、右侧膈肌、腹膜及网膜），肝、胆囊、胃壁、皮肤、全身多处骨

鉴别诊断

高级别B细胞淋巴瘤（HGBL）：指在形态学和遗传学特点介于DLBCL与BL之间的一类高侵袭性B细胞淋巴瘤，包括HGBL，伴Myc，Bcl-2和（或）Bcl-6重排；HGBL，NOS。本病例具有以下特点：男性，分期晚、受累广泛、进展迅速的特点，病理形态学见中等大小肿瘤弥漫生长，见星空现象，病理石蜡切片IHC提示高度侵袭性，Ki-67（+，>95%），CD10（+），Bcl-6（+），Bcl-2（-），C-MYC（+，70%~80%），CD38（+），且病理切片FISH见MYC基因重排，综上，考虑患者BL诊断明确。但由于其为老年发病，与典型的BL发病年龄不符，因此需高度注意与HGBL相鉴别，还需补充Bcl-2、Bcl-6的FISH结果或病理组织的NGS检测，与患者及家属沟通后，拒绝进一步进行以上检查。

治疗历程

第1、2周期

2022-06-30予患者G（1000mg）+半量CDOP+聚乙二醇化粒细胞刺激因子预防；分别于2022-07-07、2022-07-14予G（1000mg）治疗；2022-07-21予患者G+HD-MTX方案治疗和腰穿+鞘注的中枢预防，2个周期后并发下肢带状疱疹、给予止痛、营养神经、对症支持治疗后好转，完善检查提示腹腔淋巴结缩小 62%，疗效评估为 PR。

第 3、4 周期

2022-08-10 予患者 G（1000mg）+半量 CDOP+ 聚乙二醇化粒细胞刺激因子预防；2022-08-11 予腰穿 + 鞘注；2022-08-25 予 G+HD-MTX 方案治疗和腰穿 + 鞘注，期间无并发症。4 个周期后 PET-CT 提示疗效评估为 PR。

第 5、6 周期

2022-09-14 予患者 G（1000mg）+ C（2/3 量）D（足量）O（1/2 量）P（足量）+ 聚乙二醇化粒细胞刺激因子预防；2022-10-06 予 G+HD-MTX，期间无并发症，6 个周期后 PET-CT 提示疗效评估为 PR。（图 7-2-2）

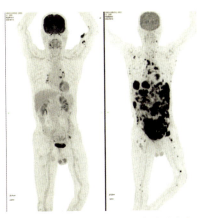

图 7-2-2 PET-CT：治疗前（左）VS 4 个周期后（2022-09-14，右）

第 7、8 周期

分别于 2022-10-22 和 2022-11-13 予患者 G 单药治疗，8 个周期后 PET-CT 提示代谢略升高，疗效为 PR，放疗科会诊后建议患者考虑局部放疗，但家属拒绝。

生存随访：患者 2023 年 1 月 30 日因肺炎（Covid-19 肺炎可能）于我院呼吸内科住院期间死亡（复查淋巴瘤疾病稳定）。

疗效总结

本例患者于 2022-06 因"上腹部胀痛 1 个月,加重伴黑便 2 周"入院,经 PET-CT、多部位病理检查等明确诊断为高危 BL 并累及多器官,予 G+MTX 方案 8 个周期治疗,经 2 个周期治疗后 PET-CT 疗效评估达到 PR(腹腔淋巴结缩小 62%),2 个周期后并发下肢带状疱疹、给予止痛、营养神经、对症支持治疗后好转;第 4、6、8 周期治疗后患者仅残存髂血管旁 1cm,Deauville 评分 4 分的高代谢灶且治疗期间未出现输注反应和过敏反应,疗效及安全性令人满意。(图 7-2-3)

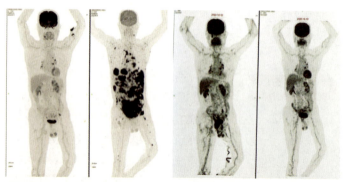

图 7-2-3 PET-CT:治疗前(左一)VS 4 个周期后(左二)VS 6 个周期后(右二)VS 8 个周期后(右一)

专家点评

BL 是一种极具侵袭性但可治愈的 NHL 亚型。虽然年轻患者对积极的化学免疫治疗有良好的预后,但这种疾病在罕见的老年患者中的由于年龄、合并症和体能状态造成的限制可能会削弱生存优势[1]。这是一例高龄 BL,对于此部分(≥60岁)患者参考 NCCN BL 指南(V5 2022)推荐的标准化治疗方案:靶向药物联合强化疗方案,同时调整 CDOP 方案的剂量[2]。再针对患者症状做个体化治疗:首先是高肿瘤负荷,第一周期治疗过程中需高度警惕并预防肿瘤溶解综合征的发生,因此调整了 CDOP 方案的给药时间;第二:累及胃肠道、合并消化道出血,提示我们在整体的方案制定过程中需要高度警惕消化道再次出血或穿孔、甚至导致腹膜炎等危及生命的并发症出现,所以制定的方案既要杀伤肿瘤,也要给予消化道黏膜修复的时间,同时在辅助治疗方面要加强抑酸、保护黏膜、促进修复的治疗;第三:高危、多处结外受累的 BL,同样需要关注中枢侵犯的问题,所以在治疗过程中给予了 HD-MTX 及腰穿+鞘注充分的中枢预防。

在治疗过程中,患者首周期治疗相对顺利,未出现严重并发症,2 个周期治疗即达到 PR,仅短暂合并带状疱疹,经对症支持治疗后好转;第 4、6、8 周期治疗后患者仅残存髂血管旁 1cm 的高代谢灶。综上,奥妥珠单抗联合化疗对高龄、伴有严重并发症、高肿瘤负荷的 BL 安全、有效。

> 奥妥珠单抗的应用,为我国惰性 B 细胞淋巴瘤患者带来了治疗新希望,显著降低了患者复发和死亡风险。

病例作者 李佳 / 国巍 吉林大学白求恩第一医院

点评专家 白 鸥 吉林大学白求恩第一医院

参考文献

[1] Burns, Ethan A, Wilson JJ, Mathur S, et al. Long-term outcomes in patients with Burkitt lymphoma older than 65 years: an analysis of the Texas Cancer Registry [J]. Annals of hematology, 2023.

[2] NCCN Guidelines:Burkitt Lymphoma guidelines V5.2022 [EB/OL]. http://www.nccn.org.

刀剑出鞘，例无虚发
——新型抗 CD20 单抗化解原发免疫性血小板减少症患者的治疗危机

一般情况

患者，女性，22 岁。

主诉：诊断 ITP 16 个月。

现病史：患者于 16 个月前被诊断为 ITP。既往使用过 IVIg、糖皮质激素、TPO-RA 治疗。其中艾曲泊帕治疗无效，阿伐曲泊帕治疗后患者血小板最高只能达到 $40 \times 10^9/L$。

体格检查

无贫血貌，周身皮肤无皮疹、黄染、出血点，浅表淋巴结无肿大。咽部无充血，扁桃体无肿大。胸骨无压痛，双肺呼吸音清，未闻及干湿啰音。心率 122 次 / 分，律齐，各瓣膜听诊区未闻及病理性杂音。腹部平坦，无压痛及反跳痛，肝脾肋下未触及。双下肢无浮肿。

实验室检查

血常规：WBC 4.39×10^9/L，NEUT 3.06×10^9/L，HGB 108g/L，PLT 7×10^9/L。

抗血小板膜糖蛋白Ⅱb/Ⅲa抗体检测阳性，直接抗人球蛋白试验IgG1阳性。

免疫球蛋白定量+风湿三项：C3 0.52g/L，C4 0.13gL。抗核抗体滴度+ENA抗体谱：抗线粒体M2抗体弱阳性（+），抗核抗体阳性（1：3200）。

酸溶血试验：阴性。

淋巴细胞亚群：总T细胞（CD3+）75%，辅助/诱导T细胞（CD3+CD4+）50%，抑制/细胞毒T细胞（CD3+CD8+）23%，NK细胞（CD3–CD56+/CD16+）8%，总B细胞（CD19+）17%，总T细胞（CD3+）绝对计数660个/μl，辅助/诱导T细胞（CD3+CD4+）绝对计数439个/μl，抑制/细胞毒T细胞（CD3+CD8+）绝对计数201个/μl，NK细胞（CD3–CD56+/CD16+）绝对计数67个/μl，总B细胞（CD19+）绝对计数146个/μl。免疫分型-LGL：表达CD3，CD57，CD8，Perforin，Granzyme B，弱表达CD5，CD7，不表达CD16，CD4，CD56，TCRgd。T-LGL占淋巴细胞1.62%，表型如上，未见明显异常。

影像学检查

胸部 X 线检查:心肺膈未见明显异常。(图 7-3-1)

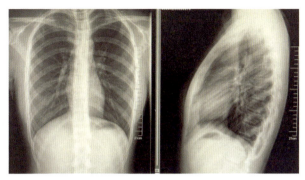

图 7-3-1 胸部数字化 X 线检查

病理学检查

骨髓涂片:增生明显活跃,粒系比例正常,形态大致正常。红系比例正常,以中晚幼红为主,成熟红细胞形态无明显异常。全片共见巨核细胞 108 个,分类 25 个,其中幼稚巨核细胞 1 个、颗粒型巨核细胞 22 个、裸核 2 个,血小板单个散在分布,少见。三系增生伴巨核细胞形成血小板不良骨髓象。

骨髓活检:骨髓增生大致正常(约 60%),粒红比例略减小,粒系各阶段细胞可见,以中幼及以下阶段细胞为主,嗜酸粒细胞散在分布,红系各阶段细胞可见,以中晚幼红细胞为主,巨核细胞不少,分叶核为主,淋巴细胞散在分布。网状纤维染色(MF-1 级,灶性)。

疾病诊断

ITP

治疗历程

2023-02-13

在阿伐曲泊帕（60mg）的基础上，予以奥妥珠单抗（静脉输注1次，1000mg）治疗，治疗过程中患者出现恶心呕吐，加强抗过敏治疗后症状缓解。后续患者的血小板水平逐渐上升至 $200 \times 10^9/L$ 以上。血小板计数变化如表4（D：天，W：周）。

表4 血小板计数变化

时间	D0	W1	W2	W3	W4	W5	W6	W7	W8	W9	W10	W11	W12
PLT（10^9/L）	26	30	77	126	152	271	229	165	319	202	未测	245	232

疗效总结

此例ITP患者病史较长，既往多种药物如糖皮质激素、TPO-RA等疗效均欠佳，血小板计数改善不明显。本次入院予以奥妥珠单抗治疗后,患者的血小板水平稳步上升至正常范围,提示奥妥珠单抗能为 ITP 患者带来有效缓解,满足部分 ITP 患者的治疗需求。

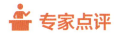

ITP 由血小板生成减少和血小板破坏增多引起,其治疗包括两个方面:减少血小板破坏,降低免疫应答;促进血小板生成,增加血小板生成素(TPO)水平。传统治疗药物如糖皮质激素存在高血压、骨质疏松等不良反应,不推荐长期使用,IVIg 一般不能持久治疗。近年来,创新药物如 TPO-RA、新一代抗 CD20 单克隆抗体、BTK 抑制剂等层出不穷,为 ITP 患者带来了更多选择。

本例患者既往多种药物治疗无效,考虑到药物有效性、安全性以及可及性,结合《成人原发免疫性血小板减少症诊断与治疗中国指南(2020 年版)》指南推荐和研究进展[1, 2],给予患者新一代的人源化抗 CD20 单抗奥妥珠单抗治疗,治疗后患者的血小板水平恢复至正常范围,提示奥妥珠单抗能为 ITP 患者带来有效缓解。

ITP 治疗手段不断变迁,抗 CD20 单抗是进一步治疗的重要治疗手段。为了提高长期疗效、兼顾安全性问题,多项研究对抗CD20单抗进行了剂量优化、与其他治疗手段联合治疗、优化抗体结构等方面的探讨。研究显示，第一代抗CD20单抗标准剂量与低剂量、固定剂量治疗ITP，疗效与安全性均相当[3-5]。此外，第一代抗CD20单抗与重组人TPO、糖皮质激素等药物联合治疗，可提高反应率[6,7]。新型抗CD20单抗奥妥珠单抗进行了结构优化，降低了免疫原性，同时具有更强的药理作用[8-10]，治疗前景值得期待。

病例作者　陈云飞　中国医学科学院血液病医院

点评专家　张　磊　中国医学科学院血液病医院

参考文献

[1] 中华医学会血液学分会血栓与止血学组. 成人原发免疫性血小板减少症诊断与治疗中国指南（2020年版）[J]. 中华血液学杂志, 2020, 41(08): 617-623.
[2] Herishanu Y, Levi S, Kamdjou T, et al. Obinutuzumab in the treatment of autoimmune haemolytic anaemia and immune thrombocytopenia in patients with chronic lymphocytic leukaemia/small lymphocytic lymphoma [J]. Br J Haematol, 2021, 192(1): e1-e4.
[3] Gracie C, Abbas Zaidi, Umesh Doobaree, et al. COMPARISON OF STANDARD- AND LOW-DOSE RITUXIMAB IN PRIMARY IMMUNE THROMBOCYTOPENIA (ITP): DATA FROM THE UK ITP REGISTRY [Z]. 2018 EHA, Abstract: S139.
[4] Mahévas M, Patin P, Huetz F, et al. Pesky, Long-Lived Plasma Cells in ITP [J]. Am J Hematol, 2013, 88(10): 858-861.
[5] Khellaf M, Charles-Nelson A, Fain O, et al. Safety and efficacy of rituximab in adult immune thrombocytopenia: results from a prospective registry including 248 patients [J]. Blood, 2014, 124(22): 3228-3236.
[6] Lucchini E, Zaja F, Bussel J. ituximab in the treatment of immune thrombocytopenia: what is the role of this agent in 2019? [J]. Haematologica, 2019, 104(6): 1124-1135.
[7] Wu YJ, Liu H, Zeng QZ, et al. All-trans retinoic acid plus low-dose rituximab vs low-

dose rituximab in corticosteroid-resistant or relapsed ITP [J]. Blood, 2022, 139 (3): 333-342.

[8] Mössner E, Brünker P, Moser S, et al. Increasing the efficacy of CD20 antibody therapy through the engineering of a new type II anti-CD20 antibody with enhanced direct and immune effector cell-mediated B-cell cytotoxicity [J]. Blood, 2010, 115 (22): 4393-4402.

[9] Herter S, Herting F, Mundigl O, et al. Preclinical activity of the type II CD20 antibody GA101 (obinutuzumab) compared with rituximab and ofatumumab in vitro and in xenograft models. Mol Cancer Ther [J]. Mol Cancer Ther, 2013, 12 (10): 2031-2042.

[10] Golay J, Da Roit F, Bologna L, et al. Glycoengineered CD20 antibody obinutuzumab activates neutrophils and mediates phagocytosis through CD16B more efficiently than rituximab [J]. Blood, 2013, 122 (20): 3482-3491.

长驱直入,一招制敌
——为滤泡性淋巴瘤 3A 级合并弥漫性大 B 细胞淋巴瘤患者治疗指明方向

一般情况

患者,女性,61 岁。
主诉:左眼眶肿物 7 月余。

既往史:否认高血压、糖尿病、心脏病等慢性病史;"左乳 1 点肿物"纤维腺瘤术后。

体格检查

浅表淋巴结未触及肿大压痛。

实验室检查

血常规:WBC 4.00×10^9/L,HGB 129g/L,PLT 194×10^9/L。
血生化:LDH 293U/L,β2-MG 1974ng/L。

影像学检查

PET-CT检查：1. 左眶内软组织肿块（与视神经分界不清），全身多发淋巴结显示伴部分增大、肿大，两侧胸膜增厚（以右侧为著并累及邻近胸背部肌肉），胃体大弯侧局限性增厚，子宫左后方软组织结节，腹膜结节，以上病灶FDG代谢明显增高。2. 鼻咽顶后壁、胰腺、双肾、右侧肩背部部分肌肉及左侧梨状肌、C4/5右侧椎间孔及L1两侧间孔、左侧股骨上段局灶性FDG代谢增高影。以上考虑恶性肿瘤多系统累及，淋巴瘤可能。3. 左侧扁桃体饱满伴FDG代谢增高，两肺磨玻璃灶伴FDG代谢增高，肿瘤浸润待排。4. 右侧胸腔积液伴右肺部分膨胀不全。右肺上叶尖段及左肺斜裂慢性炎性实性结节。两肺少许慢性炎症及后遗灶。5. 胃窦部慢性炎性改变。肝囊肿，肝钙化灶。6. 脊柱退行性改变。

病理学检查

免疫组化：CD20（+），CD22（+），CD19（+），CD79a（+），CD10（+），Bcl-6（+），MUM-1（约10%+），C-MYC（约20%+），Bcl-2（近100%+），Ki-67（+，约90%），CD21（部分+），CD23（部分+），CD30（病灶内细胞约90%+），CD37（约90%+），CD38（+），CD47（近100%+），P53（约70%+，染色弱-中等），PD-1（部分弱+），κ（小部分+），λ（-），CD3（-），CD5（-），Cyclin-D1（-）：EBV原位杂交EBER（-）；PD-L1联合阳性评分（CPS）≈5分。

FISH 检测：Bcl-6（-），IGH/Bcl-2（-），C-MYC（-）。

骨髓涂片：骨髓增生，粒红比升高，粒系增生相对活跃，核右移。

骨髓活检：骨造血细胞三系增生基本正常范围，未见明确异型成分。

免疫分型：淋巴细胞占有核细胞的 16.6%，未见异常 T 和 NK 细胞；骨髓未见明显异常造血细胞。

疾病诊断

FL，3a 级合并 DLCBL，AA Ⅳ期，IPI 评分 4 分，FLIPI 评分 4 分

治疗历程

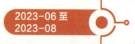
2023-06 至 2023-08

给予奥妥珠单抗-CHOP 方案治疗 3 个周期，治疗过程中患者无不适，中期 PET-CT 示，与前片比较心包、右侧胸膜片状软组织，代谢减低，形态退缩，其余前片所见异常代谢灶本次显像均消失，Deauville 评分 4 分，中期疗效评估 PR。（图 7-4-1）

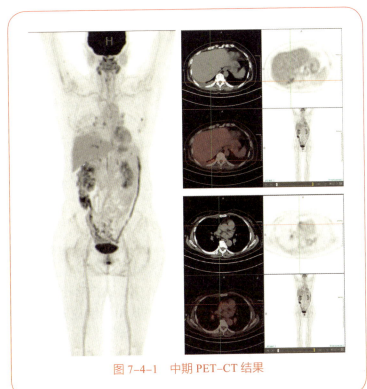

图 7-4-1 中期 PET-CT 结果

疗效总结

本例患者经 3 个周期的奥妥珠单抗 -CHOP 方案治疗后，治疗过程中患者无不适，中期 PET-CT 结果提示疗效评估为 PR。由此可见，含奥妥珠单抗方案在 FL 3A 级合并 DLCBL 患者中疗效和安全性良好。

专家点评

FL 是起源于滤泡中心 B 细胞的惰性淋巴瘤,临床病理学特征较为特殊。FL 3 级病理标本中常可见局灶性弥漫区域。有研究提出,决定 FL 3 级预后差的关键在于病灶是否存在 DLBCL 成分[1]。DLBCL 是临床上最常见的侵袭性淋巴瘤,约占成人非霍奇金淋巴瘤的 30%~40%,其侵袭性强,预后较差[1]。

本病例患者诊断为 FL 3A 级合并 DLCBL,AA Ⅳ期,IPI 评分 4 分,FLIPI 评分 4 分。2023 年 NCCN 肿瘤学临床实践指南(B 细胞淋巴瘤)推荐在任何级别的 FL 中任何区域的 DLBCL 都应被作为 DLBCL 进行治疗[2]。抗 CD20 单抗联合化疗是目前推荐的 DLBCL 治疗方案[3]。研究表明,在 DLBCL 患者中 CD20 单抗奥妥珠单抗联合免疫化疗方案的疗效相似于以利妥昔单抗为基础的免疫化疗方案[4]。而且奥妥珠单抗已纳入医保目录,提高了药物可及性。本例患者是 FL 3A 级合并 DLCBL 患者,经含奥妥珠单抗方案 3 个周期治疗后,治疗过程中患者无不适,中期疗效评估即为 PR,验证了在 FL 3A 级合并 DLCBL 患者中,使用含奥妥珠单抗方案治疗的疗效和安全性良好。

病例作者	孙 芮	上海交通大学医学院附属瑞金医院
点评专家	王 黎	上海交通大学医学院附属瑞金医院

参考文献

[1] 冯轲昕，刘家祥，商庆尧，等. 原发乳腺滤泡性淋巴瘤合并弥漫大B淋巴瘤1例[J/CD]. 中国临床案例成果数据库，2022，04（1）：E01364-E01364.
[2] NCCN Clinical Practice Guidelines in Oncology：B-Cell Lymphomas（Version 5. 2023）[EB/OL]. http://www.nccn.org.
[3] 吴家金，平凌燕，朱军，等. 靶向药物治疗弥漫大B细胞淋巴瘤研究进展[J]. 白血病·淋巴瘤，2023，32（3）：143-146.
[4] Sehn LH, Martelli M, Trněný M, et al. A randomized, open-label, Phase Ⅲ study of obinutuzumab or rituximab plus CHOP in patients with previously untreated diffuse large B-Cell lymphoma: final analysis of GOYA[J]. J Hematol Oncol, 2020, 13（1）：71.

困境何解
——一例难治性华氏巨球蛋白血症患者的诊疗经过

一般情况

患者,男性,57岁。

主诉:视物模糊2月余。

现病史:目前患者仍有乏力、视物模糊,无发热,无盗汗,饮食良好,近2个月来体重下降约2kg。

体格检查

T 36.2℃,P 100次/分,R 25次/分,BP 102/64mmHg。ECOG评分0分。中度贫血貌,周身皮肤无皮疹、黄染、出血点,浅表淋巴结双侧颈部肿大,可扪及3~4个肿大淋巴结,边界清楚,活动度可,最大者直径1cm左右,左侧腹股沟可触及数枚肿大淋巴结,直径在2cm左右,无压痛,活动度差。咽部无充血,扁桃体无肿大。胸骨无压痛,双肺呼吸音清,未闻及干湿啰音。心率100次/分,律齐,各瓣膜听诊区未闻及病理性杂音。腹部平坦,无压痛及反跳痛,肝肋下未触及,脾肋下未触及。双下肢无浮肿。

实验室检查

血常规:WBC 5.89×10^9/L,NEUT 3.52×10^9/L,RBC 2.89×10^{12}/L↓,HGB 75g/L↓,PLT 145×10^9/L,RET% 1.68%↑。

生化全套:TP 113.6g/L↑,ALB 30.7g/L↓,A/G 0.37↓,ALP 506.4U/L↑,GGT 172.8U/L↑,UA 447μmol/L↑,GLU 7mmol/L↑,Na 133.8mmol/L↓,β2-MG 6.19mg/L↑。

血清蛋白电泳:在γ区可见一条单克隆IgMκ成分,白蛋白组分24.61%↓。

免疫固定电泳:M蛋白鉴定血标本复诊GAM型轻链κ定量9200mg/dl↑,lgM 98.5g/L↑,游离轻链κ340mg/L↑,κ/λ 55.19↑。

感染相关标志物:乙肝表面抗原(发光)0 IU/ml,乙肝表面抗体(发光)>1000.0 mIU/ml,乙肝e抗原(发光)0.01 COI,乙肝e抗体(发光)33.5 Inh%,乙肝核心抗体(发光)3.16 COI;丙肝抗体(发光)0.01 COI。

巨细胞病毒IgG抗体(+)。

影像学检查

颈部CT平扫:颈部各间隙、两侧锁骨上窝可见多发淋巴结,较大者位于左侧锁骨上窝,大小约1.6cm×1.3cm。

胸部CT:两肺间质纹理增多,右上叶浅淡小片影(IM19),左下叶可见胸膜下线。

上腹部 CT 平扫：肝脏体积大，肝实质内密度均匀，肝内外胆管无扩张，肝门部结构清晰。腹腔内及腹膜后多发肿大淋巴结，较大位于腹主动脉左侧（IM37），约 3.7cm×2.6cm。

盆腔 CT：膀胱充盈好，壁光滑，前列腺无增大，盆腔、两侧腹股沟多发肿大淋巴结，较大位于右侧髂血管旁（IM70），约 2.5cm×1.2cm。

腹部彩超：胆囊结石，肝胰脾未见明显异常。

病理学检查

骨髓活检

骨髓增生极度活跃（约 90%），异常淋巴细胞明显增多（20%~30%），散在或灶性分布，胞体小，形态成熟，部分位于小梁旁；浆细胞较易见，散在或小簇状分布，限制性表达 κ；粒红系各阶段细胞可见，均以中幼及以下阶段细胞为主，嗜酸粒细胞较易见，巨核细胞不少，分叶核为主；肥大细胞易见，可见含铁血黄素沉积。网状纤维染色 MF-1 级。

细胞形态学：三系增生，成熟红细胞缗钱状排列骨髓象。

免疫组化示异常淋巴细胞：CD20（+），PAX5（+），CD3（-），CD5（-），CD10（-），CD23（部分+），Cyclin-D1（-）；浆细胞：CD138（+），κ（+），λ（-）。

诊断为 CD5（-）、CD10（-）小 B 细胞淋巴瘤，形态学符合淋巴浆细胞淋巴瘤。

腹股沟淋巴结切除活检（会诊）

淋巴结结构部分破坏，淋巴窦扩张，异型淋巴细胞散在或片状分布，胞体小，胞质少至中等量，胞核椭圆形或不规则，核染色质粗；浆细胞较易见，散在或簇状分布，可见 Dutcher 小体；肥大细胞散在分布，可见含铁血黄素沉积，间质及血管壁可见均质粉染物。

免疫组化示肿瘤细胞：CD20（+），Bcl-2（+），MUM1（部分+），Ki-67（<10%），CD3（-），CD5（-），CD10（-），Bcl-6（-），Cyclin-D1（-），SOX-11（-），CD43（-）-；CD21（示FDC网+），CD23（示FDC网+）；浆细胞：CD38（+），CD138（+），κ（+），λ（-）。

刚果红染色：可疑阳性。

基因重排：IGH、IGK（+），IGL（-）。

基因突变：MYD88-L265P 突变阳性，该测序区域检测出第 265 位亮氨酸突变为脯氨酸。

诊断为 CD5-CD10- 小 B 细胞淋巴瘤，符合淋巴浆细胞淋巴瘤。

疾病诊断

华氏巨球蛋白血症，ISSWM 评分 2 分，中危，MYD88 突变型

治疗历程

2020-09-08 起

予 ZID（泽布替尼＋伊沙佐米＋地塞米松）方案治疗 3 个周期，疗效评估为 MR，继续使用 ZID 方案，同时口服维生素 D、钙片、阿昔洛韦等药物预防化疗相关并发症，6 个周期后疾病复发，且暂无转化依据。

2022-03-22 至 2022-05-06

予 BR（苯达莫司汀＋利妥昔单抗）方案治疗 2 个周期，疗效评估为 SD。

2022-06-23

考虑该方案疗效欠佳，建议患者筛选入组 Bcl-2 抑制剂临床试验或自费使用维奈克拉联合奥妥珠单抗方案。因患者拒绝，继续行 BR 方案并联合泽布替尼治疗，1 个周期后仍未见缓解。

2022-07-25 起

予院内奥妥珠单抗、院外口服来那度胺治疗，6 个周期后疗效评估达 VGPR，继续使用该方案治疗。末次来院时未诉院外不适，体格检查示无贫血貌，浅表淋巴结无肿大。

疗效总结

该患者属难治性华氏巨球蛋白血症,既往经以BTK抑制剂为基础的治疗,仅获得MR后复发。后予基于利妥昔单抗的免疫化疗方案未获得缓解。改用新型抗CD20单抗奥妥珠单抗联合来那度胺治疗,6个周期后疗效评估达VGPR,继续使用该方案约半年,未出现明显不良反应。

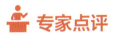

在淋巴浆细胞淋巴瘤中,90%~95%均属华氏巨球蛋白血症,其中90%以上患者伴有MYD88突变[1]。NCCN指南(2023版)[2]推荐BTK抑制剂和利妥昔单抗联合苯达莫司汀方案均为其治疗优选。华氏巨球蛋白血症国际工作组发布的管理共识[3]建议,如患者既往治疗仅应用BTK抑制剂,则复发时可考虑免疫化疗;如患者在免疫化疗和BTK抑制剂治疗后发展为难治性疾病,则应考虑选用新型抗CD20单抗奥妥珠单抗和Bcl-2抑制剂等新药或更强化的免疫化疗方案。

在多中心OBI-1研究[4]中,23例CD20阳性复发/难治性华氏巨球蛋白血症患者接受最多6个周期奥妥珠单抗诱导后,至少获得SD的患者进入为期2年的奥妥珠单抗维持治疗。中位随访20.7个月时,BOR为65.2%,诱导结束时ORR为52.2%,78.3%的患者接受了后续维持治疗。

18个月PFS率为68%。安全性方面，最常见的3级及以上不良事件为感染和中性粒细胞减少。奥妥珠单抗表现出显著临床活性和可控的安全性。

该患者系难治性华氏巨球蛋白血症，在接受BTK抑制剂治疗和利妥昔单抗联合化疗后未见明显缓解，后予奥妥珠单抗方案。根据既往报道，利妥昔单抗联合来那度胺治疗华氏巨球蛋白血症疗效欠佳，且容易导致血红蛋白急剧下降，因此该患者的后续治疗尤其关注用药安全性，其使用奥妥珠单抗联合来那度胺治疗疗效尚可，6个周期治疗后即达到VGPR，且未出现明显不良反应，无贫血加重情况，可见该联合方案具有一定研究价值。

病例作者 易树华 中国医学科学院血液病医院

点评专家 邱录贵 中国医学科学院血液病医院

参考文献

[1] 中国抗癌协会血液肿瘤专业委员会，中华医学会血液学分会，中国华氏巨球蛋白血症工作组. 淋巴浆细胞淋巴瘤/华氏巨球蛋白血症诊断与治疗中国指南（2022年版）[J]. 中华血液学杂志, 2022, 43（8）：624-630.
[2] NCCN Guidelines：Waldenström Macroglobulinemia/Lymphoplasmacytic Lymphoma (Version 1.2023) [EB/OL]. http://www.nccn.org.
[3] D'Sa S, Matous JV, Advani R, et al. Report of consensus panel 2 from the 11th international workshop on Waldenström's macroglobulinemia on the management of relapsed or refractory WM patients [J]. Semin Hematol, 2023, 60（2）：80-89.
[4] Wróbel T, Elzbieta Kalicinska, Jan Maciej Zaucha, et al. Obinutuzumab induction and maintenance in patients with relapsed/refractory Waldenström Macroglobulinaemia [Z]. 2023 EHA, Abstract：P1103.

山重水复疑无路，柳暗花明又一村
——奥妥珠单抗治疗滤泡性淋巴瘤转化弥漫性大B细胞淋巴瘤病例

一般情况

患者，女性，43岁。

患者于2017年发现右侧腹股沟淋巴结肿大，2018年外院诊断滤泡性淋巴瘤，因无治疗指征给予观察等待。2021-11因右侧腹股沟淋巴结明显增大、增多伴右下肢水肿入院，于门诊行右侧腹股沟淋巴结穿刺活检会诊结果为：经典霍奇金淋巴瘤，混合细胞型。该病理经北医三院高子芬医生会诊确认。

入院查体：ECOG评分1分，右下肢凹陷型水肿，右腹股沟可触及多枚肿大淋巴结，部分融合，大者约3cm×2cm，质韧，边界欠清，活动欠佳，无压痛。余无特殊阳性体征。

既往史：否认高血压病、糖尿病、冠心病；否认吸烟史、饮酒史。

实验室检查

（2021-11）血常规：WBC 15.57×10^9/L、中性粒细胞绝对值 12.52×10^9/L、Hb 109g/L、淋巴细胞绝对值

$2.48×10^9$/L、淋巴细胞百分比：15.90%。

LDH、β2-MG 均正常，白蛋白 35.38 g/L。

骨髓穿刺细胞学及流式细胞术结果均未见明显异常。

影像学检查

2021-11 PET/CT 示全身多发大小不等高代谢淋巴结，符合淋巴瘤征象；骨髓弥漫性高代谢，建议骨穿。（图 7-6-1）

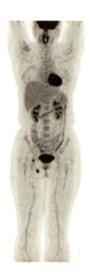
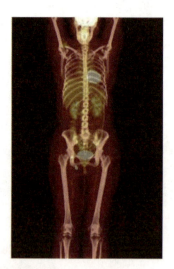

图 7-6-1

左侧锁骨上肿大淋巴结，较大者约 18mm，SUVmax 10.1。

腹膜后淋巴结，呈串珠状生长，向下延伸至右侧盆壁及右侧腹股沟。腹膜后较大者约15mm，SUVmax 8.7。右侧髂血管旁较大者约15mm，SUVmax 8.7。右侧盆壁较大者约32mm，SUVmax 11.6。

病理学检查

2018年腹股沟淋巴结穿刺

医院A病理结果：腹股沟淋巴结滤泡性淋巴瘤（2级）。免疫组织化学结果：CD3（T细胞+），CD5（T细胞+），CD10（+），CD20（+），CD21（-），CD23（-），CD43（T细胞-），Bcl-2（+），Bcl-6（+），Ki-67（30%）。

医院B会诊结果：腹股沟淋巴结示滤泡性淋巴瘤2级，伴Ki-67高增殖指数。免疫组化：CD20（弥漫+），CD5、CD3（少量+），CD10、Bcl-6（生发中心+），Bcl-2（生发中心+），CD21（示FDC网+），Ki-67约40%。

2021-11：右侧腹股沟淋巴结穿刺

我院病理结果：送检淋巴组织，未见淋巴结结构，可见大量小淋巴细胞和少量嗜酸性粒细胞弥漫分布，其中少量体积较大的HRS样细胞散在分布，局部区域可见形态类似中心母细胞样细胞呈弥漫小片状分布（-2号切片）；背景中淋巴细胞体积小，局灶区域血管旁可见小-中等大小淋巴细胞，胞质淡染，间质中可见少量血管增生及粉染均质样物。

本科室免疫组化结果（-1号切片）：HRS样细胞AE1/

AE3（−），CD20（部分弱＋），CD3（−），CD5（−），CD30（＋），CD15（−），PAX-5（弱＋），MUM1（＋），OCT-2（部分＋），Bob-1（−），Ki-67（＋）；背景中淋巴细胞CD20（多量片状状＋），CD3（弥漫＋），CD5（弥漫＋），CD10（局灶零星＋），Bcl-6（局灶零星＋），PD-1（部分＋），CXCL13（少量＋），CD21（FDC增生不明显，部分FDC网形态不规则），Ki-67（＋，10%~20%）；本科室原位杂交结果：EBV-EBER（−）。

北医三院高子芬医生会诊

病理号85094（2018-08）：（腹股沟淋巴结）淋巴结滤泡性淋巴瘤，约90%呈1~2级，约10%呈3A级。

病理号105702（2021-11）：（右侧腹股沟穿刺组织）经典霍奇金淋巴瘤，混合细胞型。

疾病诊断

经典霍奇金淋巴瘤，Ⅲ期A组，淋巴细胞丰富型或混合细胞型，IPS评分2分，侵及左侧锁骨上、纵隔、膈肌角后间隙、腹膜后、右侧髂血管旁、右侧盆壁、右侧腹股沟淋巴结

非霍奇金淋巴瘤，滤泡性淋巴瘤2级，Ⅰ期A组，FLIPI-2评分0分，侵及腹股沟淋巴结，GELF低负荷

治疗历程

一线治疗：ABVD方案（多柔比星脂质体、博来霉素、长春新碱、达卡巴嗪）治疗3个周期（6次）。

PET/CT与2021-11-25比较：右腹股沟多发大小不等高代谢淋巴结，较前数目减少，部分淋巴结较前代谢增高；右侧髂血管旁及右侧盆壁淋巴结较前体积明显缩小，代谢减低；其余淋巴结基本恢复正常。（图7-6-2）

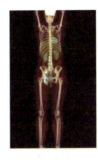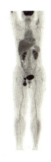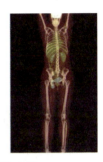

治疗前　　　　　　　　治疗后

图 7-6-2

与2021-11-25比较：右侧腹股沟肿大淋巴结，较大者约40mm，SUVmax 16.1。

考虑右侧腹股沟淋巴结对治疗无效，于2022-04-19行右腹股沟淋巴结穿刺活检，病理提示：淋巴结结构消失。部分区域可见肿瘤细胞弥漫或略呈结节状分布，瘤细胞体积大，形态似中心母细胞；部分区域可见体积较大HRS样细胞散在分布，背景为小/中等大淋巴细胞。

本科室免疫组化结果：弥漫分布区肿瘤细胞：CD20（弥漫强+），CD3（-），CD10（+），CD30（-），CD21（未见

FDC网），Ki-67（+，70%）；HRS样细胞：CD20（弱+），CD3（-），CD30（+），CD15（+），PAX-5（弱+），OCT-2（+），Bob-1（-），MUM1（+），CD45（-）。本科室原位杂交结果：EBER（-）。

诊断：弥漫性大B细胞淋巴瘤，NOS，GCB，FL转化，经典霍奇金淋巴瘤组合性淋巴瘤。

二线治疗：G-CHOP方案（奥妥珠单抗、多柔比星脂质体、环磷酰胺、长春新碱、泼尼松片）治疗6个周期。6个周期治疗后Deauville评分3分，疗效评价为CR。（图7-6-3）

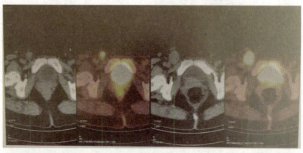
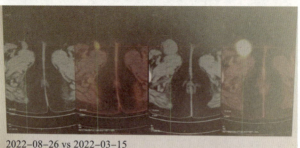

图7-6-3　二线治疗6个周期前后对比

巩固治疗：首先建议行自体造血干细胞移植，经反复沟通后患者仍拒绝；考虑到局部腹股沟淋巴结尚有残留，行局部放疗。（末次放疗时间：2022-10-28）

维持治疗：患者在应用3个ABVD方案治疗后右侧腹股沟淋巴结的代谢有增高，穿刺结果仍有霍奇金淋巴瘤的成分，按照指南应该针对霍奇金淋巴瘤继续给予强化治疗，后续因为DLBCL未能针对HL进行强化治疗，考虑霍奇金淋巴瘤治疗并不充分，故给予PD-1单抗的维持治疗。奥妥珠单抗（每2个月1次）及PD-1单抗（每3周1次）维持治疗。

后因新冠肺炎，停用奥妥珠单抗以及PD-1单抗。

随访情况：2023-06-19颈部、胸部增强CT均未见明显异常淋巴结、腹股沟区、髂血管旁、腹膜后淋巴结，最大12mm×7mm。患者PFS 8个月，持续随访中。

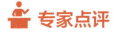

20%~70%的FL患者在整个临床过程中可以转化为其他更具侵袭性的淋巴瘤，其中以DLBCL最为常见，年发生率为2%~3%，持续至少15年，以后转化风险逐渐下降，且转化不受FL患者是否曾经接受治疗的影响。转化后的患者大部分预后差，中位生存时间为10~18个月[1]。

18F脱氧葡萄糖（FDG）-PET扫描结果中不均一的

摄取、标准摄取值增高均可提示转化，但最终仍需病理活检加以证实。目前对于转化性 FL 患者尚无标准的治疗措施，可采用转化后的侵袭性淋巴瘤的治疗方案。对既往只接受过温和化疗或未接受过化疗的患者可选择蒽环类为基础的联合化疗 + 放疗或化疗（抗 CD20 单抗），患者转归较好。考虑患者既往有滤泡淋巴瘤的病史，GALLIUM 研究证实了奥妥珠单抗在滤泡淋巴瘤治疗中的优势；同时基于奥妥珠单抗相较于利妥昔单抗结构上的优化，对于弥漫大 B 细胞淋巴瘤并不劣效于利妥昔单抗，故方案选用了奥妥珠单抗。

近年来，虽然 DLBCL 领域新药层出不穷，但抗 CD20 单抗仍是 DLBCL 的治疗基石，凭借奥妥珠单抗在作用机制上的优势，可尝试使用奥妥珠单抗治疗 DLBCL，疗效令人期待。

| 病例作者 | 李 娜　大连医科大学附属第二医院 |
| 点评专家 | 孙秀华　大连医科大学附属第二医院 |

参考文献

[1] 中国抗癌协会淋巴瘤专业委员会，中华医学会血液学分会. 中国滤泡性淋巴瘤诊断与治疗指南（2020 年版）[J]. 中华血液学杂志, 2020, 41（07）: 537-544.

同舟共济,砥砺前行
——奥妥珠单抗+泽布替尼+来那度胺方案治疗一例黏膜相关淋巴组织转化弥漫性大B细胞淋巴瘤患者获得完全缓解

一般情况

患者,男性,62岁。

主诉:反复咳嗽、气促近6年。

现病史:2016-06出现咳嗽,伴活动后气促就诊于外院诊断为MALT(ⅣA期),给予多种方案治疗后好转。停止治疗4年后再次出现反复咳嗽、气促,于2022-05-13至我院就诊,行右侧腹股沟肿大淋巴结穿刺活检术考虑DLBCL,为进一步诊治收住我科。患者伴有B症状,近6月体重下降10%,ECOG评分2分。

查体:颈部、腋窝及腹股沟可触及多发肿大淋巴结,最大直径约2cm×3cm,双下肺呼吸音减弱,肝脾无明显肿大,双下肢轻度浮肿。

实验室检查

WBC 10.65×10^9/L,HGB 103g/L,PLT 451×10^9/L,LDH 263U/L,β2-MG 4.07mg/L。

影像学检查

PET-CT检查：1.双侧颈部（右锁骨上区SUVmax 18.6）、双肺门及纵隔（SUVmax 18.6）各区、双侧腋窝、双侧膈肌脚，肝门区，腹膜后、肠系膜根部、双侧髂外血管旁、双侧髂窝、双侧腹股沟区（右SUVmax 10.4）多发肿大淋巴结，FDG代谢活跃，符合淋巴瘤。鼻咽左侧壁、左侧扁桃体、双侧胸膜、胃底部（SUVmax 15.1）淋巴瘤浸润。双肺多发浸润灶，右肺上中叶及左肺部分实变不张。2.中轴骨、双侧肱骨及股骨上段反应性改变可能，不除外浸润。3.右侧胸腔积液，右肺膨胀不全；左侧胸腔少量积液。左肾多发囊肿。（图7-7-1）

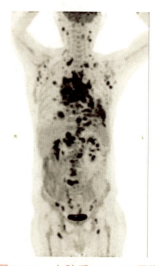

图7-7-1 入院后PET-CT显像

骨髓检查

骨髓细胞形态学：大致正常骨髓象。
流式免疫分型：表型未见异常。
骨髓活检：未见淋巴瘤累及。

病理学检查

穿刺活检（右侧腹股沟肿大淋巴结）：组织中见中等偏大的淋巴样肿瘤细胞弥漫生长，细胞胞质丰富、淡染，核型不规则，可见核仁及核分裂象。免疫组化：CD20（+），CD79a（+），Bcl-2约40%（+），C-MYC约20%（+），CD10（-），Bcl-6（-），MUM-1（约55%+），CD19（+），P53约40%（+），P63（部分+），Ki-67（+，约50%），CD21（FDC+），CD23（FDC+），CD3（-），CD5（-），CD38（-），Cyclin-D1（-），SOX-11（-），ALK（5A4）（-），MPO（-），原位杂交：EBER（-）。

考虑为DLBCL（Non-GCB免疫亚型）。

疾病诊断

DLBCL，MALT转化，ⅣB期，P53阳性，non-GCB型，NCCN-IPI评分6分，高危组

治疗历程

2016-07至2017-05

R-CVP方案（利妥昔单抗+环磷酰胺+长春新碱+泼尼松），治疗3个周期后中期评估疗效为PR。继续3个周期后于11月疗效评估

	为 PR，之后停药 6 个月。
2017-06 至 2017-12	R-CHOP 方案（利妥昔单抗、环磷酰胺、长春新碱、多柔比星、泼尼松）治疗 3 个周期后疗效评估为 SD。更换为 DHAP 方案（地塞米松、多柔比星、阿糖胞苷、顺铂），治疗 2 个周期后中期评估为 PD，再次更换方案为 GEMOX 方案（吉西他滨 + 奥沙利铂），2 个周期后患者出现右侧头面部带状疱疹及相关神经痛，拒绝后续治疗。
2022-06 至 2022-10	奥妥珠单抗 + 泽布替尼 + 来那度胺治疗 3 个周期后 PET-CT 评估为 CR，之后继续 2 个周期治疗。PET-CT 中期评估：1."弥漫大 B 淋巴瘤化疗后"复查，全身未见明显肿大淋巴结，左侧扁桃体、鼻咽左侧壁及双侧胸膜、肺部多数病灶均较前明显缩小、减少，代谢较前明显降低；考虑淋巴瘤治疗后改变。现双肺散在病灶（右肺上中叶及左肺部分不张）、FDG 代谢轻度活跃；胃底部病灶（SUVmax

8.3)、FDG 代谢明显活跃；均较前明显好转、代谢较前降低；考虑活性仍存在。2. 中轴骨反应性改变可能，较前明显减轻。纵隔 7 区小淋巴结伴钙化，代谢轻度活跃，考虑反应性改变。3. 原右侧胸腔积液基本吸收，左侧胸腔少量积液。整体 Deauville 评分 4 分。（图 7-7-2）

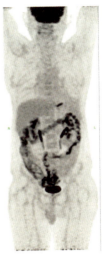

图 7-7-2　PET-CT 中期评估

疗效总结

本例患者入院后完善各项血液学检查、PET-CT、骨髓活检等后明确诊断为 DLBCL（MALT 转化，ⅣB 期，P53 阳性，non-GCB 型，NCCN-IPI 评分 6 分，高危组），综合考虑最终使用了奥妥珠单抗+泽布替尼+来那度胺方案，治疗 3 个周期后完善 PET-CT 进行疗效评估提示：全身未见明显肿大淋巴结，左侧扁桃体、鼻咽左侧壁及双侧胸膜、肺部多数病灶均较前明显缩小、减少，代谢较前明显降低，评估结果为 CR，之后继续同前治疗。治疗期间未出现药物相关严重不良反应，疗效及安全性满意。

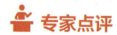

MZL 通常被认为属于惰性淋巴瘤，转变为其他侵袭性淋巴瘤的发生率约为 12%，发生组织转化的中位时间为 1.9 年，现有报道多见于 MALT 淋巴瘤向 DLBCL 转化[1]。转化型 DLBCL 患者更容易出现 C-MYC 和 Bcl-2 双表达、CD5 表达和更水平 Ki-67，中位 OS 和 PFS 仅为 14 个月和 11 个月[2]。2023 年 NCCN B 细胞淋巴瘤指南对于经过多线治疗的 MZL 转化为 DLBCL 的患者暂无统一治疗标准，建议进入临床试验等方法治疗[3]。

在一项伊布替尼单药治疗20例R/R转化性DLBCL患者（既往中位治疗线数为4）的研究中[4]，ORR达35%（CR率为15%），疾病控制＞2个月者占75%，＞1年者占15%。另一项泽布替尼联合来那度胺的试验中[5]，研究纳入27例R/R DLBCL患者，中位随访时间8.3个月，ORR达51.9%，CR率达22.2%。奥妥珠单抗是一种新型人源化抗CD20单抗，多项研究证明其单药及联合治疗在多种淋巴瘤患者中良好的疗效和安全性[6]。

综上所述，结合患者病情最终给予奥妥珠单抗联合泽布替尼+来那度胺治疗，3个周期后PET-CT疗效评估为CR，证实奥妥珠单抗联合泽布替尼+来那度胺治疗良好的疗效。然而，MZL（如MALT淋巴瘤）转化DLBCL在临床工作中较罕见，侵袭性高，预后较差，如何排兵布阵，提供更合理、高效低毒的治疗方案，仍需在今后的临床工作中进一步探索。

病例作者 杨文娟 中山大学孙逸仙纪念医院

点评专家 吴裕丹 中山大学孙逸仙纪念医院

参考文献

[1] 闫思琪, 李田兰, 刘珊珊, 等. 边缘区淋巴瘤转化为大B细胞淋巴瘤1例并文献复习[J]. 青岛大学学报（医学版），2023, 59(2): 304-307.

[2] Sun C, Shen Z, Bian Z, et al. Disparity Analysis of Clinicopathologic Hallmarks between Transformed DLBCL and Primary DLBCL[J]. Clin Lab, 2022, 68(7): 10.7754.

[3] NCCN Guidelines：B-Cell Lymphomas Version 5.2023[EB/OL]. http://www.nccn.org.

[4] Graf SA, RD Cassaday, K Morris, et al. Ibrutinib monotherapy in relapsed or refractory, transformed diffuse large B-cell lymphoma [J]. Clin Lymphoma Myeloma Leuk, 2021, 21(3): 176-181.
[5] 吴家金, 平凌燕, 朱军, 等. 靶向药物治疗弥漫大B细胞淋巴瘤研究进展 [J]. 白血病·淋巴瘤, 2023, 32(3): 143-146.
[6] Davies A, Arnon P Kater, Jeff P Sharman, et al. Obinutuzumab in the treatment of B-cell malignancies: a comprehensive review [J]. Future Oncol, 2022, 18(26): 2943-2966.

临危不惧
——难以驯服的复发弥漫性大 B 细胞淋巴瘤：GBV 方案的胜利之路

一般情况

患者，女性，57 岁。

主诉：确诊 CLL 3 年，扁桃体肿大 1 周。

现病史：2019-03 因"发现颈部肿块 3 月余"入院检查，查血象提示白细胞增高，病理提示 CLL，未达治疗指征。2020-10 因反复皮疹，激素治疗疗效不佳入院。"右手臂皮疹"活检提示：CLL 累及皮肤。2021-06 因淋巴结肿大快速进展，达到治疗指征，予以泽布替尼 160mg bid 治疗，治疗前 WBC 26.84×10^9/L，5 个月后 WBC 降至 8.14×10^9/L，淋巴结肿大完全消退。2022-08 发现右侧扁桃体肿大，伴吞咽异物感，病理提示 DLBCL。予以 R-CHOP 方案 4 个周期，采集自体干细胞，后继续予以 R-CHOP 方案治疗。2022 年 12 月，新发右颌下淋巴结肿大。

体格检查

右侧扁桃体肿大 3 级，无化脓；心肺（-）；肝脾肋下未及。全身未见皮疹，颈部、腋下、腹股沟可触及肿大淋巴结，约 1~2cm 大小，质中，偏软。

实验室检查

血常规：WBC $3.29×10^9$/L，Hb 97g/L，PLT $200×10^9$/L。
血生化：LDH 258U/L，FER 597.30ng/ml，ALB 38.1g/L；GLU 10.9mmol/L，肝肾功能余未见明显异常，凝血功能未见明显异常。

影像学检查

PET-CT（2022-08）：右侧扁桃体体积增大伴放射性摄取增高，SUVmax 15.6，余口咽部两侧腺体显影对称如常，两侧颈部、锁骨上区、左侧膈下、肝门、胃周、胰头周、腹膜后、右侧腹部系膜区、两侧髂血管走行区、两侧腋下及腹股沟区见多发淋巴结显示，部分肿大，最大短径约 22mm，放射性摄取不同程度增高，SUVmax 16.3。（图 7-8-1）

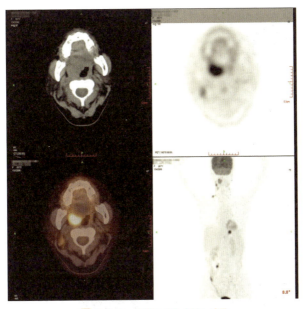

图 7-8-1 2022-08 PET-CT

PET-CT（2022-12）：治疗后，右侧颌下腺后下旁见一淋巴结肿大，短径约 16mm，放射性摄取异常增高，SUVmax 23.8，较本院 2022-08 PET-CT 增大、代谢增高；两侧颈部、颌下、锁骨上区、腋窝、肝门、肝胃间隙、胰头周、腹膜后、右侧腹部系膜区、两侧髂血管走行区、腹股沟区见多发淋巴结显示，部分轻肿大，最大短径 17mm，放射性摄取轻增高，SUVmax 6.4，腹膜后、两侧髂总血管旁淋巴结较前略增大、代谢轻增高，余淋巴结较前略缩小、代谢减低。（图 7-8-2）

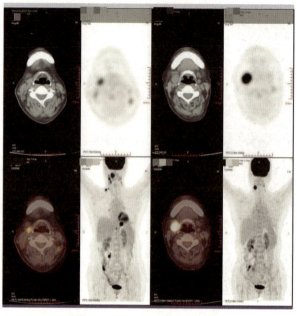

图 7-8-2 2022-12 PET-CT

PET-CT（2023-07）：治疗后，胃小弯旁、肝门区、脾门区、肾门水平腹主动脉左旁多发淋巴结显示伴代谢增高，胃底 – 胃体交界区大弯侧、十二指肠球降部局部壁增厚伴代谢增高，上述病灶较本院 2022-12-07 PET-CT 上述病灶新发或增大、代谢增高，提示较前进展，Deauville 评分 4~5 分；两侧颌下、颈部、锁骨上区、腋窝、胰头周、腹膜后、右侧腹部系膜区、两侧髂血管走行区、腹股沟区多发小淋巴结显示，部分病灶较前缩小、代谢减低，提示上述病灶肿瘤活性基本消退或抑制状态，Deauville 评分 1 分。（图 7-8-3）

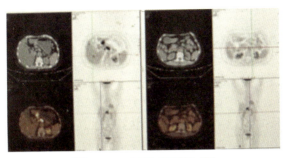

图 7-8-3　2023-7 PET-CT

病理学检查

扁桃体新生物活检病理

M22-15154：异型细胞：Bcl-2（++++约80%），CD10（-），CD20（++++），CD21（部分+），CD23（灶区+），CD3（-），CD5（-），CD56（-），CD7（-），Ki-67（+，约50%），PAX5（+++），SOX11（-）。

M22-15154：异型细胞：Bcl-6（-），CD19（+++），CMYC（+约10%），MUM-1（++），P53（+约30%）。

病理诊断：右侧扁桃体新生物。

活检组织：符合DLBCL。（图7-8-4）

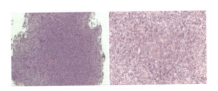

图 7-8-4　右侧扁桃体新生物病理检查

其他辅助检查

流式细胞术检测结果显示淋巴细胞占有核细胞总数的23.92%；其中B淋巴细胞占5.35%，免疫表型为CD11c（-）、HLA-DR（+）、CD19（+）、CD5（+）、CD103（-）、CD23（dim）、CD10（-）、CD34（-）、CD21（+）、CD20部分（+）、CD58（+）、CD123（-）、CD25（-）、FMC7（-）、CD22（dim）、CD200（+）、sIgM（+）、κ（-）、λ（+）、λ/κ＞10，单克隆限制性表达；T淋巴细胞免疫表型未见明显异常，CD4∶CD8=1∶1.53；该患者骨髓可见CD5+单克隆B淋巴细胞占有核细胞总数的5.35%。（图7-8-5）

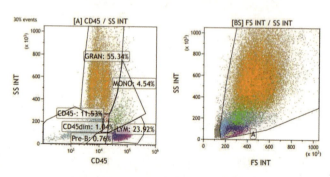

图7-8-5　流式细胞术检测

扁桃体活检重排与淋巴结活检重排均显示B淋巴瘤基因重排为阳性。（表5、表6）

表5 扁桃体活检重排

类别		检测内容	Target	有效检测范围	荧光标记	结果
IG 重排（B 系）	H 链	IGH Tube A	FR1-JH	295-378	FAM	阳性
		IGH Tube B	FR2-JH	236-307	FAM	阳性
		IGH Tube C	FR3-JH	100-170	TAMER	阳性
		IGH Tube D	DH-JH	102-296, 384-429	TAMER	阴性
		IGH Tube E	DH7-JH	100-130	TAMER	阴性
	K 链	IGK Tube A	Vk-Jk	120-160, 190-210, 260-300	HEX	阴性
		IGK Tube B	Vk-Kde+ intron-Kde	210-250, 265-300, 350-390	TAMER	阳性
	L 链	IGL Tube	Vλ-Jλ	140-165	HEX	阳性

注：FAM 蓝色、HEX 绿色、TAMER 黑色

表6 淋巴结活检重排

类别		检测内容	Target	有效检测范围	荧光标记	结果
IG 重排（B 系）	H 链	IGH Tube A	FR1-JH	295-378	FAM	阳性
		IGH Tube B	FR2-JH	236-307	FAM	阳性
		IGH Tube C	FR3-JH	100-170	TAMER	阳性
		IGH Tube D	DH-JH	102-296, 384-429	TAMER	阴性
		IGH Tube E	DH7-JH	100-130	TAMER	阴性
	K 链	IGK Tube A	Vk-Jk	120-160, 190-210, 260-300	HEX	阴性
		IGK Tube B	Vk-Kde+ intron-Kde	210-250, 265-300, 350-390	TAMER	阳性
	L 链	IGL Tube	Vλ-Jλ	140-165	HEX	阳性

注：FAM 蓝色、HEX 绿色、TAMER 黑色

疾病诊断

CLL，Richter 转化；DLBCL，non-GCB，Ⅲ期 A 组，IPI 评分 1 分

治疗历程

2022-08 至 2022-10：R-CHOP 治疗，4 个周期后达 CR。

2022-11-14：自体干细胞采集。

2022-11-21：R-CHOP 治疗，1 个周期后 PD。

2022-12 至 2023-02：GBV 方案（奥妥珠单抗 1000mg d1，苯达莫司汀 25mg d2—3，维奈克拉爬坡调整剂量至 400mg）治疗 2 个周期。

2021-05-22：3 个周期时复查 CT 提示两侧腋窝及腹腔淋巴结较前缩小、减少；骨髓常规：未及异常；骨髓流式：MRD（-）；患者达 CR。

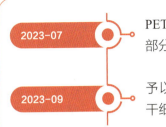

2023-07 PET-CT提示病灶有较前缩小,但部分病灶较前增大。

2023-09 予以BEAM预处理方案,行自体干细胞移植。

疗效总结

本例患者为确诊CLL后,在BTK抑制剂治疗过程中出现Richter转化为DLBCL,在R-CHOP治疗期间出现新发病灶,属于R/R DLBCL。予以GBV方案治疗,3个周期后复查MRD(-),达CR。后续接受BEAM预处理方案治疗后,行自体干细胞移植。治疗过程中未发生明显不良反应,可见GBV方案在R/R DLBCL患者中可带来有效、安全的缓解,为后续自体干细胞移植提供机会。

 专家点评

该例患者为CLL在BTK抑制剂治疗过程中出现Richter转化为DLBCL。Richter综合征(RS)是指CLL转化和(或)并发另一种侵袭性淋巴瘤的过程,大部分转化为DLBCL,亦有小部分转化为霍奇金淋巴瘤(HL)等其他淋巴瘤。由于遗传异常和疾病的侵袭性，DLBCL型RS预后不佳，中位生存期为<1年[1]。这部分患者的治疗通常基于新发DLBCL患者常用的方案，主要为R-CHOP方案，但通常疗效不佳[2]。该例患者经过R-CHOP标准治疗4个周期后，复查结果提示CR。后续给予1个周期R-CHOP方案巩固治疗，但治疗期间出现新发病灶，属于复发难治DLBCL，与RS有关。

基于奥妥珠单抗联合维奈克拉在复发难治DLBCL的临床研究提示ORR为38%[3]。同时，奥妥珠单抗联合苯达莫司汀GB方案在高危CLL及其他B细胞淋巴瘤也被证明均有较好疗效[4,5]，在Ⅱ期GABRIELL研究中，纳入较大比例的del（17p）（16.7%）和未突变IGHV（75%）的高危患者，结果显示：患者获得78.6%的高ORR，CR/CRi率为37.2%，在中位随访24个月后，患者的PFS和OS延长（PFS：15.2个月；OS：33.9个月）[4]。因此，我们采取GBV方案，患者获得了较好的疗效。后续患者感染新冠病毒，治疗间歇期延迟，期间密切随访。患者新冠期间加强静脉丙种球蛋白输注及胸腺素提升免疫功能，新冠病毒转阴后继续予以GBV方案治疗，疗效佳，达缓解。最新PET-CT结果提示有部分病灶较前增大的情况，与既往研究结果相符。

既往研究证实RS预后不佳，一项回顾性研究评估了西班牙CLL研究组的128例RS患者，其中112例转化为DLBCL。中位随访9.7年，DLBCL型RS的中位OS仅为5.9个月。东部肿瘤协作组体能状态、血红蛋白水平、血小板计数、血清乳酸脱氢酶和β2-MG水平、CLL克隆伴随

RS 的肿瘤蛋白 p53（TP53）异常、既往治疗次数、CLL 与 RS 之间的克隆关系与 DLBCL 型 RS 患者的 OS 相关[1]。综上，RS 的治疗仍存在未尽之需，需要探索更多新型疗法。

病例作者 陈　怡　温州医科大学附属第一医院

点评专家 江松福　温州医科大学附属第一医院

参考文献

[1] Abrisqueta P, Delgado J, Alcoceba M, et al. Clinical outcome and prognostic factors of patients with Richter syndrome: real-world study of the Spanish Chronic Lymphocytic Leukemia Study Group (GELLC) [J]. Br J Haematol, 2020, 190 (6): 854-863.

[2] Eyre TA, Clifford R, Bloor A, et al. NCRI phase II study of CHOP in combination with ofatumumab in induction and maintenance in newly diagnosed Richter syndrome [J]. Br J Haematol, 2016, 175: 43-54.

[3] Jaeger U, Egle A, Simonitsch-Kluppl, et al. Phase II single-arm "window-of-opportunity" study of a combination of obinutuzumab and venetoclax in early relapsed or refractory diffuse large B-cell lymphoma (DLBCL) – first results of the AGMT NHL15B study [J]. Blood, 2020, 136 (Suppl_1): 26.

[4] Bravo J, Baltasar Tello P, González Garcia E, et al. GABRIELL Study Group/Investigators. Obinutuzumab plus bendamustine for relapsed/refractory chronic lymphocytic leukemia and predictive and prognostic impact of genetic alterations: the phase II GABRIELL study [J]. Leuk Lymphoma, 2023, 64 (5): 913-926.

[5] Sehn LH, Chua N, Mayer J, et al. Obinutuzumab plus bendamustine versus bendamustine monotherapy in patients with rituximab-refractory indolent non-Hodgkin lymphoma (GADOLIN): a randomised, controlled, open-label, multicentre, phase 3 trial [J]. Lancet Oncol, 2016, 17 (8): 1081-1093.